France Chassé

Évaluation d'une approche de soins pour les femmes
hystérectomisées

France Chassé

Évaluation d'une approche de soins pour les femmes hystérectomisées

Efficacité, efficience, satisfaction de la clientèle et conformité au protocole de soins

Presses Académiques Francophones

Impressum / Mentions légales

Bibliografische Information der Deutschen Nationalbibliothek: Die Deutsche Nationalbibliothek verzeichnet diese Publikation in der Deutschen Nationalbibliografie; detaillierte bibliografische Daten sind im Internet über http://dnb.d-nb.de abrufbar.

Alle in diesem Buch genannten Marken und Produktnamen unterliegen warenzeichen-, marken- oder patentrechtlichem Schutz bzw. sind Warenzeichen oder eingetragene Warenzeichen der jeweiligen Inhaber. Die Wiedergabe von Marken, Produktnamen, Gebrauchsnamen, Handelsnamen, Warenbezeichnungen u.s.w. in diesem Werk berechtigt auch ohne besondere Kennzeichnung nicht zu der Annahme, dass solche Namen im Sinne der Warenzeichen- und Markenschutzgesetzgebung als frei zu betrachten wären und daher von jedermann benutzt werden dürften.

Information bibliographique publiée par la Deutsche Nationalbibliothek: La Deutsche Nationalbibliothek inscrit cette publication à la Deutsche Nationalbibliografie; des données bibliographiques détaillées sont disponibles sur internet à l'adresse http://dnb.d-nb.de.

Toutes marques et noms de produits mentionnés dans ce livre demeurent sous la protection des marques, des marques déposées et des brevets, et sont des marques ou des marques déposées de leurs détenteurs respectifs. L'utilisation des marques, noms de produits, noms communs, noms commerciaux, descriptions de produits, etc, même sans qu'ils soient mentionnés de façon particulière dans ce livre ne signifie en aucune façon que ces noms peuvent être utilisés sans restriction à l'égard de la législation pour la protection des marques et des marques déposées et pourraient donc être utilisés par quiconque.

Coverbild / Photo de couverture: www.ingimage.com

Verlag / Editeur:
Presses Académiques Francophones
ist ein Imprint der / est une marque déposée de
OmniScriptum GmbH & Co. KG
Heinrich-Böcking-Str. 6-8, 66121 Saarbrücken, Deutschland / Allemagne
Email: info@presses-academiques.com

Herstellung: siehe letzte Seite /
Impression: voir la dernière page
ISBN: 978-3-8416-3398-9

Zugl. / Agréé par: Québec, Université Laval, 2009

Table des matières

3

4

Liste des tableaux

Liste des figures

Remerciements

Certaines personnes ont grandement contribué à la réalisation de ce projet de recherche. L'auteure désire souligner leur contribution et leur exprimer toute sa reconnaissance.

Des remerciements sincères s'adressent à Monsieur François Dupuis, directeur de thèse, et Monsieur Jacques Plante, co-directeur, pour leurs judicieux conseils, leur grande disponibilité et leur soutien. Elle leur est très reconnaissante d'avoir maintenu leur engagement malgré un départ à la retraite bien méritée.

Des remerciements vont, par ailleurs, à Monsieur Edouard Hendriks, président directeur général de la RRS4, et à son équipe de gestion qui ont rapidement saisi la pertinence et l'ampleur du projet, en mobilisant les effectifs nécessaires à sa réalisation. Merci également à Madame Pierrette Fortin, présidente du Comité d'éthique et aux membres de son comité pour avoir autorisé la tenue de cette étude. L'auteure est tout particulièrement reconnaissante de l'implication et l'engagement de plusieurs professionnels de la santé, membres de l'Équipe de travail (gestionnaires, infirmières, gynécologues, etc.), qui ont accepté sans hésiter de participer durant plusieurs semaines aux travaux de conception, de validation, de traduction et d'implantation du *Suivi systématique de la clientèle hystérectomisée* à l'Hôpital régional d'Edmundston (HRE).

Une profonde reconnaissance s'adresse aux femmes devant subir une hystérectomie qui ont bien voulu prendre part à cette étude en partageant leur expérience périopératoire et qui ont contribué à l'évolution des connaissances dans le domaine des soins de santé. Merci à Madame Linda Nadeau, infirmière-gestionnaire, Madame France Guimond-Bélanger, infirmière-ressource et à tout le personnel soignant de l'unité gynéco-obstétrique de l'HRE qui ont pris part à la mise en oeuvre de cette approche concertée de soins multidisciplinaires. Leur réceptivité, leur dévouement et leur confiance furent grandement appréciés.

L'auteure est aussi redevable aux Fonds de formation des chercheurs et aux Fonds de soutien aux chercheurs pour l'octroi de bourses d'études, ainsi qu'à la contribution financière du Consortium national de formation en santé qui a permis l'allocation de crédits de dégrèvement au moment de la rédaction de la thèse.

L'auteure désire exprimer toute sa gratitude aux précieux alliés qui se sont joints au cours des différentes étapes du projet. Merci aux collègues qui ont volontairement accepté d'effectuer la traduction de certains instruments de mesure, ainsi que de réviser et d'actualiser les outils d'enseignement à la clientèle. Le travail d'expert en statistique de Monsieur Éric Frenette, professeur et chercheur à la Faculté des sciences de l'éducation de l'Université Laval, est aussi souligné pour sa contribution à assurer la rigueur lors du traitement des données et la qualité des résultats. Un merci très sincère s'adresse également à Monsieur Guillemond Ouellette et à Madame Louise Plourde pour leurs commentaires et leurs suggestions, afin d'enrichir la qualité du texte.

En terminant, l'auteure ne saurait passer sous silence le soutien reçu de son employeur, l'Université de Moncton, Campus d'Edmundston, tout comme la complicité et les encouragements exprimés par ses collègues de travail du Secteur science infirmière, tout au long de cette aventure aux études doctorales. Merci également aux membres de la famille, aux amis et tous ceux qui ont contribué de près ou de loin à la réalisation de ce projet d'envergure.

Introduction

L'évaluation de programme est une importante source de renseignements qui doit guider la planification stratégique et le processus décisionnel des responsables politiques, des administrateurs, des gestionnaires et des chercheurs. L'insuffisance marquée d'études évaluatives valides et crédibles dans le domaine de la santé au Canada, tout comme en Europe, est dénoncée par les instances de tous les niveaux et les différentes associations professionnelles. Les quelques expériences documentées dénoncent clairement que les pratiques issues du domaine de la mesure et de l'évaluation sont à la fois peu reconnues et peu soutenues en santé. Parmi les principales lacunes rapportées figurent la difficulté de bien définir le phénomène que l'on désire mesurer et évaluer, l'absence d'un schème de référence pour structurer et guider la démarche évaluative, la sélection et la gestion d'une information pertinente susceptible de décrire les effets réels d'un procédé et, en dernier lieu, la capacité de la démarche évaluative de distinguer non seulement ce qui fonctionne bien, mais également de mettre en évidence les faiblesses et les lacunes d'un programme pouvant faire l'objet d'initiatives de bonification des performances.

Cette recherche propose deux buts particuliers. Dans un premier temps, l'étude vise à faire évoluer les connaissances et les pratiques reconnues de la discipline de la Mesure et de l'Évaluation par leur intégration à une démarche évaluative d'un programme de courte durée en santé. Dans un deuxième temps, elle veut à comparer deux modalités d'une approche de soins destinée à une clientèle de femmes ayant subi une chirurgie selon quatre dimensions de la qualité transversale, et ce, dans une perspective d'amélioration continue de la qualité. Cette recherche prend place dans le mouvement de réorganisation des soins et des services de santé qui prévaut actuellement au Nouveau-Brunswick, comme partout au Canada. La présente étude suggère une définition et une représentation plus moderne et actualisée de quatre dimensions de la qualité d'un programme, soutenues par une philosophie d'amélioration continue des performances, intégrées à des initiatives multidisciplinaires et intersectorielles préconisées actuellement dans le domaine de la santé. Elle propose également de développer et d'expérimenter un nouveau système informatisé de collecte d'informations qui assure un retour continuel jugé essentiel à la surveillance, au suivi des performances et à la prise de décision. Finalement, elle s'inscrit dans une perspective d'amélioration continue de la qualité où la responsabilité est partagée par tous les acteurs concernés.

Cette étude évaluative compare la synergie interdisciplinaire, l'efficacité, l'impact et l'efficience de deux modalités d'une approche de soins destinée à une clientèle de femmes ayant subi une hystérectomie, dont l'une est l'ACL utilisée jusqu'à maintenant dans le milieu hospitalier, et l'autre, une approche concertée de soins multidisciplinaires (ACO) nouvellement élaborée et implantée. Le premier chapitre aborde la problématique de recherche et comporte une définition du problème, le but et la formulation de cinq questions de recherche. Le second chapitre expose une recension des écrits subdivisée en trois parties distinctes, dont la première discute de l'évaluation de la qualité d'un programme dans une perspective d'amélioration continue et explique le cadre de référence proposé, la seconde aborde les besoins des femmes hystérectomisées et la troisième présente les caractéristiques de l'ACO. Le plan méthodologique proposé pour la tenue de cette étude, ainsi que de ses diverses composantes figurent au troisième chapitre. Le chapitre quatre révèle l'analyse et l'interprétation des résultats, alors que la discussion est offerte au chapitre cinq. En dernier lieu, on retrouve la conclusion à la suite de laquelle des recommandations sont émises. Lorsque applicable, le masculin inclu également le féminin.

1 PROBLÉMATIQUE DE RECHERCHE

Cette thèse de doctorat s'inscrit dans le mouvement de réorientation qui prévaut actuellement à l'échelle nationale en matière de gestion efficace des deniers publics. C'est au moment où il devient impératif de gérer selon ses moyens, de rendre des comptes et d'en faire davantage avec moins de ressources que le processus évaluatif prend toute son importance. Dans tous les secteurs d'activités socioéconomiques et politiques, il se manifeste un intérêt croissant à l'égard d'un système de gestion axé davantage sur les meilleures pratiques, les résultats probants et l'amélioration continue des performances. L'évaluation occupe dès lors une place prépondérante au cœur des préoccupations quotidiennes de tout gestionnaire soucieux de maximiser sa performance tout en maintenant la qualité de ses services.

Les pressions socioéconomiques et politiques, l'évolution rapide de la science et d'une technologie dispendieuse ainsi que l'épuisement des ressources financières ont marqué les années 1980 dans plusieurs domaines d'activités dont l'industrie, l'éducation et les programmes sociaux (Stufflebeam, 2000). Le domaine de la santé fut tout particulièrement touché par les évènements. Les milieux de soins se retrouvent en pleine mutation, au moment où l'on incite les établissements de santé à concentrer leurs efforts et leurs interventions à la phase aiguë du soin, à offrir davantage de soins et de services sur une base externe et rediriger les soins de longue durée vers les agences communautaires. Certaines stratégies implantées durant cette période ont été fructueuses, car depuis plus d'une décennie le nombre de lits et d'hospitalisations sont en baisse, les durées de séjours à l'hôpital sont écourtées et de plus en plus de patients reçoivent des soins et des services par l'entremise de cliniques ou de services ambulatoires. Le secteur chirurgical a notamment été particulièrement touché par le remaniement des soins et des services.

La visite à la clinique de préanesthésie et l'admission le jour même de la chirurgie sont deux initiatives implantées à cette époque qui font désormais partie intégrante de l'expérience périopératoire (expérience globale) de la clientèle devant subir une intervention

13

chirurgicale. Par conséquent, l'accès aux professionnels de la santé est plus limité, les soins sont fragmentés, tandis que les services sont répartis dans plusieurs secteurs d'activités et dispensés par une variété d'intervenants. De plus, le temps disponible consacré à l'enseignement à la clientèle en préparation à la chirurgie et en prévision du congé est de plus en plus restreint, alors que l'information transmise est diversifiée ou répétitive et, plus souvent qu'autrement, incomplète. Il en résulte un continuum de soins morcelé qui se traduit en une série d'interventions isolées où les usagers se sentent souvent livrés à eux-mêmes et quelque peu perdus dans tout le processus. L'absence de directives claires et précises à toutes les étapes de l'expérience périopératoire ainsi que l'incertitude liée aux ressources disponibles au moment du retour à domicile incitent la clientèle à se tourner vers la salle d'urgence comme seul recours.

Parmi la clientèle qui emprunte ce cheminement clinique figurent les femmes devant subir l'hystérectomie, une chirurgie par laquelle l'utérus est enlevé. Cette intervention est considérée comme une chirurgie majeure en raison des risques qui lui sont associés. Elle figure parmi les chirurgies les plus fréquemment pratiquées aux États-Unis, en Europe, tout comme au Canada (Abenhaim, Dubé, Dufort & Tulandi, 2001; Moreira, 2000; Sharts-Hopko, 2001; Walsgrove, 2001). Même si ce nombre est à la baisse depuis les dernières années, ce type de chirurgie demeure tout de même élevé dans plusieurs provinces canadiennes, dont celle du Nouveau-Brunswick. De plus, le rapport annuel diffusé par l'Institut canadien de l'information sur la santé (ICIS/CIHI, 2000) laisse entrevoir une variation importante dans la pratique médicale et les soins dispensés, non seulement d'une province à l'autre, mais également d'un établissement à l'autre à l'intérieur d'une même province.

Malgré les stratégies déployées par le réseau de la santé, le virage ambulatoire instauré au début des années 1990 s'avère insuffisant pour éponger les déficits cumulés au cours des années. Les défis s'accumulent et les besoins augmentent, alors que les ressources sont de plus en plus limitées, tout particulièrement avec l'avènement d'une importante pénurie de professionnels de la santé qui sévit actuellement. L'arrivée du nouveau

14

millénaire marque le début de ce que Armstrong (1999) qualifie de l'ère de la *restructuration*.

En effet, de nombreux rapports d'études et d'enquêtes publiques dénoncent la précarité du système de santé canadien, alors que ce dernier ne parvient plus à combler les besoins et les attentes sans cesse croissants de la population canadienne (Commission sur l'avenir des soins de santé au Canada, 2002; Comité consultatif fédéral-provincial-territorial sur la santé des populations, 1999; Fondation canadienne de la recherche sur les services de santé [FCRSS], 2003; Forum national sur la santé, 1997; Santé Canada, 2002). Ces rapports prédisent un avenir sombre où l'universalité des soins de santé et la viabilité du système de santé sont menacées si l'on n'effectue pas immédiatement les transformations qui s'imposent. Devant l'ampleur de la crise et l'urgence de la situation, le rapport Romanow (FCRSS, 2003) recommande une révision en profondeur de l'ensemble du système actuel, afin d'y apporter des changements majeurs sur tous les fronts. Cette réorientation représente des enjeux appréciables en matière de gestion, tant pour les dirigeants, les gestionnaires et les intervenants que pour la population en général. Plusieurs établissements de santé partout au pays font face à de nombreux remaniements organisationnels visant à améliorer l'accès aux soins et aux services, à adopter une surveillance serrée des ressources investies, tout en préservant la qualité des soins.

Le discours officiel des diverses instances gouvernementales, organisationnelles et professionnelles diffusent un message clair : il faut faire davantage avec moins, tout en préservant la qualité. Cette directive incite les agences d'accréditation, telles le *Joint Commission on Accreditation of Healthcare Organisations* (JCAHO, 1998), le *Community Health Accreditation Program* (1992, cité par Mesner & Lewis, 1996), ainsi que le *Conseil canadien de l'agrément des services de santé* (CCASS, 2001), à se positionner en élaborant des critères spécifiques liés à la mise en place d'un système de surveillance permanent de la qualité, tout en accordant une attention particulière aux résultats et davantage d'importance à la perception de la qualité par la clientèle.

15

L'obligation de réaliser des économies et de mieux contrôler les investissements en soins de santé se fait également sentir au Nouveau-Brunswick. Effectivement, en avril 2002, survient l'avènement d'autorités régionales en matière de santé issues de la fusion de plusieurs organisations de soins et services de santé, d'où l'établissement de nouvelles structures administratives et de financement (Conseil du Premier ministre en matière de qualité de la santé, 2002). En soi, la création de mégasociétés représente d'importants défis de gestion, dont la nécessité d'adopter une nouvelle philosophie du soin, de revoir les procédés actuels et leur mode de livraison, d'éliminer les duplicata, de redistribuer les ressources, de moderniser les installations, et ce, tout en améliorant la qualité des soins et des services actuels. Lorsque tout semble à reconsidérer, plusieurs questions sont soulevées. Par où commence-t-on? Quelles sont les priorités d'action? Qu'est-ce qui fonctionne bien? Qu'est-ce qui ne fonctionne pas? Ce remaniement majeur interpelle un changement dans la culture organisationnelle, soit une redéfinition des rôles, un partage des responsabilités, ainsi qu'une clarification des tâches, afin de retirer le meilleur parti possible des atouts disponibles.

Parallèlement aux transformations organisationnelles qui prennent place, on observe un intérêt croissant à l'égard des meilleures pratiques holistiques de soins et de services intégraux de santé, dans une perspective non seulement de collaboration intradisciplinaire, mais également entre professionnels de la santé oeuvrant dans différents secteurs d'activités (Dickerson & Mansfield, 2003; Lecomte, 2003; Miles, Benthley, Polychronis, Grey & Melchiorri, 2001; Mace, 2004; Upshur, VanDenkerkhof & Goel, 2001). Mittman (2004) insiste sur le fait que, aujourd'hui, il ne suffit plus de savoir quelles interventions de soins produisent les meilleurs résultats ou quels services répondent le mieux aux besoins de la clientèle. Le questionnement se situe à un niveau encore plus vaste, à savoir quelles combinaisons de soins et de services produisent les meilleurs résultats possibles, socialement acceptables, financièrement abordables et contextuellement réalisables.

En effet, Lyne, Allen, Martinsen & Satherley (2002) mentionnent qu'au fil des années, les meilleures pratiques médicales se sont graduellement étendues aux meilleures pratiques de soins dans un contexte de partage des connaissances entre les différentes

16

disciplines de la santé. Cependant, la démarche à suivre pour y arriver est encore très déficiente. La tendance actuelle qui favorise le partage des connaissances intradisciplinaires et interprofessionnelles se veut une solution intéressante pour améliorer la qualité des soins, satisfaire la clientèle et mieux contrôler les ressources. Par ailleurs, les approches concertées de soins et de services gagnent en popularité aux États-Unis, en Europe et se propagent rapidement au Canada depuis 1995 (Association médicale canadienne, 1995; Croucher, 2005; Napolitano, 2005; Van Herck, Vanhaecht & Sermeus, 2004). Elles amènent les gestionnaires et les intervenants de diverses disciplines impliquées, issus de différents secteurs d'activités, à travailler en collaboration avec une clientèle cible, à concerter leurs efforts vers l'atteinte d'un but commun (Dickerson & Mansfield, 2003; Kinsman & James, 2001; Lecomte, 2003; Sierchio, 2003). La stratégie d'opter pour les approches concertées de soins et de services est largement valorisée par les instances administratives, car elle offre plusieurs avantages surtout dans un contexte de gestion du continuum de soins d'une clientèle qui subit une chirurgie (Napolitano, 2005; Whittle & Hewison, 2007). Mais qu'en est-il exactement de ce type d'approche de soins multidisciplinaires et de services intersectoriels?

Pour que l'approche concertée de soins soit efficace, elle doit non seulement permettre au client l'accès aux soins et services de qualité, mais également que ces derniers soient dispensés par une personne compétente, au moment opportun et à l'endroit approprié. De nombreux auteurs vantent les mérites des approches concertées de soins et de services à diminuer la durée du séjour en milieu hospitalier (Cooney, Bryant, Haluck, Rodgers & Lowery, 2001; Ghosh, Downs, Padilla Murray, Twiggs, Letourneau et al., 2001; Pearson, Kleenfield, Soukop, Cook & Lee, 2001; Pitt, Murray, Bowman, Coleman, Gordon, Yeo et al., 1999; Pritts, Nussbaum, Flesh, Fegelman, Parikin & Fisher, 1999; Rouse, Tripp, Shipley, Pories, Cunningham et MacDonald, 1998). Qu'en est-il réellement? Puisque peu d'entre elles ne décrivent l'évolution de l'état de santé de la clientèle, comment peut-on être assuré que la réduction du séjour hospitalier ne se fait pas au détriment de la santé des usagers?

Or, ces approches pluridimensionnelles d'interventions multidisciplinaires en santé représentent un défi de taille lorsqu'il s'agit de mesurer, d'évaluer et d'améliorer la qualité de ce type de programme en santé (Baz, Middel, Van Dijk, Oosterhof, Boonstra & Reijneveld, 2007). L'insuffisance marquée de recherches évaluatives dans le domaine de la santé au Canada, tout comme en Europe, est dénoncée par les instances administratives de tous les niveaux, ainsi que par les différentes associations professionnelles (Association des infirmières et infirmiers du Canada [AIIC], 2002; Conseil du Premier ministre en matière de qualité de la santé, 2002; Whittle & Hewison, 2007; Wood, 2000). Dans le domaine de la santé, l'absence d'un modèle commun, d'une démarche structurée et d'un réseau d'approvisionnement continu d'information fait en sorte que, encore aujourd'hui, on évalue un produit, une technique, un médicament ou une pièce d'équipement, sans pour autant en faire un suivi adéquat.

On ne peut que constater une méconnaissance et l'inexpérience du domaine de la santé à l'égard des notions théoriques et des procédures méthodiques à suivre lors de l'évaluation de ses programmes. Par ailleurs, les quelques expériences documentées démontrent clairement une incompréhension des principes fondamentaux de la mesure et de l'évaluation (Baz et al., 2007 ; Van Herck et al., 2004). Elles montrent également que les pratiques issues de cette discipline sont à la fois peu reconnues et peu soutenues en santé. De fait, d'importantes faiblesses émergent des écrits consultés, lesquels témoignent des difficultés omniprésentes. Quatre d'entre elles sont principalement rapportées dans les écrits consultés.

La première faiblesse réside dans la difficulté de définir le phénomène que l'on veut observer afin de mieux circonscrire ce que l'on veut mesurer et évaluer. Prenons l'exemple du concept de l'efficacité. C'est l'une des dimensions de la qualité qui suscite actuellement beaucoup d'intérêt. De nombreux auteurs discutent de l'efficacité sous différentes formes : efficacité stratégique, efficacité tactique, efficacité systémique, et ce, dans tous les secteurs d'activités (Gervais, 1996; Leprohon, 2000; Pineault & Daveluy, 1995; Rossi, Freeman & Lipsey, 1999; Skinner, 2002). Cependant, dès les premières lectures, on constate que la confusion persiste en ce qui a trait à la vraie nature de l'efficacité, surtout lorsqu'il s'agit de le définir et de l'examiner dans une perspective d'amélioration continue (Baz et al., 2007). Même si le bien-être du client constitue la préoccupation prioritaire d'un programme en santé, l'efficacité ne constitue qu'une vision partielle du portrait d'ensemble de la qualité globale. Est-ce que les résultats cliniques de santé et de bien-être des usagers constituent l'unique cible du programme? Les écrits ne laissent filtrer qu'une information diffuse à l'égard de l'influence d'un programme en santé sur la pratique professionnelle, le travail d'équipe et la perception de la qualité par les usagers. Quels sont les effets d'un programme en santé sur le fonctionnement et sur la pratique collaborative entre professionnels de différents secteurs d'activités? Quels rôles occupe le personnel soignant dans l'acquisition de l'efficacité d'un programme? La notion d'efficacité peut-elle être adaptée à la pluralité des philosophies qui coexistent au sein d'une pratique collaborative entre les différents groupes d'acteurs concernés (usagers, intervenants et gestionnaires)?

L'absence quasi totale d'un cadre_de référence pour guider la démarche évaluative est également une faiblesse importante remarquée en évaluation de programmes en santé. En effet, on note que la grande majorité des études évaluatives en santé ne présentent aucun cadre de référence sur lequel s'appuie le processus d'évaluation (Davis, 2001; De Luc, 2000a; Dickerson & Mansfield, 2003; Joshi & Bernard, 1999; Mace, 2004; Pearson et al., 2001). Comme le souligne Mittman (2004), l'absence d'un modèle commun qui expose clairement les relations entre les différentes composantes du programme, qui guide la recherche d'informations spécifiques et qui encadre la démarche évaluative, explique en partie l'incompréhension et l'irrégularité du processus évaluatif, l'inconstance de la démarche, l'information partielle et le suivi inadéquat. Toutefois, Mace (2004) est d'avis que le travail en multidisciplinarité et la combinaison d'interventions de soins et de services, préconisés actuellement dans le réseau de la santé, risquent d'augmenter considérablement le niveau de complexité de la démarche évaluative, surtout lorsque plusieurs acteurs sont impliqués. En effet, comme certains auteurs (Baz et al., 2007; Campbell, Hotchkiss, Bradshaw & Porteous, 1998; Lyne et al., 2002; Whittle & Hewison, 2007) l'ont fait remarquer, il existe très peu d'écrits qui documentent simultanément les effets engendrés par une telle approche à la fois pour le client, pour les intervenants et pour

19

les gestionnaires. L'influence des différents facteurs multiplie les possibilités d'interactions, d'où la nécessité d'un recours à une démarche structurée, et à des directives précises. Ce constat incite à questionner davantage : quel cadre de référence est le plus approprié à l'évaluation d'un programme de soins et de services en santé? Comment intégrer cette évaluation dans une perspective d'amélioration continue?

Une troisième faiblesses fréquemment notée concerne le choix et la gestion d'une information pertinente, capable de décrire avec la plus grande précision les effets réels d'un procédé, sur lesquels peut s'appuyer le processus décisionnel. Cette lacune importante se situe au cœur même de la mesure du phénomène que l'on désire observer. D'ailleurs, les ouvrages récents publiés par Goulet, Lampron, Morin & Héon (2004a; 2004b), soulignent précisément l'apport essentiel que procurent les résultats probants dans la prise de décision en santé. En effet, de nombreux écrits consultés témoignent d'une très grande variété de sources d'informations, ainsi que d'une multitude d'indicateurs disponibles et couramment utilisés. Cependant, leur usage souvent incontrôlé, hâtif et abusif sont parfois à l'origine de biais importants à la validité de l'étude (Baz et al., 2007; Harrigan, 2000; Leprohon, 2000; Lyne et al., 2002; Mace, 2004; Mittman, 2004). Comme le mentionnent Lipsey & Cordray (2000), il importe d'effectuer un triage minutieux et de faire un choix judicieux de l'information jugée pertinente et valide, car tous les renseignements n'ont pas le mérite d'être dignes de confiance. Cette dernière observation incite à questionner la qualité de l'information disponible. Quelles sont les caractéristiques d'une information de qualité? Est-ce que toutes les données sont fiables et valides? Quelles sont les qualités requises d'un bon indicateur? Comment faire un choix judicieux? Non seulement il importe d'identifier les bonnes sources d'informations, encore faut-il être constant dans leur utilisation. L'absence d'un réseau d'approvisionnement continu de l'information est également rapportée dans les travaux antérieurs, ce qui complique considérablement la surveillance et le suivi des résultats dans le temps (Brunelle & Saucier, 1999; Campbell, Fitzpatrick, Haines, Kinmonth, Sandercock, Spiegelhalter et al., 2000; Davis, 2001; Harrigan, 2000; Miles, Benthley, Polychronis, Grey & Price, 1999; Pronovost, Nolan, Zeger, Miller & Rubin, 2004; Van Herck et al., 2004).

De plus, on constate la propension des études évaluatives en santé à décrire les effets bénéfiques obtenus, sans toutefois mettre en évidence ce qui fonctionne moins bien. En effet, on observe une sorte de mutisme à l'égard des initiatives moins fructueuses. Cette pratique nous incite à réfléchir sur la marge de manœuvre disponible pour bonifier un procédé et sur la nature des stratégies d'amélioration. Divers auteurs (Baz et al., 2007; Davis, 2001; Hyett, Podosky, Santamaria & Ham, 2007; Panella, Marchisio & Di Stanislao, 2003; Whittle & Hewison, 2007) sont d'avis que davantage d'efforts doivent être déployés afin de mieux documenter non seulement les succès, mais également les lacunes et les faiblesses d'un programme dans le but d'en identifier les causes potentielles qui deviendront la cible des interventions d'amélioration. Les résultats fragmentés, même s'ils sont positifs, ne procurent qu'une image partielle de la situation, sans toutefois ne jamais présenter l'ensemble du portrait. En cas d'insuccès, comment savoir s'il s'agit d'une déficience de structure, de processus ou de contenu? Comme le soulignent Hyett et ses collègues (2007), trop peu de recherches évaluatives examinent simultanément les effets, tant positifs que négatifs, en lien avec la participation des usagers, avec le fonctionnement organisationnel et avec la pratique professionnelle collaborative dans le temps.

D'autres déficiences ont été retrouvées dans les écrits, dont un suivi incomplet des initiatives d'amélioration et un processus inadéquat de dissémination des résultats. Cependant, c'est aux quatre lacunes identifiées précédemment que la responsable de cette recherche tentera de palier.

1.1 Définition du problème

Si une volonté sociale de réformer les programmes et les services de santé se fait ressentir, tous s'accordent sur le fait qu'elle ne peut se concrétiser au détriment de la qualité des soins et des services. Dans un contexte de réorganisation, il importe de s'assurer que les procédés mis en place sont révisés et bonifiés, afin d'assurer une efficacité optimale, non seulement en termes de résultats de soins, mais également en termes d'accessibilité, de réponse aux besoins, de gestion, d'allocation des ressources, de continuité des soins et de la satisfaction de la clientèle. Comme le rapportent Decter et Villeneuve (2001), la restructuration des dernières années a entraîné une baisse de la satisfaction des clients, une rupture de la continuité des soins et des services, sans oublier une érosion de l'engagement des professionnels de la santé oeuvrant à l'intérieur des organisations. Les décisions stratégiques à l'égard de ce qui doit être maintenu, modifié, amélioré, éliminé ou développé engendrent un besoin incessant d'évaluer. D'ailleurs, le rapport Romanow (FCRSS, 2003) spécifie clairement qu'un examen minutieux des résultats est essentiel, à savoir si la direction empruntée est bien celle désirée et si les effets observés sont bien ceux espérés. En effet, tous les discours convergent vers l'importance d'une évaluation basée sur les résultats, afin de connaître les recettes gagnantes, les pratiques exemplaires, le suivi des progrès et les preuves tangibles des améliorations effectuées. Aux dires de certains auteurs (Edick & Wipple, 2001; Lecomte, 2003 ; Whittle & Hewison, 2007), la rareté des expériences documentées méthodologiquement fiables a pour effet de limiter l'accès à une information vitale aux concepteurs, aux utilisateurs, aux évaluateurs et aux décideurs, qui doivent se prononcer sur la qualité des programmes en place.

Cependant, l'utilisation des résultats de recherche dans le domaine de la santé n'est pas un phénomène récent. Certains auteurs contemporains (Dickerson & Mansfield, 2003; Goulet et al., 2004a; Lecomte, 2003; Lyne et al., 2002; Pringle, Lewitt, Horsburgh, Wilson & Whittaker, 2000) sont d'avis que le contexte socioéconomique actuel, la réforme des soins, la réorganisation des services et l'incitation à une pratique collaborative ont permis de faire évoluer la recherche dans ce domaine. Autrefois réservée aux chercheurs chevronnés d'une même discipline et concentrée dans un silo spécifique d'activités, la recherche évaluative a dû s'adapter aux initiatives multidisciplinaires et intersectorielles d'aujourd'hui. D'ailleurs, plusieurs auteurs (Bader, Palmer, Stalcup & Shaver, 2002; Campbell et al., 2000; Mace, 2004; Lyne et al., 2002) confirment que le parcours emprunté pour y parvenir est encore vague, nébuleux, déficient et très controversé, compte tenu de la divergence des points de vue adoptés par les principaux intéressés. En effet, le type d'évaluation dont il est question ici ne ressemble en rien aux évaluations sporadiques, fragmentées et isolées qui précèdent les visites des agences d'agrément.

Bref, si l'évaluation de la qualité des approches multidisciplinaires et intersectorielles de soins et de services est complexe et encore ambiguë, son perfectionnement dans une perspective d'amélioration continue l'est d'autant plus. Par conséquent, la situation qui sévit actuellement dans le domaine de la santé incite les différents acteurs impliqués dans l'évaluation de programmes à être mieux outillés, afin de prendre les décisions éclairées qui s'imposent. La nécessité d'un modèle de référence commun, le recours à une démarche structurée rigoureuse, l'instauration d'un réseau organisé de gestion des informations et d'un processus évaluatif continu des programmes en santé, mettent en évidence le besoin d'élargir les connaissances actuelles, aux savoirs spécialisés et à la rigueur méthodologique reconnus en mesure et évaluation. Voilà pourquoi la présente s'intéresse particulièrement à la possibilité d'appliquer les notions théoriques et les pratiques rigoureuses de la mesure et de l'évaluation, à un autre domaine d'application, comme celui de l'évaluation d'un programme en santé.

1.2 Buts de l'étude

La présente étude vise deux buts particuliers. Dans un premier temps, la présente recherche propose de concilier les principes fondamentaux, les notions théoriques et la rigueur méthodologique du domaine de la Mesure et de l'Évaluation à celui de l'évaluation d'un programme en santé. Présentées ainsi, les options sont vastes, voire presque illimitées, obligeant l'ancrage de la présente étude à un champ d'application précis. Pour mener à terme ce projet de recherche, la responsable de l'étude a dû faire des choix spécifiques concernant le phénomène à observer, le programme proposé, la clientèle ciblée et le contexte de l'étude. Il importe de préciser que les choix proposés dans le cadre de ce projet de recherche ne sont pas exclusifs, en ce sens qu'ils ne représentent qu'un exemple d'un grand nombre de possibilités de recherches évaluatives de programmes dans le domaine de la santé ou autres secteurs d'activités. D'une part, les choix retenus sont liés au domaine d'expertise de la responsable de l'étude et, d'autre part, ils découlent d'un besoin prioritaire et d'un impératif stratégique identifiés par l'organisation de santé fréquentée par l'auteure. En outre, les choix effectués par la chercheuse principale l'ont incitée à faire l'usage d'une terminologie particulière dans le but de répondre aux exigences associées à la conduite de la présente étude. Afin de faciliter la compréhension du lecteur, les expressions et les termes utilisés dans le cadre de la présente étude, *identifiés en italique*, sont clarifiés dans un lexique placé à l'annexe A.

Cela étant dit, il est maintenant possible de préciser davantage la nature et le genre de recherche dont il est question. Le second but ciblé par cette étude vise à comparer la *qualité des soins et des services* dispensés selon deux modalités d'une approche de soins destinée à une clientèle devant subir une intervention chirurgicale en milieu hospitalier, et ce, dans une perspective d'*amélioration continue de la qualité*. Cette recherche s'inspire d'une représentation intégrative des éléments constitutifs de la qualité d'un programme à laquelle s'incorpore une démarche de bonification perpétuelle des performances. Elle propose une version contemporaine adaptée de l'évolution de quatre dimensions spécifiques de la qualité, exposés à la diversité des idéologies qui cohabitent au sein d'une pratique collaborative commune en évaluation de programmes en santé.

Dans le cadre de ce projet de recherche, quatre caractéristiques descriptives de la qualité transversale ont été sélectionnées pour constituer le phénomène à observer et sur lequel le jugement est porté lors de l'*évaluation*. Les deux modalités proposées de l'approche de soins, dont l'une est actuellement utilisée, appelée l'*approche classique* (ACL), et l'autre est nouvellement développée, intitulée l'*approche concertée* (ACO), constituent l'objet de comparaison visé par le processus évaluatif. Dans la présente étude, l'approche de soins est considérée comme étant un programme de courte durée, signifiant que le début et la fin sont situés à proximité. Le secteur chirurgical d'un centre hospitalier est l'environnement qui servira non seulement de lieu de recherche, mais également de lieu de recrutement des participants. La clientèle ciblée se compose de femmes devant subir une hystérectomie (ablation de l'utérus).

Cette recherche s'intéresse tout particulièrement à quatre dimensions spécifiques de la qualité : la *synergie interdisciplinaire,* l'*efficacité*, l'*impact* et l'*efficience*. À nouveau, il importe de préciser que les dimensions sélectionnées ne constituent qu'un échantillon

24

restreint des diverses dimensions associées au construit de la qualité des soins et des services de santé, retrouvés dans les écrits. Ces quatre dimensions de la qualité serviront à déterminer la valeur et le mérite de chaque modalité de l'approche de soins, pour ensuite suivre leur évolution respective dans le temps. En premier lieu, la présente étude explore la synergie interdisciplinaire par l'entremise de la *conformité aux protocoles par personnel soignant* pour décrire l'influence d'une approche innovatrice de soins sur la pratique professionnelle et collaborative des divers intervenants impliqués dans le nouveau procédé, dans le but de mieux comprendre le rôle du potentiel humain dans la mise en oeuvre de la nouvelle approche de soins. L'étude s'intéresse également à l'efficacité de l'approche adoptée en s'attardant aux manifestations du *rétablissement postopératoire* de la clientèle en lien avec les objectifs cliniques visés, alors que l'impact est décrite sous l'angle de la *satisfaction de la clientèle* à l'égard des soins et des services reçus, l'une des retombées sociétales de l'approche de soins utilisée. En dernier lieu, l'efficience est observée par la comparaison des résultats enregistrés pour chaque groupe de sujets inscrits à l'un ou à l'autre des parcours cliniques en rubrique et servira à déterminer si l'une des modalités de soins est supérieure à l'autre.

1.3 Questions de recherche

Cinq questions président cette étude, chacune étant liée à une dimension particulière de la qualité, telle que précisée antérieurement :

Question no. 1)   Quel est le degré de conformité aux protocoles (CAP) de soins du personnel soignant engagé dans la mise en oeuvre de l'ACO nouvellement implantée?

Cette première question met en avant scène le concept de *synergie interdisciplinaire* et s'adresse exclusivement à l'ACO. Par synergie interdisciplinaire, on entend la puissance canalisatrice des énergies et des efforts individuels des membres de l'équipe soignante à converger vers l'atteinte d'un but collectif. Elle fait référence également au concept de

25

conformité qui se traduit ici par le degré d'adéquation entre les gestes posés dans le déroulement de l'approche concertée et ceux indiqués dans les protocoles d'interventions.

En second lieu, cette question s'intéresse à l'engagement du personnel soignant, directement impliqué dans la mise en œuvre de cette approche de soins, à utiliser les différentes composantes du programme destinées à répondre aux besoins spécifiques de la clientèle ciblée. Dans ce cas-ci, il s'agit des manifestations comportementales des intervenants de la santé concernés, qui témoignent de l'intégration des protocoles de soins dans l'exercice de leurs fonctions. Ainsi, par la synergie engendrée, il serait possible de juger du rôle que semble jouer le potentiel humain dans la maximisation de la cohérence interne entre les composantes du programme (objectifs, moyens et ressources), afin d'optimiser les résultats de l'approche de soins nouvellement instaurée. Une meilleure connaissance du degré de conformité aux protocoles par le personnel soignant permettra de déterminer si les membres de l'équipe soignante ont bien intégré les éléments de cette nouvelle approche de soins dans leur pratique clinique journalière.

Question no. 2)   Est-ce que le degré de conformité aux protocoles (CAP) de soins prédéterminés dans l'ACO nouvellement implantée varie dans le temps au sein du personnel soignant?

Cette seconde question s'inscrit dans la foulée de la précédente et s'attarde aux retombés de la CAP par le personnel soignant sur les résultats de soins. Elle précise davantage le concept de *synergie interdisciplinaire* de la nouvelle approche de soins. Dans ce dernier cas, les enseignements retirés de ces retombées serviront à documenter l'évolution des pratiques collaboratives interdisciplinaires de soins dans le temps, à savoir, si la CAP peut être influencée par la durée de l'exposition au nouveau programme et par l'acquisition d'une plus grande expérience. Pour répondre à cette question, il sera nécessaire de comparer le degré de conformité du personnel soignant obtenu à différents moments dans le temps, afin de déterminer si ce degré de conformité s'élève au fur et à mesure que le programme gagne en maturité.

Question no. 3)   Existe-t-il une différence favorable à l'ACO comparativement à l'ACL quant au niveau des manifestions du rétablissement postopératoire de la clientèle étudiée?

Cette troisième question interpelle directement *l'efficacité* de l'approche de soins expérimentée. Dans l'étude, le rétablissement postopératoire se réfère aux résultats cliniques de santé de la femme hystérectomisée, à savoir les effets désirés clairement énoncés dans l'approche de soins adoptée. Dans ce cas-ci, il s'agit des manifestations physiologiques, psychologiques et comportementales présélectionnées, qui témoignent de l'adaptation postchirurgicale de la personne soignée en prévision de son congé du centre hospitalier. Ces manifestations, décrites dans les écrits recensés, sont observées à des moments précis du continuum de soins. Cette question comprend en fait deux volets. Premièrement, la description des manifestations du rétablissement postopératoire de la clientèle ayant vécu l'ACL et celles des personnes ayant vécu l'ACO et, deuxièmement, la comparaison des résultats obtenus par les groupes de sujets afin de déterminer s'il existe une différence entre les deux modalités de l'approche de soins.

Question no. 4)   Existe-t-il une différence de satisfaction à l'égard des soins et des services reçus, entre les clientes ayant vécu l'ACL et celles ayant vécu l'ACO?

Cette question soulève le problème de *l'impact* de l'approche de soins adoptée sur le vécu de la femme hystérectomisée. Alors que l'efficacité se réfère essentiellement aux effets attendus ou prévus, l'impact englobe plutôt les effets attribuables au programme tels que perçus par la clientèle ciblée, mais non prévus originalement dans les objectifs de l'approche de soins en place. La prise en compte de la satisfaction prendra pour cible les éléments de soins et des services censés répondre spécifiquement aux besoins de santé générés par cette situation de soins. Cette prise en compte permettra de dégager les aspects positifs perçus par la clientèle, mais aussi les lacunes, c'est-à-dire les aspects insatisfaisants, ou moins satisfaisants, susceptibles de devenir la cible de stratégies d'amélioration de la qualité. La satisfaction à l'égard des soins et des services reçus, telle que perçue par la femme hystérectomisée, servira à décrire *l'impact* de l'approche de soins adoptée. Comme

27

ce fut le cas précédemment, cette question comporte deux volets. Il s'agit premièrement de déterminer le niveau de satisfaction de la clientèle ayant vécu l'ACL, ainsi que le niveau de satisfaction de celle ayant expérimenté l'ACO et, deuxièmement, de comparer les résultats enregistrés par les groupes de participantes, afin de déterminer s'il existe une différence entre les modalités de l'approche de soins.

Question 5) **La mise en oeuvre de l'ACO permet-elle d'améliorer les effets observés sur le rétablissement postopératoire (efficacité) chez les clientes dont le niveau de satisfaction (impact) n'a pas diminué?**

À travers cette dernière question, nous voulons savoir s'il est possible d'obtenir de meilleurs résultats cliniques de santé chez la clientèle ciblée en introduisant une nouvelle approche de soins, tout en maintenant le même investissement en ressources humaines, matérielles et financières. L'intérêt à maintenir un niveau similaire de satisfaction de la clientèle ciblée est justifié par le fait que l'amélioration des effets cliniques désirés ne peut se faire au détriment de la qualité des soins et des services, telle que perçue par la clientèle. La réponse à cette question servira à décrire le concept d'*efficience* de l'approche de soins. Cette question est connexe aux résultats des deux questions précédentes, puisqu'elle vise à rendre compte de certaines différences observées (l'efficacité et l'impact) avant et après l'implantation du nouveau procédé.

1.4 Pertinence de l'étude

L'idée principale proposée par cette recherche n'est pas de développer une nouvelle méthodologie d'évaluation de programme, mais de la faire évoluer par son application à un domaine d'activités particulier, comme celui de la santé. Cette étude constitue une synthèse actualisée des connaissances retrouvées dans les écrits et propose une vision moderne d'aborder l'évaluation de programme. Ainsi, la réalisation de cette étude devrait permettre l'évolution de la recherche évaluative aux initiatives multidisciplinaires et intersectorielles préconisées aujourd'hui et ce, indépendamment du domaine d'activités.

Cette recherche propose une représentation contemporaine des éléments constitutifs de la qualité d'un programme soutenue par la philosophie d'une approche basée sur les meilleures pratiques connues, d'une part, et de l'amélioration continue des performances, d'autre part. En outre, cette étude devrait jeter les balises d'un cadre analytique novateur, adapté à l'évolution de la mesure et à l'évaluation de programme jusqu'à ce jour. Par la même occasion, celle-ci devrait permettre l'exploration et l'expérimentation d'un cadre de référence moderne et ajusté aux besoins de l'évaluation, qui guidera non seulement la conception, l'implantation et la gestion d'un nouveau programme, mais également, assurera la rigueur d'une démarche structurée à toutes les étapes du processus évaluatif peu importe son champ d'application.

De même, la présente étude suggère une conceptualisation de quatre dimensions spécifiques de la qualité, dont la popularité ne cesse de croître, par un examen simultané de ses différentes dimensions. Cette étude devrait contribuer à l'évolution de concepts abstraits comme ceux de la synergie interdisciplinaire, l'efficacité, l'impact et l'efficience par l'entremise d'un programme de courte durée. Cette conceptualisation comporte de nombreux avantages, dont l'occasion d'orienter les idéologies respectives de différents acteurs (gestionnaires, intervenants et usagers) vers l'atteinte de buts communs et d'en projeter une image encore plus précise. Plus spécifiquement, cette vision multidimensionnelle de la qualité devrait permettre, entre autres, de mettre en évidence les différents éléments qui contribuent au succès d'une intervention, tout en soulevant les lacunes sur lesquelles il faut concentrer davantage d'efforts.

Toute réforme repose sur l'accès à une information pertinente qui témoigne que la qualité voulue est effectivement rendue et bien perçue par la clientèle qui en fait l'usage. L'évaluation de programme est une importante source de renseignements qui doit guider la planification stratégique et les décisions des responsables politiques, des administrateurs, des gestionnaires et des chercheurs. La tenue de cette étude devrait permettre de développer et d'expérimenter un nouveau système de collecte d'informations qui assure un retour continuel jugé essentiel à la surveillance, au suivi des performances et, par la même occasion, à la prise de décision. Ainsi, il est à prévoir que la conception et la mise en place de ces infrastructures favoriseront la responsabilisation collective envers l'amélioration continue des performances et soutiendront l'adoption de pratiques collaboratives exemplaires. L'étude proposée tente non seulement d'identifier et de décrire ce qui fonctionne bien, mais également d'explorer les faiblesses du procédé pouvant faire l'objet d'amélioration. Par conséquent, elle devrait contribuer à préciser davantage la nature et les stratégies d'amélioration utilisées.

De plus, cette étude résulte d'un partenariat établi entre la clientèle, les gestionnaires et les intervenants issus des divers secteurs d'activités, impliqués dans l'évaluation d'une nouvelle approche en santé. Cette initiative cadre parfaitement dans le mouvement de réorganisation des soins et des services de santé qui prévaut actuellement au Nouveau-Brunswick, comme partout au Canada. Elle s'inscrit dans une perspective d'amélioration continue où la responsabilité est partagée par tous, telle que préconisée par les instances gouvernementales, tant au niveau fédéral (Santé Canada, 2002) qu'au niveau provincial (Comité spécial des soins de santé [CSSS], 2001), par les associations professionnelles (AIINB, 1998 ; AIIC, 2002), ainsi que par le Conseil canadien de l'agrément des services de santé (CCASS, 2001). Elle intègre les principes fondamentaux d'une gestion consciencieuse, ainsi que les notions théoriques et méthodologiques d'une démarche structurée d'évaluation à l'intérieur de laquelle tous et chacun ont à assumer une part importante de responsabilité.

Le partage des connaissances entre professionnels de la santé de différentes disciplines et de divers secteurs d'activités est un autre modèle des meilleures pratiques qui repose sur le consensus d'experts (Lecomte, 2003). Ce modèle fait également partie des solutions envisagées pour améliorer la qualité des soins et des services, assurer l'utilisation optimale des ressources, tout en maintenant la satisfaction de la clientèle. L'ACO et de services auprès d'une clientèle hystérectomisée est une première de ce genre, connue à ce jour dans la province du Nouveau-Brunswick. Par conséquent, l'étude proposée peut servir de balises au développement, à l'implantation, à la gestion, ainsi qu'à l'évaluation de la qualité de ce type d'approche renouvelée auprès d'autres clientèles potentielles issues de divers secteurs d'activités de santé.

Par la même occasion, la continuité et la coordination s'imposent pour transformer le système de santé d'une série de services isolés et de soins fragmentés en un évènement continu qui valorise le mieux-être de la personne. Cette initiative soutient un changement de la philosophie organisationnelle qui favorise la transition de l'assurance qualité vers une culture d'amélioration continue de la qualité dans laquelle tous exercent un rôle important et prennent une part active dans la qualité des soins et des services dispensés. La formation d'une équipe composée de professionnels intra et interdisciplinaire issue de divers secteurs d'activités devrait favoriser la communication, les échanges et la transmission des connaissances entre les professionnels. L'identification d'un but commun exprimé sous forme d'objectifs cliniques de soins devrait aider à concilier les efforts et à valoriser la complicité dans le soin entre les intervenants et la clientèle cible. Par la même occasion, cette initiative permettra d'uniformiser les interventions de soins, d'harmoniser le travail en équipe et de normaliser l'information transmise à la clientèle. Les meilleures pratiques de soins reconnues et acceptées sont davantage susceptibles d'être adoptées et, conséquemment, de favoriser davantage une pratique collaborative.

En dernier lieu, le nouveau millénaire ouvre un accès sans précédent aux connaissances sur les soins de santé et crée une nouvelle génération de consommateurs instruits, prêts à s'impliquer dans la recherche d'un état de santé optimal. La mise en oeuvre d'une ACO procurera un enseignement uniformisé et une documentation compréhensible de l'ensemble de l'expérience périopératoire. Dans cette démarche, la clientèle occupera un rôle de collaboratrice dans les soins. Elle sera encouragée à participer au processus décisionnel, à coopérer à la planification de ses soins et à jouer un rôle actif accru au moment de la mise en oeuvre du plan d'interventions. La clientèle sera ainsi mieux préparée, davantage informée et plus outillée pour suivre l'évolution de son état de santé, ce qui devrait faciliter sa transition entre le milieu hospitalier et le domicile, ainsi que son rétablissement postopératoire. L'élaboration et la mise en oeuvre d'une ACO assurent à la personne un rôle de partenaire dans l'atteinte des objectifs de soins, un plus grand contrôle de l'évolution de sa condition de santé et surtout, une part active dans le succès de l'intervention et ce, tout au long de l'expérience périopératoire.

2 RECENSION DES ÉCRITS

La crise qui sévit actuellement dans tout le réseau canadien de la santé incite les établissements de la santé à revoir leurs procédés afin de maximiser les résultats. Cette section du travail vise à éclairer le lecteur sur les trois volets de l'étude proposée : le défi que représentent l'évaluation de la qualité, la reconnaissance des besoins particuliers de la clientèle visée et l'approche de soins proposée. Auparavant, il apparaît approprié de clarifier la notion de qualité, de distinguer ses composants, de présenter un cadre de référence adapté, de discuter de sa mesure par l'entremise de quatre dimensions présélectionnées et, enfin, de proposer une démarche structurée d'évaluation de la qualité dans une perspective d'amélioration continue de la qualité. Cette perspective représente le centre d'intérêt de la présente étude. Un processus coûteux par lequel transitent de nombreux usagers et qui démontre des variations considérables dans son fonctionnement et ses résultats, constitue la cible de cet exercice. La situation clinique des femmes qui subissent une hystérectomie sera utilisée comme champ d'application à la tenue de cette étude de la qualité d'un programme de courte durée selon deux modalités d'une approche de soins. De ce fait, la seconde partie de cette section traitera des besoins et des soins spécifiques de la femme qui subit une hystérectomie en fonction de son cheminement périopératoire, de son rétablissement postopératoire, de sa préparation au congé et de son appréciation de la qualité des soins et des services reçus. Ces informations sont essentielles à la mise à jour des meilleures pratiques connues qui serviront à jeter les balises d'une nouvelle démarche de soins multidisciplinaires pour cette clientèle. En dernier lieu, l'ACO sera discutée à travers sa définition, ses composants, son fonctionnement, puis ses bénéfices et ses limites. Ces renseignements serviront de guide à l'élaboration du nouveau régime thérapeutique proposé pour remplacer l'approche de soins traditionnellement utilisée, de même qu'à la conception des différents outils permettant de cumuler les informations qui serviront à documenter les différentes dimensions de la qualité.

2.1 L'étude de la qualité d'un programme dans une perspective d'amélioration continue

Puisque la qualité est plus que jamais une préoccupation sociale collective, elle incite les établissements de santé à faire preuve d'une plus grande transparence et à fournir des preuves tangibles du succès des stratégies mises en oeuvre pour se perfectionner constamment. Afin de mener à terme l'étude proposée, il importe de convenir d'une terminologie uniforme à utiliser en évaluation de la qualité d'un programme et d'établir les fondements d'un cadre de référence susceptible de guider le processus évaluatif le plus approprié dans une démarche d'amélioration continue de la qualité. Dans un premier temps, cette section de la recension des écrits propose une définition de la qualité, identifie les éléments qui la composent, décrit les liens qui les unissent et aborde les quatre dimensions de la qualité qui seront examinées dans cette étude. Elle traite également de la mesure de la qualité d'une approche de soins et du recours à des indicateurs comme moyens pour mieux circonscrire les quatre dimensions du phénomène. En dernier lieu, on s'attarde plus spécifiquement aux étapes du processus d'évaluation de la qualité d'une approche de soins dans une perceptive d'amélioration continue des performances.

2.1.1 Notion de qualité

Dans le langage populaire, le terme **qualité** désigne *une manière d'être*. La plupart du temps, on utilise des qualificatifs positifs pour représenter la qualité, d'où l'expression *un produit ou un service de bonne qualité*. Or, l'interprétation de ce que représente la qualité demeure équivoque dans l'esprit de bien des gens. Les ouvrages consultés prétendent à une interprétation pluraliste de la notion de qualité. Pour certains auteurs, la qualité est synonyme d'un besoin comblé (Draper, Cohen & Buchar, 2001; Ganey, 2002), pour d'autres, elle représente la *conformité* avec ce qui est attendu (Bouchard & Plante, 2000), ou encore, le *rapport* avec ce qui est recherché (Saucier & Brunelle, 1995). Chez certains autres, la qualité exprime davantage le *surpassement* de ce qui est voulu, puisqu'elle devance les attentes plus spécifiques de ses utilisateurs (Harrigan, 2000; Leprohon, 2000). Qu'il s'agisse de besoins rencontrés, de conformité, de rapport ou de surpassement, la notion de qualité réfère à la coexistence de deux aspects essentiels : d'une part la relation qui s'instaure entre deux pôles distincts, soit ce que la personne cherche et ce qu'elle obtient, et d'autre part, le jugement que cette dernière porte sur l'écart entre les deux extrémités. Bref, la qualité ne prend une signification réelle que lorsqu'elle peut être observée, pour ensuite être comparée. Ces notions mènent au cœur du sujet, soit la mesure et l'évaluation de la qualité. Pour y arriver, il faut d'abord clarifier la notion de qualité et de s'entendre sur sa signification.

En milieu de soins et de services de santé, tout comme dans d'autres secteurs d'activités, les besoins et les attentes de la clientèle se modifient en fonction des transformations de l'environnement. Tout comme les besoins de la clientèle évoluent, la notion de qualité n'est pas statique, mais davantage reliée aux nouvelles tendances. D'ailleurs, différents auteurs la perçoivent non pas comme une propriété absolue, mais comme une notion dynamique, qui évolue selon les changements technologiques, les savoirs médicaux, l'environnement économique, social et politique (Haddad, Roberge & Pineault, 1997; Harrigan, 2000, Leprohon, 2000; Posavac & Carey, 2003; Pronovost et al., 2004; Skinner, 2002). Selon les experts, la qualité est un processus sans fin qui se caractérise par une mobilisation constante de forces déployées par tous les membres de l'organisation pour rencontrer les besoins des consommateurs. Comme Bouchard & Plante (2000) l'expliquent, la qualité représente davantage une quête infinie vers laquelle il faut s'orienter où chaque acteur impliqué partage une part importante de responsabilité. Ce désir de surpassement, selon Harrigan (2000), constitue le fondement d'une philosophie d'amélioration continue de la qualité qui vise à reconnaître les besoins changeants de la clientèle, à les respecter, voire les devancer, afin d'obtenir les meilleurs résultats en matière de soins et de services offerts à la clientèle.

La qualité est indissociable des intentions et des rôles des différents acteurs impliqués dans le procédé. Pronovost et ses collègues (2004) reconnaissent l'implication de différentes personnes intéressées, qu'ils regroupent en trois catégories : les gestionnaires responsables du fonctionnement organisationnel, les intervenants qui y travaillent et la clientèle desservie. À cette liste, Harrigan (2000) et Rossi et ses collègues (1999) ajoutent les bailleurs de fonds. Pour leur part, Pineault & Daveluy (1995) identifient deux principaux groupes d'intéressés, soit les bénéficiaires et les fournisseurs de soins et de services.

L'existence de nombreuses définitions de ce que représente la qualité des soins ou des services de santé révèle son caractère multiforme. La diversité des expressions et des significations que l'on y attribue témoigne de la complexité du sujet. Haddad et ses collègues (1997) sont d'avis que la notion de qualité prend forme à la jonction de quatre axes idéologiques distincts, mais étroitement liés, soit : 1) les croyances, les valeurs et les attentes particulières des personnes concernées (l'axe ontologique); 2) les fondements, les savoirs et les significations théoriques (l'axe épistémologique); 3) les relations entre les visées, les actions, les moyens et les finalités (l'axe téléologique); de même que 4) la démarche à suivre et l'instrumentation sélectionnée (l'axe méthodologique). Ces trajectoires sont en interaction constante dans un système d'associations complexes et dynamiques, qui évolue dans le temps et dans l'espace selon les transformations de l'environnement.

Puisque les croyances relèvent des convictions ancrées chez la personne et que les valeurs découlent de ce qui est estimé, les attentes, quant à elles, représentent davantage ce qui est recherché. L'hétérogénéité des expériences personnelles antérieures, des cultures et des intérêts respectifs font en sorte que les attentes diffèrent considérablement d'un groupe d'acteurs à l'autre (Leprohon, 2000; Pronovost et al., 2004). En effet, si les attentes de la clientèle soignée correspondent à un niveau plus élevé de santé et de bien-être, celles des intervenants de soins sont davantage concentrées vers la production et la livraison des meilleurs soins de santé connus, tandis que la satisfaction de la clientèle et l'utilisation optimale des ressources sont celles recherchées par l'organisation. Comme le rapportent Haddad et al. (1997), la conciliation des idéologies respectives, obtenue par consensus entre les diverses personnes concernées, moule la signification réelle et authentique de la qualité de l'objet de référence.

Cette vision pluridimensionnelle de la qualité, également partagée par plusieurs autres auteurs contemporains (Leprohon, 2000; Harrigan, 2000; Posavac & Carey, 2003;

Pineault & Daveluy, 1995; Pronovost et al., 2004; Rossi et al., 1999; Skinner, 2002), servira à poser les fondements théoriques lors de l'élaboration du schème de référence proposé dans la présente étude. Pour ce faire, une démarche par étapes est adoptée afin de permettre au lecteur de suivre l'évolution du modèle, de la définition conceptuelle à l'opérationnalisation des variables.

Pour être en mesure de mieux circonscrire la notion de qualité, il importe, à ce moment-ci, de préciser ce que représente l'*objet de référence*. Dans le domaine de la santé, comme ailleurs, le centre d'intérêt faisant l'objet de l'appréciation de la qualité peut prendre une forme très diversifiée, allant de la qualité d'une organisation, d'un secteur d'activités, d'un programme, à celle d'un service ou d'un produit. Dans le cas présent, il est de mise de rappeler que la présente étude s'intéresse à la qualité d'un programme de courte durée qui prend la forme d'une approche concertée de soins multidisciplinaires destinée à une clientèle de femmes hystérectomisées.

2.1.1.1 Les éléments constitutifs de la qualité

Les différents auteurs consultés décrivent la qualité comme une notion multidimensionnelle qui se caractérise par les relations qui s'instaurent entre les propriétés intrinsèques et extrinsèques de l'objet de référence (Bouchard & Plante, 2002; Haddad et al., 1997; Harrigan, 2000; Leprohon, 2000; Rossi et al., 1999). Par conséquent, puisque les attentes se moulent selon la représentation significative des attributs accordés à un programme désigné, il importe de bien circonscrire ce que l'on veut mesurer pour ensuite être capable de mieux le comparer. Pour ce faire, l'étape initiale consiste à déterminer et définir les éléments principaux du schème de référence.

Dans le domaine de la santé, les visées d'un nouveau procédé reposent, plus souvent qu'autrement, sur l'atteinte d'objectifs cliniques ou de normes sociosanitaires dictés par les besoins spécifiques de la clientèle concernée. Dans le cas présent, les besoins de la personne soignée sont directement reliés à l'expérience périopératoire de l'hystérectomie. Dans ce contexte-ci, l'expérience périopératoire réfère aux évènements et aux activités qui sont reliés à l'ensemble de l'épisode chirurgical, c'est-à-dire ce qui se déroule avant, durant et après l'hystérectomie. Il importe de se rappeler qu'un objectif est un énoncé clair, concis et opérationnel du but poursuivi (Bouchard & Plante, 2000; Saucier & Brunelle, 1995). Orientés vers l'avenir, les objectifs précisent ce qui doit être accompli et guident les interventions de soins. Certains auteurs préfèrent l'expression « critère de soins » à celle d'objectif cliniques (CCASS, 2001; Pineault & Daveluy, 1995).

D'autres auteurs (Saucier & Brunelle, 1995) préfèrent utiliser une « norme », décrite comme une valeur numérique sur laquelle on s'appuie pour poser un jugement. Pineault et Daveluy (1995) stipulent que les normes peuvent être établies de deux façons, soit : a) l'approche normative, c'est-à-dire qu'elles sont basées sur l'opinion d'un groupe d'experts bien informés sur le domaine; ou b) l'approche empirique, c'est-à-dire qu'elles découlent des résultats issus d'études antérieures ou de la performance d'un objet ou un procédé comparable. Aux dires de Saucier et Brunelle (1995), la norme peut être déterminée *a priori*, c'est-à-dire formellement énoncée au départ ou révélée *a posteriori*.

Les représentations existantes de la qualité se distinguent par les liens qui unissent les éléments principaux du procédé, soit la structure, le processus et les résultats. Cette classification, proposée par Donabedian (1980), est encore grandement utilisée aujourd'hui par les auteurs contemporains. Selon Harrigan (2000), la *structure* comprend tous les facteurs pouvant agir sur les processus et affecter les résultats. Cette composante regroupe, entre autres, les différentes ressources nécessaires pour soutenir l'ensemble du processus, afin d'influencer favorablement les finalités recherchées. Leprohon (2000), soutenus par Pineault & Daveluy (1995) et par Saucier & Brunelle (1995), précise qu'il s'agit de facteurs tant organisationnels, comme les ressources humaines, matérielles et financières, le milieu et le climat de travail, que normatifs et stratégiques, telles les politiques, les normes institutionnelles et les compétences professionnelles. Le *processus* constitue l'ensemble des activités, des gestes et des comportements proposés pour accomplir la tâche afin d'atteindre les buts visés (Harrigan, 2000). Cette composante comporte des éléments aussi variés que les soins dispensés, les relations interpersonnelles, la pratique collaborative, l'attribution des tâches, la séquence des interventions, les annotations au dossier, ainsi que la coordination des activités, pour n'en citer que quelques-uns.

Les *résultats*, quant à eux, sont les retombées à court, à moyen et à plus long terme qui découlent des moyens utilisés (ressources déployées et activités accomplies), afin de soutenir la clientèle, le personnel et l'organisation vers l'atteinte des buts escomptés (Chang & Lin, 2003; Pronovost et al., 2004). Afin de faciliter la compréhension du lecteur, la plupart des auteurs contemporains (Brunelle & Saucier, 1999; Leprohon, 2000; Saucier & Brunelle, 1995) distinguent deux principaux types de résultats : a) les résultats de production et b) les résultats effectifs. Les experts anglophones utilisent l'expression « outputs » pour désigner les résultats de production et « outcomes » pour celui des résultats effectifs (Donnabedian, 1980; Lipsey & Cordray, 2000; Posavac & Carey, 2003; Pronovost et al., 2004; Rossi et al., 1999).

Dans le système de santé actuel, les résultats de production réfèrent aux manifestations observées sur le fonctionnement organisationnel, suite à la mise en oeuvre du programme. Il s'agit d'indications qui témoignent de l'intégration des éléments du programme désigné par les différents acteurs impliqués. Dans cette catégorie, Saucier & Brunelle (1995) distinguent deux types de résultats, soit les *résultats indirects de production*, tels que le nombre de personnes sur la liste élective, le temps d'attente de la clientèle ciblée ou le nombre de chirurgies effectuées; et les *résultats directs de production*, qui impliquent un contact direct avec l'usager, comme la surveillance des paramètres physiologiques, les interventions de soins effectuées ou encore l'enseignement prodigué.

Les *résultats effectifs*, quant à eux, témoignent des effets observés en termes de finalités visées pour la clientèle ciblée, ce qui sous-entend que les observations ont lieu *a posteriori*. Tout comme les résultats de production, les résultats effectifs se divisent en deux catégories, soit les *résultats effectifs prévus*, qui nous ramènent aux effets observés attribuables au programme et directement liés aux visées escomptées pour la clientèle ciblée, et les *résultats effectifs non prévus*, qui englobent les conséquences indirectes non précisées explicitement au départ (Bouchard & Plante, 2000; Rossi et al., 1999). Les

38

résultats effectifs prévus sont spécifiques et, la plupart du temps, se traduisent en termes de manifestations cliniques relatives à l'évolution de l'état de santé (objectives) et du bien-être (subjectives) des usagers, d'où l'expression des résultats de santé bien-être. Les résultats effectifs non prévus, quant à eux, sont plus vastes, moins définis et s'attardent davantage aux retombées sociétales et environnementales du programme comme les relations interpersonnelles, le climat de travail, la pratique collaborative, la communication interdisciplinaire ou la satisfaction de la clientèle.

Pronovost et ses collègues (2004) soutenus par Brunelle & Saucier (1999) rappellent l'apport indéniable que procurent les *résultats négatifs*, peu importe qu'ils soient de production directs ou indirects, ou encore d'effectifs prévus ou imprévus. Ces résultats négatifs revêtent une importance cruciale, tout particulièrement lorsqu'il s'agit de veiller à la protection de la population (Leprohon, 2000). En fait, il s'agit de répercussions allant à l'encontre de ce qui est désiré, un peu comme les effets pervers qu'il faut surveiller afin de les éviter à tout prix. L'intérêt accordé aux résultats négatifs s'explique par le fait qu'ils occupent une triple fonction. En premier lieu, celle de sentinelle afin d'assurer que le succès remporté par la démarche de soins mise en oeuvre ne représente aucune menace à la santé et au bien-être de la personne soignée (Pronovost et al., 2004; Rossi et al., 1999). Dans cette optique, les complications, les erreurs, les incidents, les infections, les retours à l'urgence et les réadmissions imprévues sont considérés comme des sentinelles de la qualité des soins et des services reçus. En second lieu, celle de pouvoir prédire l'avènement d'un autre résultat négatif, puisqu'on dispose également d'une source d'information qui témoigne d'une déficience des éléments de la structure ou du processus (Leprohon, 2000; Pronovost et al., 2004; Saucier & Brunelle, 1995). Dans ce cas, les plaintes, l'insatisfaction des usagers, le ratio patients/infirmières, les annotations cliniques sont des indices précieux qui permettent une détection précoce d'une défaillance au système de soins. En dernier lieu, Pronovost et al. (2004) et Harrigan (2000) soutiennent que, peu importe leur origine, les résultats négatifs indiquent des pistes d'actions susceptibles d'améliorer la qualité du système de soins. Les ajustements nécessaires sont alors clairement identifiés, mieux définis et peuvent plus facilement être classés selon un ordre de priorités. Pour ainsi dire, les résultats négatifs constituent une importante source d'information, essentielle à la prise de décisions concernant la cible des améliorations qui s'imposent et la capacité de l'organisation à les effectuer.

La distinction entre les résultats de production et les résultats effectifs est fondamentale puisque chacun décrit un point de vue différent de la qualité. Par exemple, si le fait de changer le pansement quotidiennement ne garantit pas l'absence d'un processus infectieux, il contribue, du moins, à favoriser une cicatrisation adéquate de la plaie. Dans ce cas, l'action de changer le pansement à chaque jour est un résultat direct de production, qui soutient l'atteinte d'un objectif clinique du rétablissement de santé, se traduisant par une plaie qui guérit bien, un résultat effectif de santé pour la clientèle. Comme le rapportent Saucier & Brunelle (1995), les résultats de production et les résultats effectifs sont complémentaires et interdépendants, en ce sens que si les activités prédéterminées ont lieu dans les circonstances préétablies, les chances d'atteindre les résultats escomptés augmentent. À l'inverse, une amélioration de l'état de santé de la clientèle cible ne peut être attribuable au système de soins mis en place que si la relation entre ces deux éléments a clairement été démontrée.

Par conséquent, une telle démarche soutient la nécessité d'examiner simultanément les trois types de résultats (de production, d'effectifs et négatifs), compte tenu de l'influence des uns sur les autres. En effet, examiner les résultats de production isolément ne permet pas de connaître l'effet de ces derniers sur l'évolution de la santé et du bien-être de la clientèle, tout comme s'attarder aux résultats cliniques uniquement n'assure pas un système de soins adéquat (Brunelle & Saucier, 1999, Pineault & Daveluy, 1995). En procédant ainsi, on délaisse l'approche centrée sur le processus valorisée par le passé, pour adopter une approche davantage axée sur les résultats. Cette tendance moderne est également préconisée par plusieurs auteurs contemporains (Harrigan, 2000; Leprohon, 2000; Posavac & Carey, 2003; Pineault & Daveluy, 1995; Pronovost et al., 2004; Rossi et al., 1999).

Une méthode simple pour démontrer les liens entre les composantes de la qualité est de décrire la séquence présumée de *moyens-fins*, selon laquelle certaines activités suscitent des bénéfices sur l'état de santé de la personne soignée. L'action d'administrer un analgésique et le soulagement de la douleur ressenti par la suite par le patient constitue un exemple simplifié du lien moyens-fins, qui relie les activités de soins (résultats de soins) aux conséquences observées (résultats cliniques de santé bien-être). Puisque l'effet d'un analgésique est d'une durée limitée, la démonstration du lien entre l'action et l'effet peut se répéter à maintes reprises dans le temps. Par ailleurs, la prise d'un analgésique peut également conduire à d'autres bienfaits observables, comme celui de faciliter la mobilisation, tout comme d'autres actions peuvent aussi procurer un soulagement de la douleur, tels le changement de position, le repos et un environnement calme. Par conséquent, on saisit mieux la nécessité d'avoir à regrouper une série d'activités liées à une suite d'effets désirés.

Cependant, il peut s'écouler un certain temps entre les interventions mises en oeuvre et la reconnaissance des finalités recherchées. Les auteurs consultés utilisent différentes expressions pour clarifier la dimension temporelle liée à l'observation des résultats. Pour certains, il s'agit de résultats à court, à moyen et à long terme (Bouchard & Plante, 2000), alors que d'autres s'expriment en résultats immédiats, intermédiaires et ultimes (Rossi et al., 1999).

Même si la terminologie varie au sein des écrits consultés, on retrouve certaines similitudes dans leurs interprétations. En effet, l'apparition des résultats à différents moments dans le temps témoigne de l'existence d'un ordre séquentiel des évènements, en ce sens que les *résultats immédiats* s'observent tôt dans le processus, soit à proximité des interventions, et précèdent l'avènement des *résultats intermédiaires*, qui se manifestent avant les *résultats ultimes*, qui se retrouvent à la partie distale du processus et représentent les finalités recherchées. En reprenant l'exemple précédent, si une douleur contrôlée (résultat immédiat) permet à la clientèle de se déplacer plus facilement, une mobilisation accrue (résultat intermédiaire) conduit à un niveau plus élevé d'autonomie, qui se manifeste par la reprise graduelle des activités de vie quotidienne (résultat ultime). Dans cette situation, l'ordre séquentiel des résultats est important, puisqu'on y reconnaît deux rôles prédominants du résultat intermédiaire. D'abord son caractère évolutif dans le temps,

41

puisqu'il occupe un rôle de médiateur entre une manifestation immédiate et un résultat final, ensuite son rôle prédictif, puisqu'il représente une manifestation de l'étape qui précède l'atteinte du résultat final et, par conséquent, permet d'assurer les résultats ultimes escomptés.

Le résultat intermédiaire peut également se subdiviser en une suite d'évènements. C'est à cette série de réactions que Saucier et Brunelle (1995) réfèrent lorsqu'ils discutent de la *chaîne des résultats*. Selon ces auteurs, il s'agit des relations qui s'instaurent entre plusieurs résultats intermédiaires qui se succèdent, et qui nous rapprochent de plus en plus du résultat final espéré. Dans le contexte du soin chirurgical auquel on s'intéresse ici, les manifestations d'un résultat ultime recherché tel le rétablissement postopératoire, peuvent se réaliser sur une période qui excède la durée de séjour dans un établissement de santé. Par conséquent, la chaîne des résultats occupe une fonction vitale d'une grande utilité, puisqu'elle permet de se prononcer sur l'évolution de l'état de santé bien-être de la clientèle vers l'atteinte du but ultime visé (Hyett et al. 2007; Leprohon, 2000; Pronovost et al., 2004). Dans ces circonstances, il est commun d'interpréter les critères du congé comme étant des résultats finaux à atteindre pour déterminer le moment propice du retour à domicile, alors qu'en vérité, ces derniers sont des résultats intermédiaires de santé bien-être, faisant partie de la chaîne des résultats qui reflètent la prédisposition du client à atteindre un rétablissement postopératoire optimal (Hyett et al., 2007).

La Figure 2.1 présente les composantes principales de la qualité telles que discutées préalablement, et qui constituent les éléments du modèle de base détaillé ultérieurement. Décrire la qualité réside également dans la démonstration des liens qui s'instaurent entre, d'une part, les conditions particulières (structure et ressources) et les façons de faire (processus), et d'autre part, les manifestations observées (résultats). Le sens des flèches indique la direction de la relation qui s'instaure entre les diverses composantes du modèle.

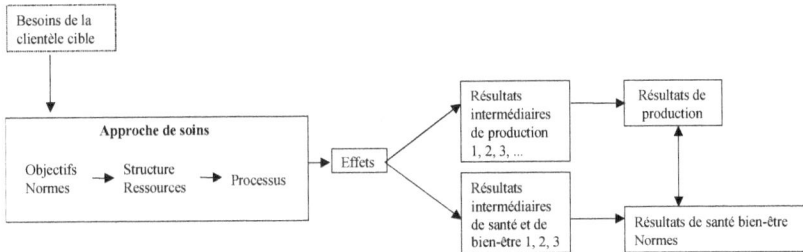

[1] Adaptation du *Modèle de système sociosanitaire* de Saucier et Brunelle (1995, p. 19) par France Chassé (2007)

Figure 2.1 Modèle de base des éléments constitutifs de la qualité adopté dans cette étude.

2.1.1.2   Une définition et une conceptualisation de la qualité d'une approche de soins

En tenant compte des informations présentées précédemment, des argumentations émises et des pistes explorées préalablement, il importe de se rappeler que la notion de qualité se définit selon les représentations idéologiques des différents acteurs impliqués. Pour être en mesure d'élaborer un modèle de la qualité d'une approche de soins, il importe que l'on s'entende sur sa définition. Comme le soulignent Bouchard & Plante (2000), pour mesurer un phénomène, il importe que ce dernier soit clairement défini, au point de ne pouvoir être confondu avec un évènement similaire. À la lumière des lectures effectuées dans le cadre de cette étude, l'expression *qualité d'une approche de soins* sera définie comme étant *l'atteinte des meilleurs résultats possibles de soins, de santé bien-être et de satisfaction de la clientèle soignée, compte tenu des spécificités, du contexte dans lequel elle évolue, des ressources déployées et des moyens utilisés.*

Cette définition reconnaît le caractère évolutif de la notion de qualité, celle-ci tendant vers l'atteinte d'un niveau toujours plus élevé, c'est-à-dire le désir de s'améliorer constamment. Elle tient compte des relations de nature intrinsèque, soit l'interdépendance des différents éléments de la structure et du processus sur la capacité des principaux intéressés à atteindre les buts visés. Elle révèle également les liens de nature extrinsèque en énonçant les finalités recherchées en termes de résultats de soins (production) et de résultats

43

cliniques de santé bien-être (effectifs) en réponse aux besoins d'une clientèle spécifique. De plus, elle reconnaît l'importance de l'appréciation de la qualité telle que perçue par la clientèle dans le processus d'amélioration perpétuel de la qualité, tout en mettant en évidence les divers aspects de la qualité, soit celle voulue, celle rendue et celle perçue.

Les écrits présentent différentes représentations des relations existantes entre les composantes de la qualité. Cependant, aucune de celles retrouvées ne comporte tous les éléments contenus dans la définition de la qualité d'une approche de soins présentée ci-dessus. Par conséquent, l'illustration construite se doit d'identifier les composants principaux qui se moulent à partir des besoins prioritaires de la clientèle ciblée, que l'on traduit en objectifs de soins, pour lesquels on met en place une structure, alloue des ressources et déploie des moyens, capables de soutenir les personnes impliquées dans le processus vers l'atteinte de buts communs, comme en témoignent les résultats. De plus, le modèle doit reconnaître l'apport indéniable de la perception de la qualité par la clientèle, ainsi que les efforts soutenus de perfectionnement. L'existence des liens entre les divers éléments du modèle et leur intensité est largement documentée et soutenue par les écrits consultés dont les grandes lignes se résument par les propos énoncés précédemment. Cependant, malgré l'importance qu'on accorde à la satisfaction de la clientèle et l'amélioration continue de la qualité, on constate que très peu de modèles illustrent simultanément ces éléments dans la représentation conceptuelle de la qualité. Ce sont ces raisons qui ont motivé la responsable de cette étude à élaborer un modèle conjoint.

La Figure 2.2 illustre les principaux éléments énoncés dans la définition de la qualité qui ont été retenus dans la présente étude et illustre la direction de leurs relations. Cette représentation résulte de la combinaison de deux modèles retrouvés dans les publications québécoises. Il s'agit du *Modèle du système sociosanitaire* développé par Saucier & Brunelle (1995) et du modèle de *Mesure de la qualité* mis au point par Bouchard & Plante (2000). La fusion des deux modèles s'avère nécessaire, afin d'assurer une représentation intégrale des éléments constitutifs de la qualité tels qu'énoncés préalablement.

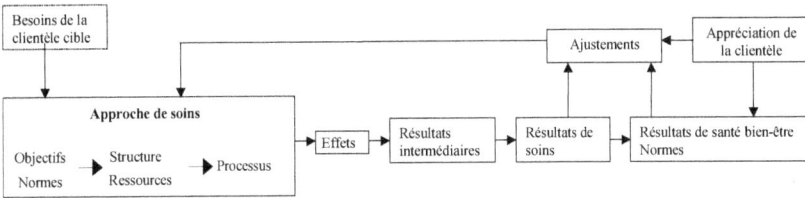

```
Besoins de la          Ajustements        Appréciation de
clientèle cible                            la clientèle

        Approche de soins
                                  Effets    Résultats      Résultats de    Résultats de santé bien-être
Objectifs    Structure              Processus  intermédiaires   soins           Normes
Normes       Ressources
```

[1] Fusion et adaptation du *Modèle du système sociosanitaire* de Saucier et Brunelle (1995, p. 19) et du modèle de *Mesure de la qualité* de Bouchard et Plante (2000) par France Chassé (2007).

Figure 2.2 Représentation conceptuelle de la qualité d'une approche de soins désignée

Dans un premier temps, ce schéma illustre les composants communs aux deux modèles, dont l'influence des besoins spécifiques de la clientèle cible sur la raison d'être des soins et des services offerts, tout comme la contribution des éléments structuraux du programme dans l'atteinte des finalités espérées, tel que le démontre la direction des flèches. Certains éléments spécifiques du modèle de Saucier & Brunelle (1995) précisent davantage le modèle de base, comme l'apport incontesté des résultats intermédiaires dans l'atteinte du but ultime et la distinction entre les résultats de soins et les résultats cliniques de santé bien-être. L'ajout de l'élément « ajustements » issu du modèle de Bouchard & Plante (2000, 2002) permet de faire la boucle entre les résultats obtenus (de soins et cliniques de santé bien-être) et la révision du procédé en cours, un élément essentiel qui prédomine dans le processus d'amélioration continue de la qualité. Comme le suggèrent des auteurs contemporains, l'appréciation par la clientèle est certes un aspect qui s'insère logiquement dans le modèle conceptuel de la qualité, puisqu'elle représente la voix des usagers à l'égard des soins et des services reçus en lien avec les résultats obtenus (Han, Connolly & Canbam, 2003; Draper et al., 2001; Labarère & François, 1999; Larrabee & Bolden, 2001; Morin, 1999). Ce modèle servira de référence par la suite à l'élaboration du cadre d'analyse qui sera utilisé pour décrire et porter un jugement sur la qualité de l'approche de soins adoptée.

2.1.2 Dimensions de la qualité sélectionnées pour cette étude

En général, dans le système de santé actuel, la qualité réfère à la capacité d'un organisme à livrer des soins et des services qui soutiennent l'atteinte des objectifs visés, compte tenu des spécifications préalablement déterminées et des ressources investies. Le défi majeur, souvent rapporté par les écrits recensés, est la propension populaire à interpréter globalement la qualité, pour l'ensemble des activités de l'organisation. Selon toute vraisemblance, la qualité vue dans sa globalité est un concept pluridimensionnel qui comporte une série d'associations complexes difficilement mesurables dans sa forme intégrale. Par conséquent, l'alternative proposée consiste à fragmenter le concept de qualité en ses qualités singulières, afin de tenter de mieux circonscrire ses états constitutifs. Ainsi, une définition plus précise et opérationnelle de la qualité découle de la reconnaissance, non pas d'une qualité globale, mais bien de ses qualités spécifiques et singulières que l'on identifie comme des dimensions de la qualité.

Haddad et ses collègues (1997) expliquent qu'il s'agit en quelque sorte de l'éclatement de la qualité globale en particules plus fines, pour ainsi en faciliter l'observation. Chaque dimension correspond à une portion de la réalité étudiée, une sorte de microqualité qui décrit une parcelle de l'ensemble de la qualité. Par conséquent, lorsque examinés individuellement, les dimensions constituent autant de sentinelles pouvant nous informer sur ce qui fonctionne bien et sur ce qui est défectueux. En fait, chaque dimension de la qualité se distingue par la description ciblée d'une relation particulière qui s'instaure entre les éléments fondamentaux du programme en place. Tel que vu précédemment, un programme comporte des éléments fondamentaux : les besoins de la clientèle qui dictent les objectifs visés ; les ressources déployées; les moyens mis en oeuvre; les résultats, l'appréciation de la clientèle et les ajustements proposés. Selon Bouchard et Plante (2002), il s'agit ici d'examiner la qualité globale sous un axe transversal par l'entremise des relations qui s'instaurent entre les divers éléments du programme. Ainsi, la *pertinence* peut servir à justifier la raison d'être d'un soin ou d'un service (Bouchard & Plante, 2002), comme l'*accessibilité* peut être considérée une dimension de la structure (Leprohon, 2000), alors

46

que la *continuité des soins* peut être associée au processus (CCASS, 2001), l'*impact* aux résultats (Rossi et al., 1999) et la *flexibilité* aux ajustements (Bouchard & Plante, 2002).

Depuis le début des années 1980, plusieurs auteurs décrivent la qualité des soins et des services de santé par l'intermédiaire de dimensions. Les relations possibles entre les différents éléments fondamentaux d'un programme sont nombreuses, puisque chaque élément peut également être subdivisé en sous-éléments, tout comme une dimension peut examiner la relation entre plusieurs aspects simultanément. Cette multiplicité des relations potentielles qui coexistent est en grande partie responsable de l'utilisation d'une terminologie très variée d'un auteur à l'autre. Pour mieux cerner les distinctions des différentes dimensions, Donabedian (1980) aborde la qualité des soins et des services en termes d'*optimalité*, d'*acceptabilité* et de *légitimité*, alors que Saucier et Brunelle (1995) s'expriment en termes de *productivité*, d'*accessibilité*, d'*équité* et de *performance*. Plusieurs dimensions de la qualité sont également examinées par le CCASS (2001), dont la *sécurité*, la *confidentialité*, la *bienveillance* ou la *communicabilité*, pour n'en citer quelques-uns. Pour leur part, Bouchard & Plante (2002) reconnaissent, entre autres, la *pertinence*, l'*à-propos*, la *cohérence*, le *rendement*, la *durabilité* et la *flexibilité* comme des éléments constitutifs de la qualité transversale. Autant de termes différents pour exprimer la pluralité des représentations de la qualité d'un objet de référence.

De plus, on observe que la quantité de dimensions identifiées varie considérablement d'un modèle à l'autre. Certains modèles préconisent quelques dimensions seulement (Posavac & Carey, 2003 ; Rossi et al., 1999), d'autres s'attardent à une dizaine de dimensions (Bouchard & Plante, 2000; Saucier & Brunelle, 1995), alors que certains s'intéressent à plus d'une vingtaine d'entre eux (CCASS, 2001; Pineault & Daveluy, 1995). En vérité, le degré de spécificité des liens particuliers qui sont examinés explique cette variation du nombre de dimensions de la qualité reconnues d'un modèle à l'autre.

Comme l'expliquent Pineault & Daveluy (1995), même si toutes les dimensions sont intéressantes et d'égale importance, puisqu'elles procurent une vision microscopique multifocale de la même réalité, certains d'entre elles sont plus populaires que d'autres.

D'ailleurs, Haddad et ses collègues (1997) rappellent que le choix des dimensions repose sur les positions idéologiques des principaux intéressés, ce qui explique que certains d'entre elles sont considérées comme implicites ou accessoires, alors que d'autres sont plus explicites et révélatrices de la qualité recherchée, comme c'est le cas de l'*efficacité*, de l'*impact* et de l'*efficience*. En fait, l'importance et la popularité croissante accordées à ces trois dimensions de la qualité justifient leur présence dans plusieurs modèles conceptuels de la qualité dans le domaine de l'éducation et des programmes sociaux, ainsi que ceux de la santé (Bouchard & Plante, 2000; Pineault & Daveluy, 1995; Posavac & Carey, 2003; Rossi et al., 1999 ; Saucier & Brunelle, 1995). Tout récemment, une nouvelle dimension de la qualité d'un programme en santé émerge des écrits recensés. De plus en plus, les discours convergent vers une utilisation optimale du capital humain impliqué dans le fonctionnement d'un programme en santé, afin d'assurer le succès du nouveau procédé implanté. En effet, on remarque un intérêt sans cesse grandissant à l'égard du rôle prédominant qu'exerce le potentiel humain dans la planification, l'organisation, l'exécution, l'évaluation et la bonification des programmes, afin d'assurer ses chances de réussite.

2.1.2.1 La synergie interdisciplinaire d'une approche de soins

Par l'entremise d'une culture du partage des connaissances, d'un travail en complémentarité et d'une pratique collaborative entre les différentes disciplines de la santé impliquées dans le procédé, on désire maximiser le potentiel synergétique interdisciplinaire, comme un moyen de canaliser les efforts individuels des acteurs concernés vers l'atteinte de buts collectifs, et ainsi, retirer le maximum des investissements. Roy et Sylvain (2004) expliquent que cette symbiose du potentiel énergétique entre les différents partenaires dans le soin se traduit par leur volonté à adhérer aux objectifs fixés collectivement, à travailler en équipe, à collaborer avec les autres membres impliqués et à faire oeuvre commune vers le succès du programme instauré. Voyer (2000) distingue la synergie « interdisciplinaire » du soin « multidisciplinaire » qui s'adresse plus spécifiquement aux tâches accomplies par les intervenants de différentes disciplines à l'intérieur du régime thérapeutique de soins, sans qu'il y ait nécessairement de relations établies entre elles.

La qualité singulière *synergie interdisciplinaire* émerge des écrits issus du domaine de la gestion des ressources humaines et de publications dans le domaine de la santé (Barrette & Carrière, 2003; Claridge, Parker & Cook, 2005; Kinsman & James, 2001; Pineault & Daveluy, 1995; Sierchio, 2003; Vandamme, Opdebeeck & Naert, 2006 ; Van Doren, Bowman, Landstrom & Graves, 2004). Cette dimension de la qualité regroupe les conditions organisationnelles et professionnelles propices liées au fonctionnement et au déroulement du procédé, afin d'obtenir les meilleurs résultats de soins et cliniques de santé bien-être possibles. Elle revêt une grande importance, compte tenu du rôle de soutien qu'elle occupe dans l'atteinte les buts visés. Ainsi, s'inspirant des arguments émis par Barrette et Carrière (2003), la présente étude propose définir la *synergie interdisciplinaire* comme *une force centripète qui concentre les efforts conjugués des pratiques individuelles des intervenants de la santé impliqués vers l'acquisition de résultats communs.* La synergie interdisciplinaire représente les liens qui unissent les conditions particulières instaurées en ressources humaines, et les moyens déployés (processus), aux résultats de soins. Plus spécifiquement, le concept de synergie interdisciplinaire s'intéresse au rôle que joue le capital humain dans ce qui doit être accompli, où, quand, comment et par qui, et ce, à toutes les étapes du continuum de soins de la personne soignée (Pineault & Daveluy, 1995). Le concept de *synergie interdisciplinaire* a été retenu comme l'un des quatre dimensions de la qualité à l'étude dans la présente recherche. On s'intéresse, entre autres, au respect des politiques établies, à l'application des procédures de soins prédéterminées, à l'harmonisation des services, à la collaboration interdisciplinaire et intersectorielle, à la coordination des activités thérapeutiques, aux comportements, de même qu'à la continuité des soins.

2.1.2.2 L'efficacité d'une approche de soins.

Un recul dans le temps permet de constater l'évolution sans cesse croissante de la notion d'efficacité au fil des ans. Sa contribution aux différents domaines d'activités, tant industriel, économique, politique, administratif et éducationnel, a largement contribué à son essor et à mieux circonscrire le phénomène. Dans le langage courant, on dit qu'un programme, un soin ou un service est efficace lorsque ce dernier répond aux attentes de la personne qui en fait l'usage. En vérité, l'abondance d'écrits qui discutent de l'efficacité et de l'intérêt marqué qu'on lui concède témoigne d'une réalité beaucoup plus difficile à saisir. En effet, dès les premières lectures, on remarque qu'une confusion persistante règne autour de la notion d'efficacité. Il semble exister autant de manières de conceptualiser et d'opérationnaliser le concept d'efficacité, qu'il y a d'études sur le sujet. Largement utilisée dans les études de performance à différents niveaux de gestion, son interprétation varie selon le point de vue adopté par l'observateur. Qu'il s'agisse d'efficacité stratégique, tactique, d'intervention, potentielle ou réelle (Pineault & Daveluy, 1995), d'efficacité interne ou externe (Saucier & Brunelle, 1995), qu'elle soit partielle, relative et globale (Rossi et al., 1999), ou structurelle, opérationnelle, systémique et spécifique (Gervais, 1996), toutes traduisent une relation plus ou moins complexe qui s'instaure entre les objectifs visés au départ par le programme et les finalités observées.

Encore aujourd'hui, les auteurs consultés s'entendent à dire qu'il n'existe aucune définition statique et unanime de l'*efficacité*, mais bien une concertation de la part des concepteurs et des évaluateurs, selon laquelle celle-ci réfère à *l'atteinte du niveau le plus élevé d'un ensemble prédéterminé d'objectifs* (Bouchard & Plante, 2000; Leprohon, 2000; Pineault & Daveluy, 1995; Rossi et al., 1999; Saucier & Brunelle, 1995). Deux éléments se conjuguent dans cet énoncé, soit la détermination des objectifs énoncés initialement et l'atteinte du niveau le plus élevé de ceux-ci. Aux dires de Drummond, O'Brien, Stoddart & Torrance (1998), le premier élément représente l'efficacité théorique (efficacy), telle qu'elle est décrite lors de sa conceptualisation et de son opérationnalisation, alors que le second se rapporte davantage à l'efficacité pratique (effectiveness), c'est-à-dire celle mesurée et observée lors de l'évaluation. Ainsi définie, l'efficacité est considérée comme un concept théorique, un construit, c'est-à-dire un phénomène abstrait ne pouvant être directement observé, qui prend forme à partir de représentations sous-jacentes énoncées dans les objectifs visés. Même si le nombre et la nature des différentes facettes à intégrer pour décrire le construit de l'efficacité sont loin d'atteindre le consensus au sein de la communauté scientifique, on s'entend pour dire que la notion d'efficacité strictement liée à l'atteinte des objectifs explicitement présentés au départ est insuffisante à déterminer à elle seule la qualité d'un programme, puisqu'elle ne représente qu'une vision partielle du portrait global de la qualité.

En santé, les études de l'efficacité les mieux connues et largement explorées sont certes celles liées aux résultats de santé et de bien-être de la clientèle soignée. En fait, l'*efficacité*, que l'on décrit comme *l'atteinte du niveau le plus élevé des objectifs cliniques prédéterminés de santé et de bien-être pour la clientèle ciblée ayant subi une hystérectomie*, met en évidence la relation qui s'instaure entre les manifestations observables de l'évolution de l'état de santé bien-être de la personne soignée et les objectifs cliniques déterminés préalablement pour cette population (Leprohon, 2000; Saucier & Brunelle, 1995). Dans le cadre de cette étude, l'*efficacité* du programme sera observée par l'entremise des manifestations du rétablissement postopératoire prévu à la suite d'une intervention chirurgicale telle que l'hystérectomie, comme la seconde dimension de la qualité. Plus spécifiquement, les manifestations examinées regroupent les signes et symptômes physiologiques, psychologiques et comportementaux de la personne soignée, qui témoignent de son adaptation postchirurgicale en prévision de son congé du centre hospitalier.

2.1.2.3 L'impact d'une approche de soins

Rossi et ses collègues (1999) décrivent l'impact comme étant les retombées du programme sur l'environnement dans lequel il prend place et évolue. L'environnement, auquel on se réfère ici est vaste, non délimité en tant que tel et peut représenter un lieu, un espace physique, comme un établissement de santé ou une unité de soins, ou être plus abstrait comme le climat de travail ou les relations interpersonnelles. Dans leurs travaux, Bouchard et Plante (2002) précisent davantage le concept d'*impact* comme étant *les effets attribuables au programme, mais non explicitement énoncés dans les objectifs du départ*. Ils expliquent que cette qualité spécifique réfère aux autres effets observables qui sont imputables au programme à l'étude, mais non prévus, c'est-à-dire des conséquences positives ou négatives non attendues de celui-ci, qui émergent de l'environnement physique, psychologique, social, organisationnel, relationnel ou politique pour n'en citer quelques-uns. Il s'agit donc de conséquences autres que celles clairement énoncées par les visés du programme à l'étude. Dans cette catégorie d'effets imprévus se retrouvent une grande variété de manifestations observables, aussi diversifiées les unes des autres. Le climat de confiance et de respect, l'assiduité au travail, la compétence professionnelle, la satisfaction au travail, l'appréciation des usagers et de leur famille, des travaillants, des gestionnaires ou des bailleurs de fonds, ne sont que quelques exemples de l'impact. Dans le contexte de la présente étude, on s'intéresse tout particulièrement à l'appréciation de la qualité par les femmes hystérectomisées.

L'appréciation de la qualité par la clientèle fit son apparition dans le domaine de la santé vers la fin des années 1960, au moment où la population réclamait le droit de parole, afin de faire connaître ses besoins en matière de soins et de services recherchés. C'est à l'époque où le mouvement de privatisation dans le secteur de la santé prit de l'ampleur au début des années 1980, principalement aux États-Unis et en Angleterre, que l'appréciation de la qualité par la personne soignée a connu un essor considérable (Labarère & François, 1999; Morin, 1999; Staniszewska & Laila, 1999). Comme le rapporte Liu & Wang (2007), on s'intéresse davantage à l'opinion de la personne soignée depuis que de plus en plus d'études témoignent de l'existence d'une relation positive entre le client satisfait et son implication dans la démarche de soins, sa participation au régime thérapeutique, de même que son rétablissement. Compte tenu de l'intérêt marqué que l'on accorde à l'appréciation de la qualité par la clientèle, on saisit mieux la place prépondérante qu'on lui concède dans les études de la qualité. Aux dires de Nascimento et Cousineau (2005), la meilleure façon de déterminer la qualité d'un programme est encore d'écouter attentivement ce que les usagers ont à dire sur ce sujet.

Draper et ses collègues (2001) définissent l'*appréciation de la qualité de la clientèle ciblée*, comme étant *le jugement que la personne soignée pose à l'égard des soins et des services reçus en réponse à ses besoins, pour lesquels des ressources ont été consenties et des moyens ont été mis en place pour atteindre les résultats escomptés.* L'appréciation de la clientèle visée représente la voix de la personne soignée à l'égard de la qualité telle qu'elle la perçoit. Il s'agit, avant tout, d'un jugement approximatif d'une vision subjective de l'individu. Divers auteurs consultés (Han et al., 2003; Liu &Wang, 2006; Rossi et al., 1999; Staniszewska & Laila, 1999) s'accordent pour dire que le jugement que la personne soignée pose à l'égard de ce qu'elle vit, subit et ressent, par rapport aux moyens (structure, ressources et processus) mis à sa disposition dans le but de rencontrer ses besoins, représente l'un des effets attribuables au programme ne figurant pas parmi les objectifs spécifiques visés au départ et qui relève de l'ordre de l'impact. L'impact du programme adopté constitue la troisième dimension de la qualité retenue dans cette recherche.

2.1.2.4 L'efficience d'une approche de soins

La nécessité d'améliorer la qualité des procédés n'est pas récente. Toutefois, ce besoin a connu un essor important dans le secteur de la santé avec le mouvement sociopolitique animé par le désir d'améliorer la santé de la population, au moment même où une importante crise des finances publiques et de la main-d'œuvre spécialisée menacent la survie de notre système de santé (Counte, 1998; Harrigan, 2000; JCAHO, 2003). Le message véhiculé est clair, il faut atteindre les meilleurs résultats possibles avec les moyens et les ressources dont nous disposons. Malgré l'émergence d'une littérature spécialisée sur le sujet, peu d'écrits se sont attardés à définir concrètement l'amélioration de la qualité, si ce n'est qu'on l'interprète, dans une grande majorité des cas, comme étant le rapport qualité-prix, c'est-à-dire le rapport entre les investissements alloués pour les avantages que l'on en retire. En effet, on peut constater la propension des experts, qui abordent le phénomène de l'amélioration de la qualité, à s'attarder au concept d'efficience («efficiency») de nouveaux procédés en santé, où l'on traduit l'obtention de meilleurs résultats (une réduction de la durée de séjour, une diminution de la quantité du matériel utilisé, des services plus rapides, une économie de temps, ...) en valeur monétaire (Bouchard et Plante, 1999; Coulmont, Roy & Fougeyrollas, 2003; Harrigan, 2000; Pineault & Daveluy, 1995; Posavac & Carey, 2003; Rossi et al., 1999; Saucier & Brunelle, 1995). L'incertitude qui persiste encore aujourd'hui autour de la conceptualisation et de l'opérationnalisation de l'efficience, nous incite à explorer davantage cette dimension de la qualité d'un programme en santé, qui suscite autant l'intérêt des instances gouvernementales et politiques que celui des administrateurs et des gestionnaires.

L'information tirée des écrits recensés soutient que la définition de l'efficience appliquée au domaine de la santé a considérablement évolué au cours des dernières années. Saucier et Brunelle (1995) définissent l'efficience comme étant *le rapport entre les moyens mis en œuvre et les résultats obtenus, alors que la comparaison entre les résultats actuels et ceux obtenus antérieurement témoignent d'une économie d'argent.* Ces auteurs soutiennent qu'il doit nécessairement y avoir un changement quelconque entre la première et la seconde collecte d'informations. Selon eux, il peut s'agir d'une comparaison entre deux procédés différents qui visent un but identique, ou encore, comparer le rendement d'un même programme qui a subi certaines modifications internes (structure, processus, moyens). Bouchard et Plante (2002) précisent davantage le concept d'efficience en indiquant qu'il s'agit du « *lien de conformité entre une économie des ressources réalisée et le degré d'atteinte des objectifs visés* » (p. 231). Selon ces derniers, pour qu'il y ait efficience, la comparaison qui survient à la suite du changement instauré, doit résulter en l'une ou l'autre des conditions suivantes : 1) l'obtention de meilleurs résultats en maintenant le même niveau d'investissement; 2) l'obtention de résultats similaires avec un niveau moindre d'investissement; ou encore, 3) l'obtention de meilleurs résultats avec un niveau d'investissement moindre.

Coulmont et ses collègues (2003) précisent quatre méthodes d'interprétation des avantages retirés en une valeur monétaire : a) le coût-minimisation; b) le coût-efficacité; c) le coût-utilité et d) le coût-bénéfice. La première méthode correspond à la seconde condition décrite par Bouchard et Plante (2002) et représente l'économie des ressources utilisées pour obtenir les mêmes résultats, la deuxième méthode concorde avec la première condition décrite par Bouchard et Plante (2002) et s'adresse particulièrement aux effets attendus (efficacité). Quand aux troisième et quatrième méthodes confrontent les coûts aux conséquences d'un programme, soit les retombées sociétales (impact). Cependant, comme le soulignent Rossi et ses coéquipiers (1999), soutenus par Coulmont et al. (2003), l'attribution d'une valeur monétaire à des résultats effectifs (efficacité), des avantages, des bénéfices ou à l'utilité d'un programme est un procédé complexe, qui nécessite un niveau élevé de connaissances, de compétences et d'expertise en gestion économique de programme en santé. Devant la complexité des approches méthodologiques proposées, il devient évident, et dans notre intérêt, de proposer une définition conceptuelle univoque du concept d'efficience utilisé dans le cadre de cette étude.

Puisque les effets recherchés varient considérablement d'une étude à l'autre, il a été impossible d'identifier une définition concertée de l'efficience, si ce n'est qu'elle se décrit en fonction d'un niveau toujours plus élevé des résultats (Gervais, 1999; Harrigan, 2000; Rossi et al., 1999). En l'absence d'une définition tangible et exclusive, l'auteure de la présente étude décrit l'*efficience* examinée dans de la présente étude, comme étant *les retombées favorables d'un ajustement apporté à l'approche de soins, démontrées par l'obtention de meilleurs résultats dans le temps, qui témoignent d'une efficacité toujours plus grande.* Dans cet énoncé, *un ajustement apporté à l'approche de soins* consiste en la mise en œuvre de stratégies jugées prioritaires, dans le but de faire évoluer favorablement la situation. Dans le cas présent, il s'agit de l'implantation d'une nouvelle ACO nommée *Suivi systématique de la clientèle hystérectomisée (SSCH)*. Ainsi, il est permis de prétendre que *l'obtention de meilleurs résultats dans le temps* réfère à des résultats d'un niveau constamment plus élevé, ce qui implique que les résultats actuels, qu'ils soient isolés ou combinés, surpassent continuellement ceux obtenus antérieurement (Harrigan, 2000). Cette définition sous-entend également que la qualité peut être associée à l'une ou l'autre des dimensions de la qualité examinées (synergie, efficacité, impact). C'est pourquoi l'on considère cette dimension du phénomène comme le baromètre de l'efficacité pratique, celui qui est sensible aux variations externes et internes et qui progresse au gré des expériences et des succès remportés avec le temps.

2.1.3 Cadre de référence proposé dans cette étude

La définition conceptuelle des dimensions présélectionnées de la qualité étant mieux éclairée, il est maintenant possible de voir comment les connaissances acquises s'insèrent au modèle de base présenté préalablement. Le cadre analytique proposé dans cette étude s'inspire d'une approche intégrative incorporée à une démarche d'amélioration continue de l'efficacité d'un programme. Ce cadre s'appuie sur les savoirs retracés dans la littérature recensée, de même que sur la reconnaissance des réflexions critiques et scientifiques contempraines, qui ont grandement influencé l'évolution de la notion d'efficacité jusqu'à ce jour.

La Figure 2.3 présente l'intégration des quatre dimensions de la qualité retenues au modèle de base élaboré initialement. Dans ce modèle, on reconnaît les principaux éléments constitutifs de la qualité d'un programme : les objectifs de soins qui découlent des besoins spécifiques de la clientèle, les moyens déployés (structure, ressources et processus), les résultats intermédiaires précurseurs des résultats cliniques et de production, l'appréciation de la clientèle, ainsi que les ajustements, élément du processus d'amélioration continue de la qualité.

Tel que discuté préalablement, la notion de qualité relie entre eux les différents éléments d'un programme sous une représentation intégrale et projette une image multidimensionnelle du phénomène. En effet, le cadre proposé met en lumière l'interdépendance simultanée de la synergie, de l'efficacité, de l'impact et de l'efficience dans le but de mieux circonscrire le construit de la qualité d'une approche de soins avec une plus grande précision et d'y apporter les rectifications nécessaires à son amélioration constante.

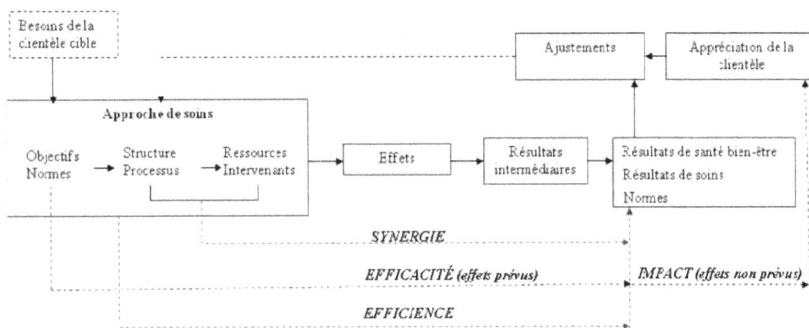

Les quatre dimensions de la qualité de l'approche de soins retenues dans cette étude.

Dans le schéma suivant figurent les boîtes : « Besoins de la clientèle cible », « Approche de soins » (contenant « Objectifs Normes », « Structure Processus », « Ressources Intervenants »), « Effets », « Résultats intermédiaires », « Résultats de santé bien-être / Résultats de soins / Normes », « Ajustements », « Appréciation de la clientèle », ainsi que les dimensions SYNERGIE, EFFICACITÉ (effets prévus), IMPACT (effets non prévus) et EFFICIENCE.

[1] Fusion et adaptation du *Modèle du système sociosanitaire* de Saucier et Brunele (1995, p. 9) et du modèle de *Mesure de la qualité* de Bouchard et Plante (2000), par France Chassé (2007).

Figure 2.3   Les quatre dimensions de la qualité de l'approche de soins retenues dans cette étude.

Dans ce schéma, on reconnaît la *synergie* comme étant la relation entre les éléments opérationnels du programme (ressources, structure et processus) et les résultats de production, plus précisément la relation entre le rôle de la composante humaine et les résultats de soins. Parallèlement, le lien qui s'établit entre les objectifs cliniques prédéterminés du départ (ou normes) et les résultats cliniques de santé et de bien-être de la clientèle se décrit comme l'*efficacité*. L'*impact*, quant à lui, représente la perception de la qualité selon le point de vue de la clientèle à l'égard des résultats obtenus en fonction des soins reçus et les services rendus. L'*efficience* complète la boucle, alors qu'elle représente une rétroaction des ajustements effectués à l'approche de soins, afin d'obtenir de meilleurs résultats de soins (synergie), cliniques de santé bien-être (efficacité), tout en maintenant un niveau élevé de satisfaction de la clientèle ciblée (impact).

Chaque dimension présentée dans ce modèle procure une image plus précise d'un angle particulier de la notion de la qualité de l'approche de soins adoptée. Ainsi, la *synergie* informe sur l'utilisation des ressources, la pratique professionnelle, la continuité des soins et la complémentarité des services. Pour sa part, l'*efficacité* renseigne sur l'évolution du recouvrement de l'état de santé à la suite d'une chirurgie, l'exactitude du diagnostic, la rapidité d'interventions, ainsi que la préparation, l'adaptation et la participation de la personne soignée au régime thérapeutique. L'*impact*, quant à lui, présente la vision de la personne soignée à l'égard de la disposition de l'organisation à combler les besoins spécifiques engendrés par la situation de soins. Quant à l'*efficience*, elle renseigne sur les capacités d'adaptation de l'organisation à répondre aux exigences dictées par la conjoncture socioéconomique et politique actuelle.

Quoique très intéressante et enrichissante, l'information ainsi disposée s'avère incomplète et plus ou moins utile lorsqu'il s'agit de distinguer ce qui fonctionne bien de ce qui fonctionne moins bien puisqu'elle fait abstraction de l'interaction entre les différentes dimensions de la qualité. Pour être en mesure de prodiguer les interventions fructueuses et de rectifier les défectuosités, il importe d'en repérer la provenance pour mieux comprendre leur influence sur les autres composants du programme. Par conséquent, ce n'est qu'au moment où l'on juxtapose les renseignements obtenus dans les différentes sphères d'activités que l'image se précise et que la notion de qualité prend sa véritable signification (Rossi et al., 1999). Ainsi, il sera alors possible de décrire les propriétés intrinsèques et extrinsèques du programme, en plus, d'identifier les éléments déficients jugés prioritaires qui deviendront les cibles éventuelles d'interventions correctives. Une vision macroscopique du phénomène aide à déterminer le secteur d'intervention, mais également à décider à quel niveau l'on doit agir pour redresser la situation. Dans ce schéma, la dimension dynamique et transitoire de la qualité est représentée par les lignes pointillées. L'orientation des flèches indique la direction de cette transition, en ce sens que la nature et l'intensité des relations observées entre les divers éléments du modèle se transforment perpétuellement dans le temps, entraînant du même coup le raffinement du procédé mis en place.

2.1.4 Opérationnalisation des dimensions de la qualité retenues

La plupart des définitions conceptuelles demeurent à un niveau d'abstraction trop élevé pour être facilement observées dans la réalité. C'est à partir de la définition conceptuelle que le chercheur précise la définition opérationnelle du concept. Selon Fortin,

Côté et Fillion (2006), opérationnaliser un concept consiste à le définir avec une telle précision, qu'il est possible de l'observer et de le quantifier sans ambiguïté dans une situation concrète. Toutefois, comme le souligne Leprohon (2000), il importe de se rappeler que les démonstrations empiriques sont le reflet des finalités recherchées sans toutefois en être la cible. Aux dires de Fortin et al. (2006), c'est au moment où le concept est défini de manière opérationnelle que ce dernier devient une variable à l'étude. Malgré de nombreux efforts, peu d'écrits ont été relevés permettant de documenter les moyens d'opérationnaliser simultanément les différentes dimensions de la qualité à l'intérieur d'un unique projet de recherche.

2.1.4.1 La synergie interdisciplinaire

La synergie interdisciplinaire représente la coalition des activités et des efforts des différents intervenants impliqués dans un programme vers l'atteinte d'un but commun. Elle symbolise le lien entre les résultats de production et les diverses composantes du programme (objectifs, structure, processus) effectuées par le capital humain. Les résultats de production constituent de précieux indices relatifs à la mise en œuvre, à l'implantation et au fonctionnement du nouveau procédé implanté. Puisque les résultats de production sont nombreux et diversifiés, une sélection parmi ceux-ci s'impose. La présente étude s'intéresse tout particulièrement aux résultats *directs* de production, c'est-à-dire aux activités thérapeutiques et aux interventions de soins qui engagent un contact direct entre les membres de l'équipe soignante et l'usager.

Aux dires de Ransom, Studdert, Dombrowski, Mello et Brennan (2003), soutenus par Miller et Nugent (2003), opérationnaliser le concept de synergie interdisciplinaire consiste, entre autres, à examiner les comportements adoptés par les membres de l'équipe d'intervenants concernés dans l'application du plan de soins prescrit pour la clientèle cible. Les gestes posés témoignent de leur fidélité et leur assiduité à se conformer aux politiques préétablies et à appliquer les procédures telles qu'énoncées par l'approche de soins nouvellement instaurée. Parmi les manifestations observables chez le personnel soignant, figurent les activités liées à la mise en oeuvre du régime thérapeutique, ainsi que l'utilisation des différents outils destinés à rendre compte de l'évolution de l'état de santé de la personne soignée. Les travaux récents effectués par Kinsman, James et Ham (2004), tout comme ceux de Van Doren et ses collègues (2004), ont grandement contribué à faire évoluer les connaissances en ce sens. Ces derniers se sont intéressés à un phénomène qu'ils ont identifié comme étant « Clinical Pathway Compliance ». Celui-ci consiste en l'usage documenté des actions cliniques et des interventions de soins effectuées par les divers intervenants impliqués dans l'exécution d'une approche de soins multidisciplinaires, destinée à une clientèle cible. L'étude corrélationnelle rétrospective auprès de clients souffrant de défaillance cardiaque menée par Van Doren et al. (2004) a permis d'identifier une relation positive entre le degré de conformité aux protocoles de soins par le personnel soignant et la quantité d'enseignement effectuée à la clientèle ($r = 0,32$ $p = 0,000$), ainsi qu'une relation négative avec la durée du séjour ($r = - 0,27$, $p = 0,000$) et le taux de réadmission ($r = -0,53$, $p = 0,000$). Le choix de ce phénomène a été retenu dans la présente étude, compte tenu de son importante contribution aux chances de réussite de la stratégie nouvellement implantée, traduit librement par la *Conformité aux protocoles de soins (CAP)* du personnel soignant à l'ACO.

Mieux connue comme étant la fidélité au traitement de la personne soignée à suivre les directives énoncées dans son régime thérapeutique, dans ce contexte-ci, la CAP réfère plutôt au degré de fidélité du personnel soignant à se conformer aux interventions thérapeutiques dictées par l'approche de soins nouvellement implantée. L'intérêt accordé à cette spécificité du phénomène est assez récent et n'a cessé de croître depuis l'émergence des démarches de soins multidisciplinaires des années 1990. Relativement peu documenté à ce jour, il ne semble exister aucune définition arrêtée du phénomène, mais plutôt un consensus d'idées parmi les auteurs contemporains (Hoffart & Cobb, 2002; Kinsman, 2004; Kinsman et al., 2004; Miller & Nugent, 2003; Ransom et al., 2003). Pour les fins de la présente étude, il y aura *CAP par le personnel soignant* lorsque *les membres de l'équipe d'intervenants concernés intègrent les agissements en conformité avec le régime thérapeutique dicté par l'ACO, démontrée par le nombre de sections des protocoles préopératoires et postopératoires complétées par ceux-ci durant le continuum de soins.*

60

Dans cet énoncé, *l'équipe d'intervenants* regroupe les membres du personnel médical et paramédical qui interviennent directement auprès de la clientèle ciblée durant l'expérience périopératoire. Il s'agit, entre autres, du chirurgien, de l'anesthésiste, des infirmières et infirmières auxiliaires, du thérapeute respiratoire, du psychologue et du travailleur social, ce qui exclut le personnel assigné à des services connexes, tels la pharmacie, le laboratoire ou l'imagerie médicale. *Agir en conformité* sous-entend que les gestes posés, les actions effectuées, les comportements adoptés et les interventions effectuées par le personnel soignant désigné, témoignent de leur engagement à se conformer aux politiques préétablies et à appliquer les procédures telles qu'énoncées dans l'approche concertée. *Le régime thérapeutique dicté* comprend les différentes composantes de la démarche de soins, dont le respect du parcours clinique, l'application des protocoles de soins multidisciplinaires préopératoires et postopératoires, l'enseignement à la clientèle ciblée et l'utilisation des différents outils développés (enseignement, ordonnances pré-imprimées et rapports de variation). Aux dires de Kinsman et ses collaborateurs (2004), ce phénomène s'observe principalement par l'usage documenté des protocoles d'interventions multidisciplinaires retrouvés au dossier clinique permanent de la personne soignée. Par conséquent, la CAP du personnel soignant se mesure par *la quantité de sections des protocoles préopératoires et postopératoires complétées* par les membres de l'équipe d'intervenants *durant le continuum de soins*. Comme l'expliquent Hoffart et Cobb (2002), la CAP par le personnel soignant surpasse la simple exécution des tâches à accomplir, puisqu'elle interpelle le jugement critique des professionnels, la pratique en collaboration et le travail en complémentarité de tous les intervenants dans l'application de la démarche en un milieu clinique ouvert. La *CAP par le personnel soignant* à l'approche de soins constitue une variable dépendante examinée dans la présente étude, qui servira à décrire la synergie de l'ACO nouvellement instaurée.

2.1.4.2 L'efficacité

L'efficacité, rappelons-le, réfère à *l'atteinte du niveau le plus élevé des objectifs cliniques*, qui se manifeste par les résultats de santé bien-être de la personne soignée. Dans ce cas-ci, les objectifs cliniques auxquels s'attarde cette étude découlent des besoins spécifiques imposés par la situation de soin, donc directement liés au rétablissement postopératoire de la femme hystérectomisée. De façon générale, on s'entend sur le fait que le rétablissement signifie le retour graduel à l'état de santé prévalant avant l'apparition du problème médical pour lequel la personne subit une intervention chirurgicale (Grenier & Levesque, 1982). Un retour graduel indique que la récupération poursuit une évolution constante. Elle débute dans les minutes qui suivent la fin de l'intervention chirurgicale et se conclut avec le recouvrement des capacités physiques, intellectuelles, mentales et sociales de la personne (Lewis, Heitkemper & Dirksen, 2004).

Deux conditions sont essentielles pour être en mesure d'observer le recouvrement à l'état de santé antérieur, soit la connaissance de la condition de santé de la personne soignée avant la chirurgie, pour ensuite pouvoir en vérifier l'analogie durant la période postopératoire. Il existe une variété de caractéristiques, toutes aussi intéressantes les unes des autres, aptes à décrire le rétablissement postopératoire de la personne soignée. Comme le mentionnent les divers auteurs consultés (Fanning & Andrews, 2001; Kraus & Fanning, 2000; Lewis et al., 2004; Moreira, 2000; Pearl, Valea, Fisher, Mahler & Chalas, 1998; Walsgrove, 2001), le rétablissement postopératoire est un phénomène pluridimensionnel dont les principales manifestations s'observent par la stabilisation des paramètres physiologiques (tension artérielle, pouls, respiration, température corporelle, hémoglobine et hématocrite), la restauration des différentes fonctions de l'organisme (digestives, urinaires, intestinales, respiratoires, etc.), la reprise des activités de vie quotidienne (manger, boire, éliminer, soins d'hygiène, se mobiliser, socialiser, etc.), le contrôle des malaises postopératoires (douleurs, nausées, céphalées, gaz intestinaux), pour en nommer quelques-uns.

Les différents auteurs consultés s'entendent pour dire que la convalescence à la suite d'une chirurgie gynécologique s'effectue à un rythme individuel, compte tenu des nombreux facteurs qui l'influencent, qu'ils soient d'origines personnelle, sociale et environnementale (Barnes, 2000; Guezo, 2003; Kimberly & Lee, 2001; Kjerulff, Langendberg, Rhodes & Guxinski, 2000; Lefebvre, Allaire, Jeffrey & Vilos, 2002; McKenzie & Grant, 2000; Parikh & Lesseps, 2000). Nul n'est en mesure de déterminer à quel moment précis le rétablissement complet est atteint. Cette impasse incite la responsable de cette étude à rechercher un point d'observation stable, constant et caractéristique à partir duquel le portrait clinique de la personne soignée révèle les indications d'un rétablissement postopératoire sur la voie de la guérison. Le moment jugé le plus opportun et révélateur est celui du congé, en raison des objectifs cliniques spécifiques que la clientèle doit atteindre pour être éligible à son congé du centre hospitalier (Barnes, 2000; Lefebvre et al., 2002; Lewis et al., 2004; McKenzie & Grant, 2000).

Les divers experts consultés considèrent qu'une période de trois jours est jugée adéquate pour permettre à la femme ayant subi une hystérectomie de récupérer et d'accéder à un niveau d'autonomie suffisamment élevé pour lui permettre un retour sécuritaire à domicile, d'assumer les soins liés à son état de santé, tout en assurant une convalescence favorable (Ellström, Ferraz-Nunes, Hahlin & Olsson, 1998; Fanning & Andrew, 2001; Lefebvre et al., 2002; Pearl et al., 1998; Van Den Eaden, Glasser, Mathias, Colwell, Pasta & Kunz, 1998; Weber, Walters, Schover, Church & Piedmonte, 1999). De façon empirique, la présente étude définit le *rétablissement postopératoire* de la clientèle ciblée comme étant *la femme hystérectomisée qui reçoit son congé la troisième journée postopératoire et dont le recouvrement de l'état de santé à la suite de la chirurgie ne nécessite aucune consultation subséquente dans les trente jours suivant le congé.* Recevoir son congé le troisième jour rend compte de l'atteinte des objectifs cliniques visés par l'approche de soins, alors que l'absence de consultation subséquente indique que la convalescence se poursuit favorablement vers une guérison complète. Le nombre de participantes qui répondent simultanément aux deux critères de cette définition du rétablissement postopératoire constitue l'indicateur *d'efficacité* de l'approche de soins adoptée. Le rétablissement postopératoire de la clientèle hystérectomisée représente une variable dépendante *descriptive de l'efficacité* de l'approche de soins, alors que le résultat enregistré chez les sujets ayant vécu l'approche classique servira à déterminer le seuil d'efficacité à atteindre par le résultat enregistré chez les participantes ayant expérimenté l'ACO. Ainsi, un résultat qui atteint un seuil d'efficacité similaire ou équivalent indiquera que l'ACO est aussi efficace que l'approche classique, alors qu'un résultat différent démontrera qu'une approche de soins est supérieure à l'autre. De plus, la variable du rétablissement postopératoire servira également à documenter le concept d'*efficience*.

2.1.4.3 L'impact

Tel que discuté précédemement, l'impact englobe les retombés du programme qui n'ont pas été prévues au départ. Dans cette catégorie d'effets imprévus se retrouvent une grande variété de manifestations observables, aussi diversifiées les unes des autres. Dans le contexte de la présente étude, l'impact se réfère plus spécifiquement à l'appréciation de la qualité par les femmes hystérectomisées.

La perception de la qualité repose essentiellement sur l'appréciation de la personne soignée des soins et des services reçus en relation avec les résultats obtenus. Dans la réalité, la personne soignée s'interroge à savoir si le programme a répondu à ses besoins. Par conséquent, on peut mieux saisir le raisonnement populaire selon lequel l'appréciation des soins et des services par la clientèle est, plus souvent qu'autrement, exprimée en termes de degré de satisfaction (Nascimento & Cousineau, 2005). Vu sous cet angle, la satisfaction se distingue du contentement qui représente l'état d'esprit dans lequel la personne se trouve en réponse à un désir souhaité. Par contre, le mécontentement est l'état d'une personne qui n'a pas ce qu'elle désire. Aux dires des auteurs consultés, la satisfaction de la clientèle est une notion pluridimensionnelle complexe à définir, ce qui rend sa mesure d'autant plus difficile (Larrabee & Bolden, 2001; Morin, 1999; Spooner, 2003). Même si la définition du concept de satisfaction n'a pas encore atteint le consensus parmi les théoriciens et les scientifiques, on lui concède certaines propriétés jugées essentielles à l'appréciation de la qualité dans les établissements de santé (Draper et al., 2001). Yellen et Davis (2001), tout comme Liu & Wang (2007), définissent la *satisfaction de la clientèle* comme étant *la congruence entre les attentes idéologiques de la personne soignée et la perception de ce qu'elles représentent dans la réalité.* Staniszewska et Laila (1999) précisent qu'il s'agit bien d'une réponse cognitive et d'une réaction émotive, a un processus évaluatif des interactions entre l'environnement, le processus et les résultats de l'expérience vécue.

Dans le cas présent, *la congruence* représente une relation d'équivalence entre ce qui est attendu et ce qui est perçu. Elle oppose les attentes de la clientèle aux soins et aux services dispensés par l'équipe d'intervenants. À cet égard, Staniszewska et Laila (1999) décrivent les *attentes idéologiques* comme l'anticipation de la clientèle du déroulement d'un évènement visant à répondre à leurs besoins spécifiques. Ces expectatives se forment à partir d'expériences antérieures, d'évènements similaires vécus par les proches et d'influences médiatiques. Les attentes constituent, en quelque sorte, le baromètre individuel responsable du degré attribué. Quatre grandes catégories d'attentes liées aux soins et aux services de santé émergent de la littérature consultée, soit la communication thérapeutique, les comportements thérapeutiques, l'environnement thérapeutique, et tout récemment, la contribution personnelle de l'individu aux résultats de soins (Drain & Clark, 2003; Draper et al., 2001; Ganey, 2002; Gutter & Marinaro, 2002; Larrabee & Bolden, 2001; Liu & Wang, 2007; Morin, 1999; Niles, Tarbox, Schults, Swartz, Wolf, Robb et al., 1996; Perla, 2002; Staniszewska & Laila, 1999). C'est à la jonction critique des quatre catégories d'attentes à l'intérieur du continuum de soins, plus précisément au moment où la personne soignée se sent la plus vulnérable, que se moulerait *sa perception* en rapport à ce qu'elle vit et ressent.

Plusieurs autres facteurs internes et externes peuvent influencer la satisfaction de la clientèle. Morin (1999) identifie certaines variables socio-économiques (l'âge, le sexe, le niveau d'éducation, le statut marital, la composition familiale), l'état de santé de la personne avant l'hospitalisation, ainsi que l'accessibilité des soins et des services. À cette liste, Liu & Wang (2007) ajoutent le statut de l'emploi et le mode de paiement, alors que Messner et Lewis (1996) indiquent le suivi thérapeutique, les mécanismes d'adaptation utilisés et le soutien social disponible. Effectivement, diverses études consultées démontrent l'influence de ces facteurs sur la perception de la qualité par la clientèle (Burroughs, Waterman, Cira, Desikan & Dunagan, 2001; Gonzalez-Valentin, Padin-Lopez & Ramon-Garrido, 2005; Han et al., 2003; Spooner, 2003; Uzun, 2001). Les exemples sont nombreux et tenter de les énumérer au complet serait une tâche qui dépasse le but visé par ce travail. Dans cette étude, la *satisfaction de la clientèle* est également une variable à l'étude utilisée dans la description de la perception de la qualité par la clientèle des deux modalités de l'approche de soins, l'une des retombées sociétales du concept de l'*impact*. Cette variable servira également à documenter l'*efficience*.

2.1.4.4 L'efficience

Sous sa forme la plus simple, améliorer signifie « rendre meilleur », ce que l'on associe au concept d'efficience. Il s'agit d'un verbe d'action synonyme de bonifier, de perfectionner et de raffiner pour le mieux. Son application implique deux actions : apporter des changements, puis comparer leurs conséquences à ce qui existait antérieurement (Harrigan, 2000). Toutefois, pour être en mesure d'apporter des modifications, il importe que la ou les personnes intéressées possèdent avant tout une bonne connaissance de la situation initiale. Par conséquent, comme le précisent les différents auteurs consultés (Bouchard & Plante, 2000; Coulmont et al., 2003; Drummond et al., 1998; Pineault & Daveluy, 1995; Rossi et al., 1999; Saucier & Brunelle, 1995), pour être en mesure de se prononcer sur l'efficience d'un procédé il importe de satisfaire à certaines exigences. Quatre conditions essentielles ont été identifiées dans les écrits recensés. D'abord, il est nécessaire que l'efficacité ait été démontrée préalablement et que son niveau initial soit déterminé, afin de jeter les balises qui serviront à la comparaison (Bouchard & Plante, 2000). Deuxièmement, il importe d'identifier les changements les plus susceptibles de contribuer à améliorer la situation, puis de les mettre en action (Saucier & Brunelle, 1995; Rossi et al., 1999). Troisièmement, les conséquences des modifications apportées doivent être favorables, c'est-à-dire que les progressions observées s'orientent dans la direction désirée (Coulmont et al., 2003; Pineault & Daveluy, 1995). En dernier lieu, il faut que les conséquences observées démontrent une évolution de la situation vers le mieux (Harrigan, 2000; Leprohon, 2000). Ainsi, la coexistence des deux dernières conditions élimine instantanément les situations dites stagnantes, c'est-à-dire celles qui demeurent inchangées, de même que celles qui régressent, en présentant une performance moindre que l'antécédente.

Dans la présente étude, la démonstration de l'efficience réside dans la capacité à satisfaire aux conditions énoncées préalablement. Tout d'abord, le résultat du rétablissement postopératoire observé chez les participantes ayant vécu l'ACL est déterminé et constitue le niveau d'efficacité initial qui sera utilisé lors de la comparaison. Par la suite, les changements proposés sont introduits lors de la mise oeuvre de l'ACO, comme moyen de favoriser le rétablissement postopératoire de la femme hystérectomisée, ce qui concorde à la seconde condition présentée précédemment. Ensuite, la comparaison du résultat entre le rétablissement postopératoire enregistré chez les participantes ayant expérimenté l'ACO et celui obtenu initialement chez les sujets ayant vécu l'ACL est, à tout le moins, équivalent sinon mieux, ce qui confirme que les effets observés sont favorables et orientés dans la même direction. Puis finalement, il importe de démontrer que le résultat actuel du rétablissement postopératoire chez les femmes ayant expérimenté l'ACO surpasse le résultat précédent, ce qui témoigne qu'un plus grand nombre de femmes hystérectomisées se soient rétablies adéquatement.

En absence d'une définition empirique concertée du concept, l'auteure de cette étude propose de définir l'*efficience* comme étant *un écart favorable entre les résultats actuels de santé et de bien-être (rétablissement postopératoire) et ceux obtenus antérieurement et jugés efficaces, écart que l'on peut transformer en pourcentage d'amélioration, et ce, en autant que l'investissement consenti (argent ou autre forme) demeure constant.* Cette définition retient les savoirs retracés dans la littérature, selon lesquels *un écart favorable* signifie que le résultat actuel surpasse le résultat précédent dans le sens que la situation observée progresse vers le mieux (Arbour, 2003; Davis, 2001; Gordon, Jones, Goshman, Foley & Bland, 2000; Leprohon, 2000; Ramsey, Ormsby & Marsh, 2001). Comme le rapporte Harrigan (2000), le surpassement d'un résultat s'interprète toujours en fonction de l'effet optimal recherché, pouvant être traduit en un *pourcentage d'amélioration*. Par exemple, une réduction du taux de réadmission, tout comme une augmentation du nombre de personnes qui quittent l'hôpital au moment désigné sont considérées comme étant une variation favorable. Par conséquent, plus l'écart entre les résultats orientés dans le sens désiré est grand, plus l'amélioration est jugée substantielle. Dans cet énoncé, *les résultats* dont il est question sont ceux liés au rétablissement postopératoire. La comparaison des résultats *actuels* à *ceux obtenus antérieurement* se situe sur le continuum temporel de l'efficacité et le centre d'intérêt du concept d'efficience. Toutefois, si les démonstrations de meilleurs résultats (efficacité) servent à déterminer la présence ou l'absence d'efficience lorsque les investissements sont stables, la perception de la qualité par la clientèle (impact), quant à elle, servira de sentinelle, afin de s'assurer que l'atteinte de l'efficience n'affecte pas le niveau de satisfaction de la clientèle.

La Figure 2.4 illustre l'intégration des trois variables dépendantes à l'étude au modèle élaboré jusqu'à maintenant, selon leur disposition à décrire une dimension particulière de la qualité de l'approche de soins expérimentée. Dans ce modèle, on reconnaît les cinq principaux éléments constitutifs de la qualité d'une approche de soins reliés entre eux par les quatre dimensions de la qualité retenues pour le besoin de cette étude. Ainsi, la *CAP du personnel soignant* servira à décrire le concept de synergie, alors que le *rétablissement postopératoire* servira à documenter l'efficacité et la *satisfaction de la clientèle* à mieux circonscrire l'impact de l'approche de soins . Dans le cadre de cette recherche, le rétablissement postopératoire et la satisfaction de la clientèle serviront à la comparaison des résultats pour déterminer l'existence ou l'absence de l'efficience.

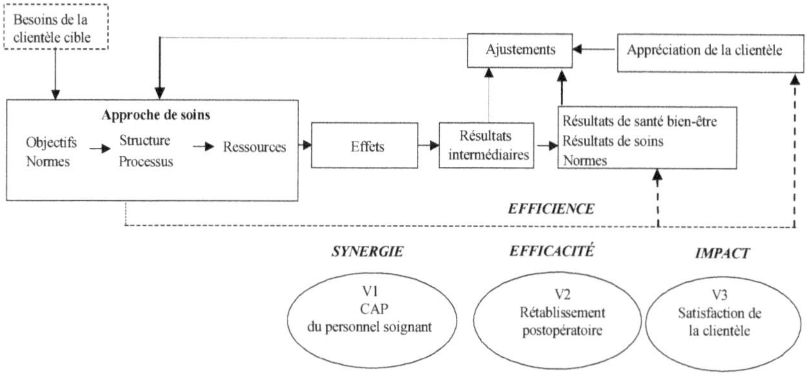

[1] Fusion et adaptation du *Modèle du système sociosanitaire* de Saucier et Brunelle (1995, p. 19) et du modèle *Mesure de la qualité* de Bouchard et Plante (2000) par France Chassé (2007).

Figure 2.4 Opérationnalisation des dimensions de la qualité de l'approche de soins

2.1.5 Mesure de la qualité

A priori, on reconnaît que mesurer correspond à comptabiliser une valeur numérique fondée sur un étalon prédéterminé à l'avance, un objet, un évènement ou une observation. Selon Hopkins (1998), le but visé par cet exercice est de quantifier, afin de mieux circonscrire et ainsi, différencier le phénomène observé d'un concept à l'autre. Un recul dans le temps nous a permis de constater qu'à la fin du 19ᵉ siècle, beaucoup de gens croyaient que le fait de mesurer était synonyme d'évaluer. Cependant, on peut noter qu'au début des années 1930, les travaux de Tyler ont permis de distinguer ces deux concepts. Désormais, on associe l'action de mesurer à la quantification (numérisation) du phénomène à l'étude, alors que celle d'évaluer consiste à porter un jugement sur sa valeur et son mérite.

La capacité de décrire le phénomène par l'entremise d'une mesure et d'en interpréter les résultats fait dorénavant partie des responsabilités des personnes impliquées dans la conception, la planification, l'implantation, la gestion et l'évaluation d'un procédé, d'un service ou d'une organisation. Plante définit l'action de mesurer par « *l'attribution d'une quantité quelconque à un phénomène observé, à partir d'une règle d'attribution déterminée à priori* » (1994 : cité dans Bouchard et Plante, 2000, p. 11). Cette définition rejoint l'opinion des divers chercheurs contemporains consultés, tant dans le domaine de la santé que ceux de l'éducation, la psychologie, l'économie et la sociologie (Drummond et al., 1998; Hopkins, 1998; Munro, 2001; Rossi et al., 1999; Vallerand & Hess, 2000). Dans son application la plus répandue, une quantité réfère à une réalité numérique, c'est-à-dire comptabilisable, appartenant à une échelle quelconque, tels les centimètres, les minutes, la monnaie ou les grammes, mais peut également prendre la forme de catégories, d'un rang ou d'une proportion (Vallerand & Hess, 2000). Ainsi, on peut utiliser les années pour définir l'âge, les degrés pour décrire la température ou encore le nombre de jours pour déterminer la durée d'une hospitalisation.

Le choix d'une technique ou d'une procédure de mesure est assujetti à la nature de l'objet, aux caractéristiques que l'on désire mesurer et au degré de précision recherché. Certains phénomènes sont directement observables et ainsi, peuvent se mesurer par l'entremise de nos sens comme la respiration et le pouls. Contrairement à la croyance populaire, Fortin et ses collègues (2006) rapportent que dans les faits, les mesures directes sont peu communes. En vérité, l'une des composantes majeures de la mesure est sans nul doute l'instrumentation utilisée pour la mise en forme des données collectées, lorsque celles-ci ne peuvent être observées. Par ailleurs, on remarque que dans la plupart des situations, les chercheurs ont recours à des instruments élaborés à partir d'un étalon prédéterminé, comme le thermomètre, la pesée, le chronomètre, la règle à mesurer ou le sphygmomanomètre pour la mise en forme de l'information. Comme le soulignent Vallerand et Hess (2000), l'usage d'un instrument de mesure permet d'assurer que l'attribution d'une valeur demeure constante d'une observation, d'un objet ou d'un sujet à l'autre dans des conditions équivalentes.

Le degré de précision recherché est également un élément important à considérer dans le choix d'une technique de mesure. Les divers auteurs sollicités adhèrent à la théorie de Stevens (Fortin et al., 2006, Vallerand & Hess, 2000) et reconnaissent quatre niveaux de mesure des caractéristiques, des évènements ou des objets, soit : 1) nominal; 2) ordinal; 3) à intervalles égaux et 4) de rapports ou de proportions (Fortin et al., 2006; Munro, 2001; Polit & Hungler, 1995; Vallerand & Hess, 2000). Comme le soutient Hopkins (1998), le niveau de précision ciblé est directement lié aux buts poursuivis par l'étude dans laquelle s'inscrit cette mesure. Le choix de la technique de précision est très sérieux, puisqu'il a un impact sur la façon de répondre aux questions que le chercheur se pose et de confirmer ou de rejeter les hypothèses de recherche.

Sachant que la technique de mesure adoptée conditionne le choix des opérations mathématiques, ces dernières guident indéniablement la manière de traiter les informations recueillies. Cependant, le traitement des données amassées par l'entremise d'une échelle ordinale soulève encore la controverse parmi les scientifiques (Fortin et al., 2006; Lipsey & Cordray, 2000; Rossi et al., 1999). Puisque l'intervalle entre les rangs est inconnu dans la mesure ordinale, les opérations mathématiques possibles sont limitées et de ce fait, les conformistes sont d'avis que les données recueillies ne peuvent être traitées que par des méthodes non paramétriques. À l'opposé, les pragmatistes postulent l'existence d'un continuum sous-jacent d'intervalles dans cette mesure et, de ce fait, la capacité de produire des scores et de calculer une moyenne, justifiant l'utilisation de procédés statistiques paramétriques plus poussés. Par ailleurs, cette école de pensée apparaît prédominante actuellement dans divers secteurs de recherche, notamment en psychologie, en sociologie, en éducation et en santé (Hopkins, 1998; Lipsey & Cordray, 2000; Munro, 2001; Vallerand & Hess, 2000).

Comme le soulignent Saucier & Brunelle (1995), toutes les variables ne peuvent être définies selon une unité de mesure précise. Compte tenu de leur caractère abstrait, l'attitude, la souffrance, la douleur, l'adaptation ou l'anxiété sont des exemples de construits difficilement observables et mesurables. Pour contourner cette difficulté, les scientifiques réfèrent habituellement aux manifestations objectives et subjectives, afin de mieux circonscrire le phénomène d'intérêt. L'usage d'indicateurs pour décrire certains phénomènes difficilement observables est une pratique courante en santé.

Comme le terme le précise, un indicateur sert à fournir une indication, c'est-à-dire à procurer une information significative, plus ou moins complète du phénomène observé. Brunelle & Saucier définissent l'indicateur comme « *une opération empirique effectuée à l'aide d'un ou de plusieurs instruments de mise en forme de l'information.* » (Brunelle & Saucier, 1999, p. 3). Il s'agit d'une mesure indirecte du phénomène observé, dont les valeurs numériques sont utilisées comme points de repère dans l'appréciation de l'état d'un phénomène difficilement quantifiable, comme c'est le cas de la conformité du personnel soignant, du rétablissement et de la satisfaction de la clientèle. Il se distingue d'un descripteur qui est une mesure directe du phénomène, comme le taux de réadmission ou la durée de séjour, par exemple. Chang, Lee et Yeh (2003) précisent qu'un indicateur clinique est un fait que l'on peut mesurer directement pour témoigner d'une dimension de la qualité des soins et des services dispensés à une clientèle cible. Pour alléger le texte, l'utilisation du terme *indicateur* inclut également celui de *descripteur*.

Les indicateurs sont choisis en fonction de leur capacité à rendre compte de l'état d'un objet de référence ou de l'une de ses dimensions. Les écrits consultés témoignent de deux idéologies paradoxales concernant l'usage d'indicateurs. D'un côté, on retrouve les auteurs qui incitent les examinateurs à utiliser des indicateurs communs, permettant ainsi de comparer les résultats d'un établissement à l'autre (CCASS, 2001; Chang et al., 2003; Harrigan, 2000; JCAHO, 2003). De l'autre côté, on retrouve les auteurs qui favorisent le développement et l'utilisation d'indicateurs spécifiques, élaborés par l'établissement uniquement, afin de permettre un meilleur suivi et une plus grande autonomie organisationnelle à l'intérieur du processus d'amélioration continue des performances (De Luc, 2000b; Lewis, 2000; Pritts et al., 1999; Pronovost et al., 2004).

Les écrits consultés révèlent l'existence de nombreux répertoires d'indicateurs publiés par les diverses instances gouvernementales (Brunelle & Saucier, 1999; Harrigan, 2000; Ministère de la Santé et du Mieux-Être du NB, 2002), les agences d'accréditation (Bouchard & Plante, 2002; CCASS, 2001; JCAHO, 2003) et les associations professionnelles (AIIC, 2002; AIINB, 1998; Johnson & Maas, 2000). Les énumérer au complet serait un travail laborieux, qui dépasse les besoins de la présente étude. Par conséquent, nous nous limiterons à identifier certains indicateurs les plus populaires associés à la mesure de la synergie, l'efficacité et l'impact, plus précisément la conformité du personnel soignant, le rétablissement postopératoire et la satisfaction de la clientèle.

Comme l'expliquent Pronovost et ses collègues (2004), les indicateurs de résultats de production nous informent sur les retombées organisationnelles, opérationnelles et professionnelles, à la suite de l'implantation d'un nouveau procédé. Le temps d'attente, le nombre de personnes sur la liste d'attente, les compétences professionnelles, la satisfaction au travail, la formation continue sont autant d'exemples d'indicateurs contenus dans cette catégorie. L'exactitude du diagnostic médical, le délai d'intervention, les interventions de soins et la réponse aux demandes du client et la durée de séjour sont des indicateurs couramment utilisés pour décrire la conformité du personnel soignant. Les indicateurs de santé bien-être nous renseignent sur l'évolution de l'état de santé de la clientèle tout au long du continuum de soins. Ces indicateurs sont, entre autres, les paramètres physiologiques, le fonctionnement corporel, la mobilité, le niveau d'autonomie, la gestion des malaises, la qualité de vie, la participation dans les soins, la résolution de problèmes, l'acquisition de nouvelles connaissances ou d'habiletés d'autosoins. Quant à la perception de la qualité par la clientèle, la revue des écrits réalisée par Larrabee et Bolden (2001), tout comme celle effectuée par Labarère et François (1999), révèlent l'existence d'une quarantaine d'instruments de mesure de la satisfaction de la clientèle liés à la qualité des soins et des services reçus. Certains procédés de passation sont longs, complexes et coûteux, alors que d'autres sont plus rudimentaires et économiques.

Plusieurs autres indicateurs sont accessibles, notamment ceux qui servent à surveiller la santé de la population, soit les sentinelles de la qualité des soins et services prodigués, comme le taux de mortalité, le taux de morbidité, les complications, les erreurs, les incidents, les plaintes, les infections, les retours à l'urgence et les réadmissions imprévues. Puisqu'un indicateur ne mesure qu'une parcelle plus ou moins circonscrite de la réalité, il peut s'avérer nécessaire de retenir plusieurs indicateurs, afin de compléter le tableau avec une plus grande précision. Toutefois, un bon indicateur peut contribuer à clarifier plus d'un phénomène. Tous les indicateurs énumérés précédemment peuvent être observés et surveillés à maintes reprises dans le temps, afin de procurer une importante source d'informations factuelles, qui guide la prise décisionnelle et l'amélioration continuelle des performances. Comme l'explique Leprohon (2000), le recours à un ou plusieurs indicateurs dépend de la nature de l'étude, du degré de précision recherché, du financement disponible et de l'expertise retenue.

Parmi les exigences d'une bonne mesure figurent deux caractéristiques essentielles. Il s'agit bien des qualités d'un bon indicateur dont il est question ici. Pronovos et al. (2004) signalent que certaines qualités sont essentielles afin d'assurer la crédibilité des résultats qui serviront à des fins évaluatives. La validité et la fidélité d'un instrument représentent les qualités les plus recherchées par les chercheurs et largement documentées par les écrits. La *validité* d'une mesure réfère à la capacité de l'instrument à mesurer réellement ce qu'il prétend mesurer, soit la pertinence du contenu pour décrire le phénomène observé. Cette qualité est recherchée puisqu'elle permet d'effectuer des inférences à partir des résultats obtenus. Les diverses méthodes les plus couramment utilisées pour démontrer la validité d'une mesure sont la validité de contenu, de construit et de critère. Alors que la validité de contenu assure les fondements théoriques de la mesure à partir des savoirs répertoriés dans les écrits, des conseils d'experts et du vécu, la validité de construit repose sur la démonstration de corrélations positives (validité convergente) avec une mesure similaire et de corrélations négatives (validité discriminante) avec une mesure divergente. La validité de critère, quant à elle, porte sur le caractère prédictif de la mesure, c'est-à-dire sa capacité à prédire l'apparition d'un évènement ou l'avènement d'un comportement.

Le but poursuivi par l'utilisation d'une mesure à la mise en forme de l'information est de minimiser le risque d'erreurs et la subjectivité au moment de l'observation. S'inspirant d'une démarche logique, plus la mesure est stable et constante, moins il y a de risque de faire des erreurs, plus le score observé s'approche du score véritable, plus l'estimation est précise. Dans le langage courant, la *fidélité* d'un instrument symbolise le degré de cohérence et de précision de la mesure d'un phénomène lorsque celle-ci est répétée. Il existe diverses façons pour vérifier la fidélité d'une mesure. Les trois méthodes les plus utilisées sont la stabilité, l'équivalence et la consistance interne. Alors que la technique de la stabilité représente une corrélation élevée entre les scores obtenus par une mesure répétée dans le temps à un même groupe de sujets, celle de l'équivalence implique une passation de deux versions équivalentes de la même mesure à un groupe d'individus. La consistance interne, quant à elle, s'attarde au degré d'homogénéité des énoncés entre eux (corrélation entre les items) et de même que celui entre les items et le score total (corrélation item-total). Encore là, plus l'indice de fidélité est élevé et s'approche d'une relation parfaite positive (1) ou négative (-1), plus la mesure est précise, moins il y a de risque de surestimer ou de sous-estimer le score observé.

La fidélité et la validité sont des propriétés essentielles qui caractérisent la qualité d'une bonne mesure. Or, même si l'on a discuté de chacune d'entre elles séparément dans le texte précédent, Fortin et ses collègues (2006) soulignent qu'elles ne peuvent être dissociées l'une de l'autre à l'intérieur d'une démarche scientifique. Il est faux de croire que l'existence de l'une de ces conditions assure simultanément la présence de l'autre. Dans les faits, une mesure peut être fidèle sans toutefois être valide à l'observation du phénomène ciblé, tout comme celle-ci peut être parfaitement désignée dans l'étude d'un phénomène particulier et démontrer des signes d'instabilité dans le temps. Par conséquent, la mesure doit répondre simultanément aux conditions de fidélité et de validité, afin de prétendre à l'authenticité et à la crédibilité des résultats sur lesquels reposera la réponse aux questions ou aux hypothèses de recherche soulevées.

Un bon indicateur ne se limite pas uniquement à être fidèle et valide. Aux dires de Lipsey et Cordray (2000), la plus grande difficulté retracée dans la littérature réside dans la capacité à identifier les indicateurs appropriés et pertinents, qui procureront une information précise et transparente de la réalité. En effet, Chang et ses collègues (2003) sont d'avis qu'un bon indicateur doit également être suffisamment *sensible* à détecter les variations, aussi minimes soient-elles; être *spécifique* et assister l'équipe à se procurer l'information pour répondre aux questions ciblées; être *robuste*, c'est-à-dire résister à l'utilisation que l'on en fait, et enfin, être *durable* et s'échelonner dans le temps. À ceux-ci, Brunelle & Saucier ajoutent être *pertinent*, afin de répondre à une préoccupation; être *convivial*, donc être assez simple et facile à utiliser; être à un *coût abordable*, c'est-à-dire représenter un niveau d'investissement acceptable par l'organisation qui en fait l'usage. Selon ces derniers, «*les qualités d'un indicateur sont largement tributaires de la qualité des données [...]. Si l'on accepte que la qualité des données puisse évoluer et qu'une situation observée puisse également changer, alors on peut prêter une dimension évolutive aux qualités d'un indicateur*» (1999, p. 19).

Les indicateurs témoignent des manifestations du phénomène d'intérêt, qui nous procurent les informations tangibles sur lesquelles s'appuie la détermination de l'atteinte des objectifs ciblés. Pour cette raison, les indicateurs ne doivent en aucun cas être considérés comme des objectifs en soi, voire même figurer dans la formulation de l'objectif à atteindre. Cette mise en garde est documentée et soutenue par plusieurs auteurs (Leprohon, 2002; Lipsey & Cordray, 2000; Rossi et al. 1999; Skinner, 2002). Ces derniers sont unanimes à dénoncer cette pratique comme étant un risque très élevé de biaiser les résultats en faveur des résultats recherchés.

2.1.6 Évaluation de la qualité

Tout comme les événements historiques le rapportent, la réponse à la question « *Qu'est-ce que l'évaluation?* » a considérablement évolué avec le temps. Comme le soulignent les experts, il existe presqu'autant de définitions du terme *évaluation*, qu'il y a de théoriciens dans le domaine, de concepteurs de modèles et de professionnels qui les utilisent dans leur domaine respectif de pratique (Chelimsky & Shadish, 1997; Madaus & Kellaghan, 2000; Posavac & Carey, 2003; Stufflebeam, 2000). Cependant, même s'ils ne sont pas tous unanimes, la plupart d'entre eux s'entendent pour affirmer que l'évaluation consiste, *par l'entremise d'une démarche systématique, à déterminer la valeur et le mérite de l'objet à l'étude, dans le but de porter un jugement.*

Cet énoncé insiste sur le fait que l'évaluation s'inscrit dans une *démarche systématique,* ce qui sous-entend qu'elle est formelle, c'est-à-dire planifiée, structurée, organisée, dirigée et documentée, ce qui élimine en soi la démarche dite informelle. Ainsi définie, *déterminer la valeur* d'un objet fait référence aux qualités destinées à l'atteinte d'un but visé (Guba & Lincoln, 1989). Il s'agit de la valeur extrinsèque de l'objet examiné, soit celle reliée au contexte, alors que *le mérite* d'un objet est démontré par ses qualités intrinsèques (Madaus & Kellaghan, 2000). Il correspond au degré de conformité entre les diverses composantes de l'objet à l'étude. *Porter un jugement* sur les qualités intrinsèque et extrinsèque du programme représente l'ultime visée de l'évaluation. Par conséquent, il importe de préciser que le programme auquel nous nous intéressons dans le cadre de la présente étude prend la forme d'une approche de soins et de services de santé. Pour être en mesure d'évaluer la qualité d'une approche de soins et de services, il importe de préciser ses principales constituantes.

Compte tenu de l'éventail des possibilités, les secteurs de l'éducation et de la santé ont été les principaux domaines consultés. À la lumière des lectures effectuées sur le sujet et pour le besoin de la présente étude, la chercheuse principale définit l'*approche de soins* de santé comme *une démarche planifiée de soins et de services, justifiée par la satisfaction des besoins de la clientèle ciblée, composée d'objectifs et de moyens pour lesquels sont consenties des ressources, visant des résultats spécifiques tout au long du continuum de soins et placée sous la tutelle d'une personne d'autorité.* Cet énoncé comporte les éléments jugés essentiels et pertinents qui rejoignent l'opinion des nombreux experts dans le secteur de l'évaluation de programme (Bouchard & Plante, 2000; Desrosiers, 1998; Pineault & Daveluy, 1995; Posavac & Carey, 2003; Rossi et al., 1999; Saucier & Brunelle, 1995; Stufflebeam, Madaus & Kellagham, 2000).

Ainsi définie, une *démarche structurée* sous-entend que chaque composante du régime thérapeutique (les tests diagnostiques, l'enseignement, les interventions et les activités) est prévue en fonction des besoins de la clientèle et ce, à toutes les étapes du parcours clinique, de la visite préadmission jusqu'au retour à la maison. *La satisfaction des besoins de la clientèle* réfère au degré de congruence entre les attentes inhérentes à la situation de soins et la perception par la clientèle de ce qui a été obtenu (Messner & Lewis, 1996), dont l'insatisfaction représente le niveau minimal de congruence. Dans sa forme la plus simple, le *besoin* constitue un manque de ce qui est considéré comme essentiel à la personne pour poursuivre son existence, par opposition au désir, qui est besoin sans cesse reformulé dans l'esprit de la personne. Dans le cas présent, il s'agit des besoins de la clientèle de la personne devant subir une chirurgie. Rappelons que les *objectifs* réfèrent à l'ensemble des visées organisationnelles, opérationnelles et de santé bien-être de la clientèle, alors que les *moyens* comprennent les politiques et les stratégies organisationnelles, ainsi que les actions et les interventions thérapeutiques venues soutenir l'atteinte des finalités escomptées. Quant aux *ressources consenties*, Leprohon (2000) explique qu'elles sont directement liées au fonctionnement et sont de nature humaine, matérielle et financière. À cet égard, Saucier & Brunelle (1995) précisent que les ressources investies reflètent les réalités du milieu et s'ajustent en fonction des limites et des contraintes imposées par le contexte dans lequel le programme évolue. Cette définition précise également que le but ultime vise l'obtention de *résultats spécifiques*. Ces derniers représentent les finalités recherchées d'origine interne et externe, dictés par l'ensemble de l'expérience périopératoire de la clientèle, comme le spécifie l'expression *tout au long du continuum de soins.* Pour leur part, Bouchard & Plante (2000) insistent sur l'importance de placer le procédé sous la responsabilité d'une *personne d'autorité* qui possède le pouvoir décisionnel quant au suivi, à la direction, à l'évaluation et à l'amélioration dudit procédé.

On reconnaît aujourd'hui l'importance d'examiner l'effet de nos interventions, tout comme le besoin de parfaire constamment la performance de celles-ci. L'évaluation est l'étape initiale de tout processus d'amélioration d'un procédé. Non seulement détermine-t-elle l'état de la situation actuelle, mais elle dévoile également les lacunes qui nécessitent une correction. Pour exploiter tout son potentiel, l'évaluation doit prendre une allure formative dans laquelle la rétroaction alimente le processus d'amélioration de la qualité vers de meilleurs résultats. Connaissant mieux ce que représente l'évaluation d'un programme, il y a lieu de s'interroger sur les éléments qui distinguent sa composante formative. Les différents auteurs consultés s'entendent à définir l'*évaluation formative de programme* comme *diverses activités évaluatives répétées à des intervalles réguliers de façon continue, où les gens d'autorité utilisent les informations recueillies à toutes les étapes comme éléments de comparaison pour juger l'effet des modifications apportées, dans le but de guider l'amélioration constante du programme dans son ensemble ou l'une de ses composantes* (Chelimsky & Shadish, 1997; Harrigan, 2000; Pineault & Daveluy, 1995; Pronovost et al., 2004; Rossi et al., 1999).

Cet énoncé comporte plusieurs éléments clés, qui méritent d'être précisés. En utilisant l'expression *diverses activités évaluatives*, Rossi et ses collègues (1999) réfèrent à la mesure et l'appréciation des qualités intrinsèques et extrinsèques du programme, alors que les actions *répétées à des intervalles réguliers de façon continue* sous-entendent que le processus évaluatif survient à des moments précis et se renouvelle à maintes reprises dans le temps. Selon Pineault & Daveluy (1995), cette expression constitue la dimension temporelle de l'évaluation, qui assure le maintien d'une rétroaction constante capable de procurer une information juste et actuelle sur laquelle reposent les décisions éclairées des gens concernés. Quant à l'expression *à toutes les étapes*, elle réfère aux différentes phases du cycle de viabilité d'un programme, soit la conception, la planification, l'organisation, l'implantation et la gestion de celui-ci (Desrosiers, 1998; Posavac & Carey, 2003; Pronovost et al., 2004). Comme le spécifient Madaus et Kellaghan (2000), l'évaluation

78

formative est dynamique, elle est conduite pendant le déroulement du programme et les résultats sont comparés aux résultats antérieurs, à des normes établies par des études similaires ou par consensus d'experts dans le domaine. Pour sa part, *guider l'amélioration* constitue l'essence même de ce qui caractérise l'évaluation formative. Elle s'associe à la régulation, soit l'action de mettre au point et d'apporter des ajustements, afin d'assurer un fonctionnement optimal. D'ailleurs, Scriven et Tucker (1997) soutiennent qu'il est faux de croire que l'évaluation formative implique des changements assurés, mais insiste davantage sur l'opportunité offerte par cette démarche d'apprécier la performance dans le temps.

2.1.6.1 Différents modèles d'évaluation formative de programme

Malgré l'évolution des connaissances dans le domaine de l'évaluation de programme, Madaus et Kellaghan (2000) soulignent qu'encore aujourd'hui les frontières qui distinguent la représentation conceptuelle de l'approche évaluative et sa démarche méthodologique ne sont pas toujours clairement établies. En effet, Stufflebeam et al. (2000) discutent une vingtaine d'approches en évaluation de programme, dont certaines s'illustrent par une série d'étapes ordonnées et structurées, alors que d'autres demeurent à un niveau plus abstrait et présentent une vision idéaliste basée sur des présomptions philosophiques. Le texte suivant ne cherche pas à débattre ni à prendre position à l'égard de ce que l'on considère une approche versus une méthode, mais vise à retracer la formule qui correspond le mieux au besoin de la présente étude. Dans le cas présent, il s'agit d'un processus évaluatif permettant une observation multidimensionnelle de la qualité d'une démarche complexe de soins dans une perspective d'amélioration continue de la qualité. Pour le besoin, les écrits issus du secteur de l'éducation, de la sociologie, des ressources humaines et tout particulièrement de la santé ont été les principales sources d'information consultées (Campbell et al., 2000; Chelimsky & Shadish, 1997; Desrosiers, 1998; Gervais 1996; Harrigan 2000; Lipsey, & Cordray, 2000; Lyne et al., 2002; Pineault & Daveluy, 1995; Posavac & Carey, 2003; Pronovost et al., 2004; Rossi et al., 1999; Stufflebeam et al., 2000). Quatre catégories d'approches en évaluation formative de programme ont été explorées, dont l'une a été retenue pour mener à terme cette étude.

D'abord, une part importante des procédures évaluatives retracées dans la littérature se regroupe dans la catégorie de l'approche *formaliste*. Aussi connue comme l'approche *quantitative*, elle a vu le jour au milieu du 20e siècle, plus précisément après la seconde guerre, au moment où les concepteurs se sont attardés à préciser la mission de l'évaluation par l'étude des relations de *causalité*. Comme le décrit Desrosiers (1998), le but initial poursuivi par l'approche formaliste est d'établir des inférences causales, afin d'informer le décideur quant aux effets d'un programme, d'un produit ou d'une procédure particulière. Puisqu'elle s'insère dans une démarche scientifique rigoureusement planifiée et structurée, elle est principalement utilisée dans les études expérimentales et quasi expérimentales. Les caractéristiques principales de cette méthodologie sont : a) l'identification du problème, b) les balises théoriques, c) la détermination des visées ciblées, d) la planification de l'évaluation, e) le plan d'analyse des données, f) le respect des échéanciers, g) le rôle des différents acteurs et h) le financement alloué. Même si on lui concède d'être plus dispendieux, ce modèle d'expérimentation stratégique, d'examen de la conformité et d'observation des comportements, que Madaus et Kellaghan (2000) qualifient de travail à la chaîne, lui ont valu ses notes de noblesse et d'être, encore aujourd'hui, l'approche la plus répandue dans l'observation des impacts.

Puis, l'*approche naturaliste* a pris naissance dans les années 1970, alors qu'un mouvement de protestation s'élevait contre les limites imposées et la rigidité des modèles formalistes. Également connue comme l'approche *alternative* ou *qualitative*, elle est considérée par Guba et Lincoln (1989) comme la quatrième génération de l'évaluation « constructiviste ». Cette approche est encore utilisée aujourd'hui par certains auteurs en évaluation formative de programme pour décrire en profondeur la perception de la qualité par un nombre restreint de personnes concernées ou pour explorer l'impact d'un programme sur la pratique des divers intervenants (Davis & Adams-Greenly, 1994 ; Dixon-Woods, Fitzpatrick & Roberts, 2001; Miles et al., 2001; Walker, Brookshy, McInerny & Taylor, 1998). Cette approche consiste essentiellement en une série d'observations orientées vers la découverte et la vérification. Particulièrement appréciée dans les études exploratoires, elle cerne les forces et les faiblesses du programme, expose et clarifie ce qui se déroule dans la réalité, décrit la nature des relations qui existent entre les catégories de participants et prémunit l'audience concernée d'une information enrichie, descriptive et compréhensive. Madaus et Kellaghan (2000) précisent que l'évaluateur se concentre davantage sur le processus du programme et son impact sur la personne, plutôt que sur les effets. Ici, l'évaluateur est considéré comme étant le médiateur (Desrosiers, 1998). On reproche à cette démarche son manque de rigueur scientifique, ainsi que le petit nombre de personnes interrogées. Toutefois, l'information recueillie peut s'avérer être des plus enrichissante.

Ajoutons aux deux précédentes l'approche axée sur la *Théorie de programme*, issue du domaine social au début des années 1970 (Posavac & Carey, 2003; Rossi et al., 1999). Elle consiste en une représentation schématique des relations logiques entre les diverses composantes du programme. Dans cette approche, l'évaluateur cherche à valider de façon empirique une théorie ou un modèle relatif au fonctionnement d'un programme par la démonstration des chaînes de réactions de *causes à effets*. Le but poursuivi est de cerner les mécanismes causals (effets attendus et non attendus) attribuables tant au programme (intrant, processus, structure), qu'à des facteurs externes (les personnes et l'environnement). Rogers (2000) identifie cinq tâches séquentielles reliées à cette approche : 1) déterminer les changements de comportements désirés, 2) spécifier les changements intermédiaires, 3) décrire les activités du programme, 4) identifier les objectifs visés et 5) relier les différentes composantes du modèle. On note qu'il s'agit d'un processus inversé par rapport à ce que l'on a connu jusqu'à maintenant. Rossi et ses collègues (1999) sont d'avis que, à son meilleur, l'évaluation basée sur la théorie de programme peut être d=une puissance analytique et empirique capable de guider l'amélioration du programme. Dans le domaine de la santé, on remarque sa popularité croissante depuis le début des années 1990, plus particulièrement en évaluation de programmes en toxicomanie (Desrosiers, 1998), de maladies chroniques (Nowacek, O'Malley, Anderson & Richards, 1990; Tudor-Locke Myers & Rodger, 2001), en promotion de saines habitudes de vie (Rogers, Miller, Murphy, Tannet & Fortune, 2001; Rossi et al., 1999) et en santé mentale (Bickman, 1996; Lambert & Guthrie, 1996; Rogers, 2000).

Enfin, la *Théorie de l'amélioration continue de la qualité* (TACQ) est une approche plus moderne, mise au point spécifiquement pour l'évaluation formative de programme. Conçue initialement pour améliorer le rendement dans le secteur manufacturier des années 1960, elle est apparue dans le domaine de la santé au début des années 1990. Aux dires de certains auteurs, ce procédé évaluatif innovateur est simple à comprendre, facile à utiliser et s'adapte aisément aux diverses sphères d'activités d'une organisation (Kallenbach & Rosenblum, 2000; Leprohon, 2000; Mensing, 2000; Pronovost et al., 2004). Cette approche implique, entre autres, une collecte continue d'informations, tant quantitatives que qualitatives, liées aux processus, aux effets sur la santé et à la perception de la qualité chez le client. Son utilisation de plus en plus répandue dans les milieux cliniques s'explique par la ratification reçue de la JCAHO en 1994 et du CCASS en 1995. Depuis, de nombreux écrits témoignent de l'impact favorable de cette approche dans la capacité de l'organisation à s'adapter aux pressions sociopolitiques, à corriger les déficiences et à parfaire les performances du fonctionnement organisationnel (Andreoni, Bilak, Bukumira, Halfer, Lynch-Stapleton & Perez, 1995; Arbour, 2003; Censullo, Mokracek & Newmark, 2006; Joshi & Bernard, 1999; Pronovost et al., 2004; Ragsdale & Mueller, 2005), de la gestion des ressources (Bader et al., 2002; Miano & Wood, 1998), des interventions de soins (Beger, Messenger & Roth, 1999; Gordon et al., 2000; Pronovost et al., 2004; Ramsey et al., 2001; Woodward, 2005), ainsi qu'à bonifier la satisfaction de la clientèle (Counte, 1998; Niles et al., 1996; Uzun, 2001). Aux dires de la JCAHO (1998), le succès de la TACQ repose essentiellement sur l'engagement de l'organisation et de son personnel à assurer des soins et des services de qualité sans cesse plus élevée, de même qu'à assurer des efforts soutenus à combler les attentes changeantes de sa clientèle. Comme le soulignent Bader et ses collègues (2002), les buts poursuivis par l'intégration de cette approche dans la pratique sont directement liés aux besoins de la population cible et doivent s'harmoniser à la mission de l'organisation.

Nonobstant la popularité grandissante de la TACQ, son utilisation lors de l'évaluation d'approches de soins demeure encore à la phase conceptuelle. En effet, la plupart des écrits recensés sur le sujet se limitent à décrire l'intégration des principes généraux de la TACQ à l'élaboration de la démarche de soins, sans toutefois décrire son rôle actif et faire la démonstration de son application réelle dans l'appréciation de sa qualité. Cependant, aux dires de certains auteurs contemporains, cette approche possède toutes les caractéristiques essentielles d'une excellente démarche d'évaluation formative de programme (Campbell et al., 2000; Harrigan, 2000; Leprohon, 2000). En effet, on lui concède la rigueur scientifique de l'approche formaliste, la liberté et la souplesse d'explorer les sources de variation de l'approche naturaliste, la spécificité structurelle et fonctionnelle de la théorie de programme, en plus de l'engagement à revoir constamment la qualité des procédés. Aux dires d'Harrison et Kaarsemaker (2000), lorsqu'on en fait un usage approprié, la TACQ est un puissant outil générateur d'améliorations des procédés en place. Ces nombreuses raisons ont motivé l'instigatrice principale à approfondir davantage ses connaissances à l'égard de cette méthode dans le but de mener à terme la présente étude.

2.1.7 Théorie de l'amélioration continue de la qualité (TACQ)

La *Théorie de l'amélioration continue de la qualité* (TACQ) repose sur quatre principes fondamentaux : les besoins de la population visée, le processus de soins de santé, la gestion de l'information et l'amélioration des systèmes. Le premier principe cible les *besoins de la population visée* comme la raison d'être de cette approche, le centre d'intérêt de la démarche qui oriente l'ensemble des efforts d'amélioration. En effet, Harrigan (2000) soutient que la satisfaction des besoins de la clientèle cible se situe au cœur des préoccupations pour lesquelles l'organisation s'est engagée à offrir des soins et des services de santé de qualité. Comme le souligne Counte (1998), les bénéficiaires ont des nécessités spécifiques liées à la nature du problème de santé, au régime thérapeutique envisagé et aux résultats de soins recherchés. L'intégration de la TACQ à la pratique nécessite une connaissance approfondie de la clientèle et un engagement sérieux à comprendre, à mesurer, à interpréter et à satisfaire ses besoins particuliers. D'ailleurs, de nombreux chercheurs sont également d'avis que l'orientation vers la satisfaction des besoins du client constitue la pierre angulaire de la TACQ (Arbour, 2003; Beger et al., 1999; Broder, 1998;

Joshi & Bernard, 1999; Lavoie & Ming, 1999; Mace, 2004; Triolo, Hansen, Kazzaz, Chung & Dobbs, 2002).

Le second principe s'adresse *aux processus de soins de santé*, c'est-à-dire à la structure, aux ressources investies et aux moyens déployés pour répondre aux besoins de la clientèle. Selon Harrigan (2000) et Pronovost et al. (2004), il importe de considérer le procédé comme un système vital, subdivisé en une multitude de sous-systèmes qui s'orientent stratégiquement, opérationnellement, cliniquement et financièrement vers l'atteinte d'un but commun. Effectivement, Skinner (2002) est d'avis que les processus de soins de santé d'aujourd'hui sont de plus en plus complexes; la plupart se déroulent en plusieurs étapes, impliquant de nombreux intervenants de disciplines variées provenant de différents secteurs d'activités. Pronovost et al. (2004) soutiennent que le succès de la TACQ repose essentiellement sur l'établissement d'un partenariat multidisciplinaire durable, d'une pratique collaborative et d'une complémentarité intersectorielle. Les processus sont la cible des ajustements et des interventions de la TACQ. Il s'agit de l'élément qui subit, qui se modifie et se transforme au gré des évènements.

La *gestion de l'information* représente le troisième principe fondamental de la TACQ. La culture de l'amélioration continue de la qualité repose essentiellement sur la capacité de l'organisation à démontrer les bénéfices engendrés par les ajustements apportés. Aux dires de Mace (2004), les informations recueillies sont la source de vitalité qui alimente la TACQ, guident les changements, stimulent les procédés analytiques et les méthodes statistiques, procurent des moyens de mesurer les résultats et témoignent des améliorations. Pour se prononcer sur l'évolution de la situation, il importe que les gestionnaires aient accès aux informations pertinentes à tout moment, car elles constituent des données probantes qui appuient leurs décisions et guident leurs actions. Selon Leprohon (2000) et Mace (2004), l'usage d'indicateurs valides et fiables est indispensable pour cumuler des indices liés à la pratique professionnelle, à l'utilisation des ressources, à l'évolution de l'état de santé bien-être des personnes soignées et à leur appréciation des soins et des services dispensés. Joshi et Bernard (1999) précisent que l'accès aux données sur une base continuelle assure un apport soutenu de précieux renseignements qui témoignent de l'évolution de la situation dans le temps, depuis l'instauration d'un changement. Les auteurs contemporains sont nombreux à vanter les mérites d'une gestion basée sur les données probantes (Goulet et al., 2004a; 2004b; Pineault & Daveluy, 1995; Posavac & Carey, 2003; Ramsey et al., 2001; Rossi et al., 1999; Skinner, 2002; Stufflebeam et al., 2000).

L'*amélioration des systèmes,* soit le dernier principe de la TACQ, tend obligatoirement vers un ajustement de ce qui prend place actuellement. Selon Harrigan (2000), on considère la présence d'une amélioration lorsque les éléments de preuve accumulés illustrent une évolution favorable de la situation par rapport à sa condition initiale. Cependant, comme le rapporte Skinner (2002), tout changement n'entraîne pas forcément une amélioration. L'amélioration est dynamique et évolutive, où le *statu quo* est sans cesse défié, où les difficultés sont anticipées et où les faiblesses sont rectifiées en réponse aux transformations contextuelles et environnementales qui surviennent. Pour plusieurs chercheurs, la mesure demeure un outil indispensable pour confirmer qu'un ajustement a contribué à une amélioration (Andreoni et al., 1995; Counte, 1998; Leprohon, 2000; Mace, 2004; Skinner, 2002; Triolo et al., 2002). Aux dires d'Harrigan (2000), soutenus par Censullo et ses collègues (2007), l'amélioration continue des processus est une philosophie de travail qui requiert un renouvellement des connaissances, une compréhension des meilleures façons d'effectuer le procédé, ainsi qu'un engagement soutenu et une responsabilité partagée de la part de toutes les parties impliquées.

2.1.7.1 Les étapes de la démarche d'amélioration continue de la qualité

Lorsqu'on s'intéresse à l'optimisation des résultats, il est essentiel que le modèle d'évaluation sélectionné fournisse le plus d'éléments de preuve pouvant être attribués à la qualité du programme. Dans cette démarche, l'évaluation est une composante vitale qui s'effectue de façon permanente tout au long du développement, de l'implantation à la gestion du programme, permettant de corriger des défaillances tout au long du continuum et ainsi, d'améliorer les résultats espérés. Afin d'assurer une mesure fidèle des effets attendus et inattendus, les données doivent être recueillies régulièrement et les instruments doivent être administrés à plusieurs reprises, afin d'assurer une information juste et conforme à la réalité. La section suivante présente une démarche méthodologique associée à l'opérationnalisation de la *Théorie de l'amélioration continue de la qualité* (TACQ). Elle aborde les différentes étapes du processus évaluatif qui, selon Madaus et Kellaghan (2000), vise à prémunir son utilisateur des lignes directrices permettant l'instauration, la mise en oeuvre et le maintien d'un système de rétroaction d'informations capable d'alimenter le processus de bonification des procédés, tel que spécifié par la TACQ.

La démarche préconisée se subdivise en deux phases distinctes. Harrigan (2000) décrit le déroulement séquentiel par l'acronyme *FOCUS-PEVA*, dont chaque lettre évoque une étape de la marche à suivre selon un ordre chronologique des évènements, alors que le tiret distingue la première phase de la seconde. Notons que la phase initiale survient au début de la démarche uniquement, alors que la deuxième se répète à maintes reprises dans le temps. La première phase *FOCUS* comporte cinq étapes :

(1) **F**ocaliser l'attention sur un procédé à améliorer, nouveau ou existant, qui démontre certaines faiblesses ou difficultés dans son ensemble ou dans l'une de ses composantes;

(2) **O**rganiser une équipe de travail qui connaît bien le procédé ciblé, afin de réunir autour d'une table les acteurs de différentes disciplines et de divers secteurs d'activités, qui ont un lien et une implication directe avec les différentes composantes du procédé ciblé;

(3) **C**onsolider les connaissances, ce qui nécessite une volonté de chaque membre de l'équipe de travail à partager son savoir sur le sujet, selon le domaine d'expertise, et à faire la lumière sur la performance actuelle du procédé ciblé;

(4) **U**tiliser les savoirs collectifs pour connaître les besoins, examiner les tendances et mieux comprendre l'origine des variations;

(5) **S**électionner les éléments prioritaires, explorer les différentes pistes de solution qui méritent d'être considérées dans le plan de redressement susceptible d'améliorer la performance du procédé ciblé.

La seconde phase de la démarche s'enclenche au moment où les priorités d'actions sont déterminées. L'équipe de travail s'engage alors à la réalisation du projet de perfectionnement du procédé ciblé. Les quatre étapes subséquentes liées à la phase *PEVA* sont :

(6) **P***lanifier* le ou les changement(s) en effectuant une revue des écrits, à la recherche d'informations concluantes et des meilleures pratiques connues à ce jour. Cette étape, assez vaste, comprend l'actualisation des connaissances, la description des transformations à apporter, la formation du personnel, la planification organisationnelle et opérationnelle liée à l'implantation, ainsi que la gestion du procédé actualisé. Elle comporte également le développement d'outils, la mobilisation des effectifs et les détails de l'évaluation du processus.

(7) **E***xécuter* le plan d'interventions, ce qui implique la mise en oeuvre du procédé révisé, en plus de la mise en place du protocole de collecte des données qui assure un approvisionnement continu d'informations pertinentes;

(8) **V***érifier* les résultats, ce qui consiste à analyser et interpréter les données recueillies ainsi qu'à comparer les résultats actuels à ceux obtenus antérieurement, dans le but de déterminer si les ajustements apportés sont bénéfiques, et ensuite, de diffuser l'information;

(9) **A***juster* pour maintenir les gains et poursuivre les efforts d'amélioration, et ainsi, revenir au début de la seconde phase *PEVA*, à l'étape de la planification des rectifications à apporter au processus.

Cette démarche séquentielle d'amélioration continue de la qualité a gagné en popularité au cours des dernières années, principalement en raison de son utilisation de plus en plus fréquente dans la planification et l'implantation d'initiatives multidisciplinaires et intersectorielles de soins et de services dans le domaine de la santé (Bader et al., 2002; Bookbinder, Blank, Arney, Woolner, Lesage, McHugh et al., 2005; Censullo et al., 2007 ; Fox, Moran & MacCormick, 2003; Mace, 2004; Mittman, 2004; Sierchio, 2003). Une représentation graphique de la démarche *FOCUS-PEVA* est présentée à la Figure 2.5.

L'illustration met en évidence la contribution unique des cinq étapes de la première phase de la démarche *FOCUS* lors de la description d'une nécessité, alors que celles de la seconde phase *PEVA* se renouvellent à chaque fois que des ajustements sont apportés au procédé original. Comme l'indique la direction des flèches, un mouvement rotatif s'instaure à la seconde phase, alors que le premier cycle représente la mise en oeuvre du plan de redressement initial et que chaque cycle subséquent symbolise l'implantation et l'évaluation d'une mesure corrective particulière. Harrigan (2000) explique qu'il s'agit d'un dispositif régulateur de causes à effets, à l'intérieur duquel les ajustements planifiés sont mis en oeuvre et génèrent un retour d'information responsable d'alimenter les stratégies d'amélioration du cycle suivant. Ainsi, le déroulement de la seconde phase oriente systématiquement la portée de l'investigation vers la détection et la rectification des déficiences identifiées. Ce mécanisme d'autorégularisation des procédés s'apparente à celui préconisé par une recherche action (Stringer & Genat, 2004).

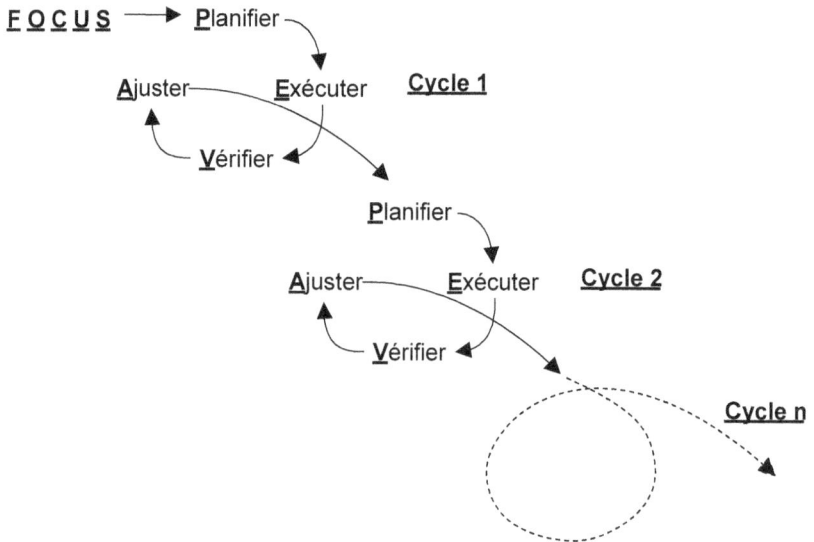

Figure 2.5 Illustration des étapes de la démarche FOCUS-PEVA

La période qui s'écoule entre chaque cycle *PEVA* est un élément déterminant dans cette approche. Leprohon (2000) explique que le temps nécessaire pour compléter un cycle complet peut varier considérablement d'une situation à l'autre selon le cours des évènements, la disponibilité des effectifs et les besoins de l'organisation. Sans préciser une durée exacte, les promoteurs s'entendent à dire qu'idéalement un échéancier de plusieurs mois peut s'avérer nécessaire à compléter une planification minutieuse, à former le personnel, à implanter le procédé ajusté, à permettre l'adaptation des gens impliqués, ainsi qu'à obtenir une quantité suffisante de données pour compléter les comparaisons désirées (Arbour, 2003; Bader et al., 2002; Censullo et al., 2007; Mace, 2004; Ragsdale & Mueller, 2005).

2.1.7.2 Les défis à relever

Les défis recensés combinent simultanément les leçons tirées de l'évaluation d'interventions complexes de soins et celles liées à l'inexpérience de plus d'un cycle d'amélioration continue des performances. Ils se regroupent en quatre catégories d'éléments indispensables au succès de la procédure évaluative : 1) l'ancrage des assises conceptuelles, méthodologiques et empiriques; 2) l'instauration d'un dispositif de collecte continue d'informations; 3) l'implantation d'une démarche systématique d'évaluation soutenant l'amélioration continue de la qualité et 4) l'apport justifié de l'appréciation de la clientèle au processus d'amélioration. Initialement, le choix d'un procédé de soins et son évaluation doit considérer les nombreuses contraintes organisationnelles et contextuelles (échéanciers, milieux cliniques, instruments, etc.), les ressources disponibles et les considérations éthiques associées. Aux dires d'Harrigan (2000), l'évaluation formative d'un processus de soins doit refléter simultanément la mission de l'organisation, la volonté d'une collaboration interprofessionnelle, ainsi que l'engagement collectif à vouloir améliorer constamment la qualité des soins et des services tout au long du continuum de santé.

Le premier défi identifié par les écrits concerne la nécessité d'ancrer *les assises conceptuelles, méthodologiques et empiriques* de l'évaluation de la qualité d'une approche de soins dans une culture organisationnelle d'amélioration continue de la qualité. Les auteurs contemporains (Campbell et al., 2000; Leprohon, 2000; Mace, 2004; Malo, 2004; Mittman, 2004) s'entendent pour dire que la combinaison de ces entités à l'intérieur d'une même démarche sollicite l'engagement des divers acteurs impliqués à clarifier les attentes, à partager les savoirs, à déterminer les priorités d'actions et à préciser les finalités recherchées par l'instauration d'un modèle harmonisé de soins d'une clientèle ciblée. L'usage d'un cadre de référence cohérent est indispensable à la compréhension limpide des relations existantes entre les différentes composantes, à une gestion participative ordonnée et à l'examen structuré de celle-ci. Une définition conceptuelle et méthodologique de la qualité assure une surveillance assidue du phénomène durant la phase empirique et assiste l'identification des lacunes qui nécessitent des ajustements. Par ailleurs, certains auteurs (Censullo et al., 2007 ; Edick & Whipple, 2001; Foy, Walker, Ramsay, Penney, Grimshaw & Francis, 2005; Kinsman & James, 2001; Mittman, 2004; Sierchio, 2003) suggèrent que des directives claires, précises et concises développées collectivement à partir des fondements solides atténuent les résistances, valorisent la pratique collaborative et le travail en complémentarité tout en favorisant la participation et l'adhésion de la clientèle au processus de soins, et ce, vers l'accomplissement d'un but commun.

Le second défi retracé aborde *l'implantation d'une démarche systématique d'évaluation soutenant l'amélioration continue de la qualité.* La méthode adoptée doit assurer un suivi assidu et soutenu du déroulement des évènements à chaque étape du processus évaluatif. Leprohon (2000) explique qu'il s'agit de mettre en place une démarche systématique reconnue, comprise et acceptée par tous les partis impliqués, qui agit comme un régulateur des variations par l'entremise d'activités évaluatives répétées sur plusieurs cycles d'amélioration. Censullo et ses collègues (2007) qualifient ce système de puissant générateur de stratégies de perfectionnement des processus.

Même si les devis expérimentaux ont gagné l'estime des scientifiques, plusieurs auteurs sont d'avis qu'ils s'adaptent plus difficilement à l'évaluation continue de l'efficacité d'une approche de soins (De Luc, 2000a ; 2000b; Dixon-Woods et al., 2001; Lipsey & Cordray, 2000; Lyne et al., 2002; Skinner, 2002). En effet, puisque la situation évolue constamment au gré des évènements, de nombreux chercheurs préconisent une démarche

90

prospective avec cohortes de sujets pour mener à terme ce genre d'étude (Arbour, 2003; Bader et al., 2002; Edick & Whipple 2001; Ghosh et al., 2001; Lewis, 2000; Moody, Choon & Greenwood, 2001; Pearson et al., 2001; Woodward, 2005). Ainsi, comme le résume Napolitano (2005), l'information essentielle est davantage accessible, les liens de causalité entre les actions et les résultats sont plus limpides, les éléments confondants sont mieux contrôlés, les attributs défectueux sont facilement perceptibles, et ce, afin de permettre de s'ajuster constamment vers l'atteinte d'un niveau toujours plus élevé des résultats.

Pour assurer un apport complet de renseignements, Edick et Whipple (2001) suggèrent de subdiviser les sujets à l'étude en quatre groupes distincts : 1) ceux ayant vécu l'approche classique; 2) ceux qui participent aux activités prescrites par l'approche concertée; 3. ceux qui ne répondent pas aux critères d'inclusion de l'étude; et 4) ceux qui n'adhèrent pas à l'approche concertée. De plus, Lipsey et Cordray (2000) soulignent l'importance que la personne responsable, désignée pour gérer le procédé et pour effectuer l'analyse et l'interprétation des données, possède une expertise en recherche appliquée. D'ailleurs, Leprohon (2000) soutient que l'évaluation doit toujours être accompagnée d'un rapport écrit comportant des graphiques simples illustrant l'évolution des effets dans le temps, afin de faciliter la compréhension et d'assurer la dissémination des résultats à l'ensemble des personnes impliquées dans le processus. Aussi, les auteurs consultés (Campbell et al., 2000; Censullo et al., 2007; Leprohon, 2000; Lyne et al., 2002; Ragsdale & Mueller, 2005) affirment de concert que l'examen des variations doit essentiellement permettre de déterminer ce qui fonctionne bien, mais également identifier les pistes d'amélioration à l'origine des recommandations émises, dont les pistes de solution et les priorités d'actions seront déterminés par le consortium d'acteurs, pour ensuite planifier et implanter collectivement les procédures nécessaires.

Le troisième défi recensé touche *l'instauration d'un dispositif de collecte ininterrompue d'informations*. Ce volet implique la considération de trois éléments indispensables, dont la sélection d'indicateurs spécifiques, la détermination des sources d'informations valides et la mise en place d'un système permanent d'approvisionnement continu de renseignements. Par conséquent, comme le soulignent les auteurs consultés, l'assurance d'un processus évaluatif de qualité débute par l'adoption d'un système équilibré de mesures des performances (Brunelle & Saucier, 1999; Joshi & Bernard, 1999; Mace, 2004 ; Pineault & Daveluy, 1995; Rossi et al., 1999). Idéalement, pour mieux circonscrire le phénomène de la qualité, plusieurs auteurs (Claridge et al., 2005; De Luc, 2000b; Kinsman, 2004; Van Herck et al., 2004) recommandent une approche multidimensionnelle provenant de sources variées qui tient compte à la fois des répercussions chez la clientèle, les intervenants impliqués et l'organisation dans son ensemble. À cet égard, Clark (2003) et Wood (2000) suggèrent la combinaison d'indicateurs normalisés reconnus à ceux plus spécifiques comme l'examen du dossier médical, des rapports de variation, de la perception de la clientèle, l'observation des comportements et des commentaires émis. Comme le souligne Mace (2004), il va de soi que l'utilisation des technologies informatiques facilite considérablement l'accès aux renseignements, la transformation des données, l'interprétation et la communication des résultats à des intervalles réguliers et ainsi, la surveillance étroite de l'évolution des performances. Toutefois, aux dires de Mittman (2004), il est indispensable que la personne d'autorité ait accès à des données exactes et de façon continue, peu importe la source en autant que celle-ci soit valable et les renseignements fiables. L'information ainsi disponible permet de détecter rapidement les défectuosités, de réduire les pertes, les dédoublements et autres faiblesses pouvant nuire à la performance de façon à apporter les correctifs justifiés dans le but d'améliorer constamment les diverses composantes du programme.

Le dernier défi soulevé, et non le moindre, consiste à *assurer l'utilité de l'apport de l'appréciation de la clientèle au processus d'amélioration*. Dans l'ensemble, les experts consultés croient que l'évaluation de la satisfaction des patients doit dépasser la simple stratégie de marketing et générer un retour d'informations capables d'alimenter le processus d'amélioration continue de la qualité des soins et des services (Draper et al., 2001; Larrabee & Bolden, 2001; Laschinger, Hall, Pedersen & Almost, 2005; Leesing & Beech, 2004; Spooner, 2003; Triolo et al., 2002). Par conséquent, un indice global de satisfaction de la clientèle s'avère peu utile dans un contexte formatif si les résultats générés ne sont pas entièrement analysés et utilisés à cette fin. En fait, Triolo et ses collègues (2002), tout comme Laschinger et ses collaborateurs (2005), sont d'avis qu'un indice global de satisfaction masque souvent des éléments d'insatisfaction qui méritent d'être considérés lors de la planification stratégique. Par conséquent, dans une perspective formative, Gonzalez-Valentin et ses collègues (2005) insistent sur le fait que ce sont justement ces insatisfactions qui suggèrent les opportunités d'amélioration qui orientent les pistes de solution. D'ailleurs, la revue littéraire effectuée par Labarère et François (1999) a permis de mettre à jour les meilleures pratiques dans le domaine de l'évaluation de la satisfaction de la clientèle. L'usage d'un questionnaire multidimensionnel auto-administré au moment du congé demeure la pratique la plus répandue encore aujourd'hui (Burroughs et al., 2001; Draper et al., 2001; Gonzalez-Valentin et al., 2005; Larrabee & Bolden, 2001; Laschinger et al., 2005; Staniszewska & Laila, 1999). Cependant, certaines précautions doivent être prises afin d'assurer la validité et la fidélité des informations recueillies.

Les processus coûteux par lesquels transite un nombre important d'usagers et qui démontrent des variations dans leur fonctionnement et leurs résultats, représentent un impératif stratégique important dans la détermination des procédés ciblés par cet exercice. Dans la présente étude, la situation clinique des femmes qui subissent une hystérectomie est utilisée comme l'occasion pour mettre en application les notions retenues de la mesure et de l'évaluation du concept d'efficacité d'une approche de soins.

2.2 Besoins de la femme hystérectomisée

Diverses sources d'information ont été utilisées afin de faire la lumière sur les besoins actuels et les soins souhaités par la clientèle ciblée. Entre autres, le vécu de certaines femmes hystérectomisées et leur famille, la consultation d'experts et de membres du personnel soignant de ce secteur d'activités, les écrits en soins cliniques et les informations tirées d'études récentes ont été recensés.

Même si l'on constate que les femmes hystérectomisées sont de plus en plus jeunes depuis les dernières années, il demeure que les femmes âgées entre 40 à 50 ans représentent le plus grand pourcentage de cette clientèle (Abenheim et al., 2001; Davis & Magos, 2001;

93

Kraus & Fanning, 2000; Moreira, 2000; Pearson et al., 2001; Snider & Beauvais, 1998). Par ailleurs, une étude menée par Harlow et Barbieri (1999) révèle qu'il y a quatre fois plus d'hystérectomies effectuées chez les femmes qui possèdent une éducation secondaire ou moins, que celles plus éduquées. Snider et Beauvais (1998) observent le même phénomène chez la clientèle canadienne : les femmes désavantagées par leurs conditions socioéconomiques et ayant un niveau d'éducation peu élevé sont plus nombreuses à opter pour une hystérectomie avant même de considérer un traitement non chirurgical. Dans la plupart des situations, il s'agit de mères de famille préménopausées, qui habitent avec un conjoint et qui occupent un emploi à temps partiel ou à temps plein (Abenheim et al., 2001; Kjerulff et al., 2000; Wade, Pletsch, Morgan & Menting, 2000; Weber et al., 1999).

2.2.1 Hystérectomie

L'hystérectomie est une procédure chirurgicale par laquelle on retire l'utérus de la cavité pelvienne. Il existe différentes méthodes pour effectuer l'hystérectomie, selon une approche par voie vaginale ou par voie abdominale. Le choix d'une approche par la voie abdominale ou par la voie vaginale dépend de la nature du problème, des caractéristiques de la patiente, de l'expertise du chirurgien, des indications cliniques, des résultats de l'évaluation médicale et de la préférence de la personne soignée (Sharts-Hopko, 2001). Les lignes directrices cliniques émises par le Conseil de la société des obstétriciens et gynécologues du Canada (Lefebvre et al., 2002) assistent le chirurgien dans le choix de la voie à suivre. Lorsque possible, l'approche par voie vaginale est préconisée au Canada, tout comme aux États-Unis et dans les pays européens (Davies & Magos, 2001 ; Société des obstétriciens et gynécologues du Canada [SOGC], 2002). Il est fréquent que l'hystérectomie soit combinée à une autre procédure chirurgicale gynécologique, comme l'extraction de l'une ou des deux trompes de Fallope (salpingectomie) et de l'ovaire (ovariectomie), une réfection du vagin (colpoplastie), une réparation de la paroi vaginale (colpopexie) ou du renforcement du périnée (colporraphie).

L'hystérectomie est classée parmi les procédures chirurgicales majeures en raison des nombreux risques qui lui sont reliés. Parmi ceux-ci, on retrouve la manipulation d'une structure anatomique hautement vascularisée et la présence de la flore bactérienne naturelle du milieu vaginal. La fièvre et l'infection sont responsables de la majorité des complications postopératoires mineures (Brooks-Brunn, 2000; Doucette & Scott, 1996; Meikle, Nugent & Orleans, 1997; Parikh & Lesseps, 2000). Habituellement, ces dernières sont détectées dans les sept à dix jours suivant la chirurgie et sont résolues rapidement. La plupart des complications majeures postopératoires survenant à plus long terme sont liées à l'infection péritonéale, à l'abcès abdominal et à l'hématome pelvien (Meikle et al., 1997). Ces conditions exigent une attention médicale immédiate et nécessitent habituellement une réadmission à l'hôpital. Les complications postopératoires représentent les effets négatifs de soins qu'il faut prévenir et éviter à tout prix. Une observation étroite des résultats négatifs de soins servent de sentinelle à la qualité des soins.

2.2.2 Soins périopératoires de la clientèle hystérectomisée

Les soins périopératoires ont une influence directe sur l'évolution de l'état de santé. L'accès à des soins infirmiers de qualité, l'accès à un spécialiste médical, l'évaluation des besoins préopératoires, l'exactitude du diagnostic, les examens de dépistage, l'enseignement adapté, la préparation adéquate, la détection précoce de problèmes, la rapidité d'exécution des interventions et des soins individualisés administrés par un personnel qualifié au moment propice ne sont que quelques-uns des soins qui contribuent à un rétablissement favorable de la personne soignée. La section qui suit résume les principaux éléments d'un régime thérapeutique de l'hystérectomie qui serviront de balises à l'élaboration des protocoles de soins de l'ACO. Il s'agit des meilleures pratiques de soins connues à ce jour dans le secteur de la chirurgie gynécologique qui guideront l'établissement de la chaîne des résultats immédiats et intermédiaires de soins, ainsi que les résultats de santé bien-être.

La femme qui s'apprête à subir une hystérectomie est exposée aux mêmes préoccupations et angoisses que les personnes qui subissent d'autres types de chirurgie majeure. L'intervention chirurgicale peut engendrer une détresse psychologique chez certaines femmes qui ne doit, en aucun cas, être négligée ou minimisée. Lewis et ses collègues (2004) insistent sur le fait que la visite de préadmission permet non seulement de dresser un portrait de l'histoire de santé et d'effectuer les tests de routine, mais également d'explorer les préoccupations de la cliente, d'élucider les mythes, de donner une formation cognitive, sensorielle et participative de l'expérience périopératoire, de répondre aux questions, de clarifier les attentes, en plus de discuter des soins et des activités pendant l'hospitalisation et lors du retour à domicile.

Les risques et les complications possibles de l'hystérectomie requièrent une préparation consciencieuse et une surveillance professionnelle étroite tout au long du parcours périopératoire. Lewis et al. (2004) résument bien les activités thérapeutiques de soins qui précèdent et succèdent l'intervention chirurgicale. La préparation débute par un régime léger, faible en résidus et une hydratation intensifiée dans les jours qui précèdent la chirurgie. Une douche avec un savon antiseptique la veille et le matin de l'intervention diminuent le risque d'infection. Elle se poursuit le jour de la chirurgie par l'administration d'un lavement évacuant et d'une douche vaginale contenant une solution désinfectante. S'ensuivent le rasage et la désinfection du site opératoire si l'incision est externe, l'initiation de la thérapie intraveineuse et l'insertion d'un cathéter vésical. La prise ou non d'une prémédication relève du désir de la patiente. Pendant cette phase préopératoire, le personnel soignant répond aux questions de la personne soignée et l'encourage à pratiquer les exercices respiratoires, circulatoires et le lever post chirurgical.

À sa sortie du bloc chirurgical, la femme hystérectomisée séjourne en salle de réveil, le temps que les paramètres physiologiques se stabilisent. Par la suite, elle est conduite à l'unité de soins gynécologiques où elle reçoit les soins appropriés à sa condition, selon l'évolution de son état de santé. La littérature consultée permet de subdiviser les soins postopératoires de l'hystérectomie en trois volets distincts : 1) la surveillance des paramètres physiologiques et psychologiques de la patiente et les soins associés; 2) la reprise des activités de vie quotidiennes fondamentales; puis 3) la préparation au congé.

Les paramètres physiologiques et psychologiques informent sur la capacité d'adaptation du fonctionnement du corps humain. Parmi ceux-ci figurent la surveillance du pouls, de la respiration, de la tension artérielle, la température corporelle, l'évaluation de l'état de conscience, du degré de sédation et du niveau de la douleur. Cette dernière mesure d'observation assure l'administration sécuritaire du dosage approprié des analgésiques, selon le protocole prédéterminé. La prise temporaire d'anti-inflammatoires est fréquemment utilisée afin d'atténuer le processus d'inflammation qui se produit au site de l'incision. L'inspection du pansement, s'il y a lieu, ainsi que l'évaluation des écoulements sanguins vaginaux assurent une détection précoce de saignements anormaux. Dans certains cas, un système de drainage de la cavité pelvienne est laissé en place pour quelques jours après la chirurgie. Ce système doit être vidangé et les liquides mesurés à chaque relais, tout comme le sac collecteur d'urine. La thérapie intraveineuse assure l'hydratation de la personne soignée en attendant le recouvrement d'une alimentation adéquate. Cette voie d'accès sert également à l'administration d'antiémétiques intraveineux, pour le contrôle des nausées et des vomissements postopératoires, ainsi que l'antibiothérapie prophylactique (DiLuigi, Peipert, Weitzen & Jamshidi, 2004; Taylor, Herrick & Mah, 1998; Walling, 2001). Dans certaines situations, la personne soignée reçoit quelques doses d'anticoagulant en période préopératoire et postopératoire, afin de prévenir la formation de thromboses veineuses (Moreira, 2000).

La pratique des exercices circulatoires et respiratoires par la patiente débute dès son réveil et se poursuit de façon assidue pendant les premières 48 heures dans le but de prévenir certaines complications respiratoires et circulatoires (Brooks-Brunn, 2000). Un premier lever postopératoire s'effectue le jour même de la chirurgie, assisté par le personnel soignant. Lewis et ses collaborateurs (2004) soulignent qu'une mobilisation précoce réduit considérablement les risques de stases veineuses. Le cathéter vésical est habituellement retiré le lendemain de l'intervention, ce qui requiert une surveillance accrue du rétablissement adéquat des habitudes urinaires. Selon la pratique médicale, l'alimentation reprend 12 à 24 heures après la chirurgie, en commençant par l'ingestion de liquide clair, puis progresse graduellement vers une diète régulière, selon la tolérance de la patiente (Fanning & Andrews, 2001; Pearl et al., 1998; Schilder, Hurteau, Look, Moore, Raff, Stehman et al., 1997). Le péristaltisme intestinal revient graduellement durant cette période et nécessite une évaluation quotidienne. La thérapie intraveineuse cesse environ 48 heures après la chirurgie, soit au moment où les aliments ingérés sont tolérés.

Habituellement, la prise d'analgésique par la voie orale remplace la thérapie sous-cutanée et intramusculaire, dès le deuxième jour suivant la chirurgie. Le pansement abdominal est retiré et l'incision est laissée à l'air libre, afin de favoriser le processus de cicatrisation. La personne soignée est alors autorisée à prendre une douche et à reprendre graduellement ses activités de vie quotidienne. S'il y a lieu, le système de drainage de la plaie est retiré en présence de deux valeurs consécutives d'un écoulement séreux sanguin inférieur à 30 millilitres.

La formation des gaz intestinaux s'intensifie au cours du deuxième et du troisième jour postopératoire. Ils sont considérés par la clientèle hystérectomisée par la clientèle hystérectomisée comme une importante source d'inconfort (Fanning & Andrews, 2001; Kraus & Fanning, 2000). Durant cette période critique, Reed, Lesiuk & MacQuarrie (1997) suggèrent de limiter l'ingestion d'aliments aux propriétés flatulentes et d'augmenter la mobilisation en effectuant de courtes séances de marche plusieurs fois par jour. Lewis et ses collègues (2004) sont d'avis que l'insertion intermittente d'un tube rectal, l'administration d'un suppositoire glycérine le deuxième jour et un petit lavement le troisième jour après la chirurgie facilitent grandement l'évacuation des gaz.

La préparation au congé débute avant la chirurgie et se poursuit durant l'hospitalisation. L'information diffusée en période postopératoire doit prévenir la femme hystérectomisée au sujet de l'impact de la chirurgie sur sa santé globale, sa qualité de vie et au sujet des évènements susceptibles de survenir lors du retour à la maison. Tout au long de l'hospitalisation, le personnel soignant doit soutenir la femme hystérectomisée dans ses efforts de prise en charge de ses soins, en l'encourageant à s'impliquer et à participer activement à la mise en oeuvre du plan thérapeutique. Il doit s'assurer d'une bonne compréhension de l'information transmise et des directives liées à une convalescence favorable. En général, les auteurs consultés (Lewis et al., 2004; Walsgrove, 2001) s'entendent sur le fait que la préparation du congé doit comprendre les renseignements suivants : 1) les particularités et les soins de l'incision; 2) les conseils et la médication appropriée pour gérer les malaises postopératoires les plus fréquents; 3) l'écoulement vaginal et l'hygiène personnelle; 4) le repos et la reprise des activités quotidiennes; 5) les activités physiques permises et celles restreintes temporairement; 6) les complications potentielles et le plan d'intervention; 7) les ressources disponibles; 8) les activités sexuelles et 9) le suivi médical.

2.2.3 Rétablissement posthystérectomie

Le congé est envisagé au moment où l'état de santé global de la femme hystérectomisée se stabilise et démontre les indications d'un rétablissement favorable de son état de santé. Il s'agit des résultats intermédiaires de santé bien-être à atteindre pour déterminer le moment propice d'un retour sécuritaire à domicile de la personne soignée. De façon générale et en tenant compte de la condition préopératoire de la personne soignée, Barnes (2000) énonce les critères suivants du congé : les paramètres physiologiques et psychologiques sont stables, les fonctions digestives sont rétablies, les nausées, les vomissements et la douleur sont contrôlés, alors que la personne soignée reprend graduellement des forces dans l'exécution de ses AVQF. La patiente doit connaître et comprendre les recommandations spécifiques liées à la prise en charge de ses soins au retour à domicile. De plus, son transport est sécuritaire et des ressources additionnelles sont prévues à la maison, si nécessaire. À ces critères généraux, Lewis et ses collègues (2004) ajoutent : les saignements vaginaux et les écoulements de l'incision sont circonscrits, les fonctions urinaires et intestinales sont rétablies et les complications postopératoires possibles sont absentes.

Au Canada, la durée moyenne du séjour hospitalier de la clientèle hystérectomisée est passée de 9,7 jours en 1981 et 1982, à 4,4 jours dans les années 1999 et 2000 (ICIS, 2000-2002). Aujourd'hui, la modernisation technologique et l'évolution des connaissances permettent le congé de l'unité de soins entre la 2ième et la 5ième journée après l'intervention selon l'approche chirurgicale adoptée (Abenheim et al., 2001; Dorsey, Holtz, Griffiths, McGrath & Steinberg, 1996; Ellström et al., 1998; Fanning & Andrews, 2001; Pearl et al.,

1998; Schilder et al., 1997; Van Den Eaden et al., 1998; Walsgrove, 2001; Weber et al., 1999). La durée moyenne du séjour des femmes hystérectomisées à l'HRE au second trimestre de 2002 se situe à 4,2 jours (ICIS, 2000-2002). La décision d'accorder le congé à une patiente revient au chirurgien traitant et repose sur l'interprétation des manifestations observées lors de l'évaluation clinique et de l'évolution de l'état de santé de la personne soignée en période post chirurgicale.

L'intervention chirurgicale est considérée comme un succès, lorsque cette dernière parvient à soulager les symptômes préchirurgicaux, à réduire la morbidité et à améliorer la qualité de vie de la femme (Kimberly & Lee, 2001). À cet effet, les écrits recensés dénotent qu'une grande majorité des femmes hystérectomisées éprouvent un état de mieux-être qu'elles considèrent satisfaisant six à dix semaines après la chirurgie (Graesslin, Martin-Morille, Leguillier-Amour, Darnaud, Gonzales, Bancheri et al., 2002; Kjerulff et al., 2000; McKenzie & Grant, 2000; Parikh & Lesseps, 2000; Rhodes, Kjerulff, Langenberg & Guzinski, 1999). Les manifestations les plus courantes sont liées au soulagement des symptômes gynécologiques préopératoires d'ordre primaire, tels que la menstruation difficile, la douleur pelvienne et menstruelle, le saignement abondant et prolongé (Donoghue, Jackson, & Pagono, 2003; Guezo, 2003; Kimberly & Lee, 2001; Wade et al., 2000; Weber et al., 1999).

Malgré l'abondance des écrits qui discutent du rétablissement à long terme de la clientèle hystérectomisée, les résultats sont diversifiés et encore très controversés. Comme le soulignent Kimberly et Lee (2001), la plupart des recherches effectuées sont rétrospectives, comportent des biais importants et une méthodologie déficiente, ce qui explique que très peu d'entre elles soient en mesure de démontrer une rémission complète de l'état de santé de la personne à la suite d'une hystérectomie. Comme l'expliquent Donoghue et ses collaborateurs (2003) et Guezo (2003), cette ambiguïté résulte en partie du fait que, malgré une évaluation clinique favorable, la perception de mieux-être ressentie par la personne soignée s'exprime différemment et que celle-ci est grandement influencée par plusieurs facteurs bio-psycho-sociologiques, culturels et économiques de la personne (Graesslin et al., 2002 ; McKenzie et Grant, 2000).

2.2.4 Rôles du personnel soignant durant l'expérience périopératoire

La dernière décennie témoigne d'une mutation importante au sein du paradigme de soin. En effet, divers auteurs contemporains (Bellemare & Besner, 2002; Decker & Villeneuve, 2001; Draper et al., 2001; Fagin, 2001) observent une transformation au sein de la relation patient-soignant depuis le début des années 1990. Comme l'explique Combret (2003), le modèle contemporain *Partenaire dans le soin* dans lequel la personne soignée est une collaboratrice dans le soin, vise une participation accrue et une plus grande autonomie de la clientèle durant l'épisode de soin. Ce dernier remplace l'ancien modèle *Malade-soigné*, soit celui dans lequel le médecin prescrit, le personnel soignant exécute, alors que le patient subit et obéit. Une plus grande liberté d'action de la clientèle contribue à transformer la nature de l'hospitalisation. Ce mouvement incite les établissements de santé à instaurer des stratégies favorisant l'implication et le soutien à l'autonomie de personne soignée. Par conséquent, Combret (2003) souligne que l'enseignement thérapeutique est appelé à prendre de l'ampleur. Ce changement du paradigme de soin transforme également le rôle des professionnels de la santé, et tout particulièrement celui du personnel infirmier, considéré comme l'intervenant de première ligne dans l'évènement périopératoire.

Il importe de se rappeler la condition précaire de l'état de santé de la femme qui subit une hystérectomie. De plus, l'intervention chirurgicale constitue une rupture drastique et brutale de l'équilibre homéostatique chez la personne et une intrusion dans son intimité, plongeant cette dernière dans un univers inhabituel qui la rend fragile et vulnérable. La relation infirmière-cliente occupe une part importante dans l'évolution de l'état de santé vers une rémission favorable en période postopératoire. Selon Gonzalez-Valentin et al. (2005), non seulement l'infirmière doit faire preuve de sa compétence professionnelle dans l'exercice des ses fonctions, mais elle est également responsable d'établir et de maintenir un climat de confiance basé sur la dignité et le respect mutuel, en plus de procurer un environnement propice à l'apprentissage et au partage des activités de soins. Elle doit être attentive aux besoins de la clientèle, anticiper les difficultés, être avenante et offrir du soutien lorsque nécessaire.

Par l'entremise d'une revue systématique d'études qui examinent la préparation périopératoire de la clientèle, Hodgkinson, Evans & O'Neill (2000) concluent que la meilleure méthode de transmission de l'enseignement thérapeutique périopératoire est celle selon laquelle l'information transmise est discutée avec l'infirmière et soutenue par une documentation écrite. L'enseignement débute avant la chirurgie alors que l'information diffusée est révisée lors de la période postopératoire et adaptée au moment du congé. Selon Lithner et Zilling (2000), l'information ainsi transmise est mieux comprise, plus facilement retenue et plus efficace que toutes autres approches éducatives. Les auteurs consultés sont d'avis que les explications simples, claires et précises, en quantité suffisante, permettent à la personne soignée de se préparer positivement et de s'adapter aux nouvelles situations de soins, jour après jour (Aruffo & Gardner, 2001; Fox, 1998; Halpin & Barnett, 2005; Hodgkinson et al., 2000; Wade et al., 2000).

Le personnel soignant, plus particulièrement l'infirmière, est responsable de l'enseignement et des soins administrés à la clientèle qui vit une expérience périopératoire. La qualité de l'enseignement diffusé et celle des soins administrés ont une influence directe sur le rétablissement postopératoire et sur le niveau de satisfaction de la clientèle. Comme le rapportent Decker & Villeneuve (2001), il y a un lien étroit entre les compétences élevées des professionnels de la santé impliqués et un niveau accru de satisfaction de la clientèle. Par leurs fonctions, les infirmières peuvent avoir un impact considérable et positif sur les personnes qu'elles soignent, tout comme sur l'évolution de leur état de santé, la sécurité des clients et la réduction des risques. D'ailleurs, plusieurs chercheurs ont examiné les bienfaits de la combinaison des connaissances et de la bienveillance des infirmières, d'une préparation de qualité de la clientèle, du rétablissement favorable et de la satisfaction de la clientèle à la suite d'une phase aiguë de soins (Boudreaux & O'Hea, 2004; Cheung, Callaghan & Chang, 2003; Clark, Drain & Malone, 2003; Coslow & Eddy, 1998; Ferri, Feldman, Stanbridge & Fried, 2006; Lookinland & Pool, 1998; Yellen & Davis, 2001).

Effectivement, les résultats de plusieurs études randomisées et de méta-analyses témoignent des nombreux bienfaits pour la clientèle en ce qui a trait à une meilleure connaissance de l'évènement et une diminution de l'anxiété périopératoire (Cheung et al.,

2003), au rétablissement physiologique postopératoire plus rapide (Lookinland & Pool, 1998), à la participation active de la clientèle dans leurs soins (Wade et al., 2000), à une réduction de la douleur postopératoire plus tôt (Cheung et al., 2003; Coslow & Eddy, 1998; Lam, Chan, Chen & Ngan Kee, 2001) et à une meilleure prédisposition au congé (Laughlin & Colwell, 2002). De plus, Fox (1998) est d'avis qu'une préparation et un enseignement de qualité contribuent à une adaptation favorable de la clientèle en phase postopératoire qui, par surcroît, favorise une réduction de la durée de l'hospitalisation. Enfin, Henderson et Zernike (2001) soutenus par Boudreaux & O'Hea (2004) ajoutent qu'un enseignement adéquat augmente l'autonomie et l'assurance de la clientèle, ce qui permet de diminuer le nombre de consultations à l'externe à la suite de leur congé.

2.2.5 Influence d'une clientèle satisfaite sur le rétablissement postopératoire

Plusieurs scientifiques du domaine de la santé ont documenté l'influence positive d'une clientèle satisfaite sur l'adoption de comportements sains et préventifs (Clark et al., 2003; Cookson, Heath & Bertrand, 2000), le respect du régime thérapeutique (Labarère & François, 1999; Laughlin & Colwell, 2002; Perla, 2002), la gestion efficace de la douleur (Lanser & Gesell, 2001; Perla, 2002), la prédisposition au congé (Laughin & Cowell, 2002), la réduction de la durée de séjour (Clark et al., 2003; Morris, Levenback, Burke, DeJesus, Lucas & Gershenson, 1997), le succès de la prise en charge de la clientèle (Clark et al., 2003; Labarère & François, 1999), la résolution de difficultés mineures de santé suite à l'hospitalisation (Beauregard, Pomp, & Choinière, 1998; Brazil, McLean, Abbey & Musselman, 1997; Laughin & Colwell, 2002), ainsi qu'une réduction des frais d'utilisation des soins de santé (Clark et al., 2003; Morris et al, 1997). Également, la satisfaction de la clientèle est corrélée à la qualité des processus et des résultats de soins (Donabedian, 1980; Hinshaw, Gerber, Atwood & Allen, 1983; Larrabee & Bolden, 2001; Pineault & Daveluy, 1995).

Dans le secteur de la chirurgie gynécologique, plusieurs études expérimentales (Cheung et al., 2003; Coslow & Eddy, 1998; Lookinland & Pool, 1998; Young, Guzman,

Matis & McClure, 1994) et quasi-expérimentales (Ghosh et al., 2001; Morris et al., 1997) soutiennent que l'appréciation de la clientèle à l'égard des soins et services reçus joue un rôle significatif dans le processus de rétablissement. En effet, certains résultats montrent que l'information et les enseignements transmis, les moyens mis en place et les résultats de soins, qui sont perçus favorablement par la clientèle, sont davantage retenus, utilisés et répétés ultérieurement par la personne soignée sont davantage retenus, utilisés et répétés ultérieurement par la clientèle (Kjerulff et al., 2000). Il est maintenant reconnu qu'une patiente satisfaite participe plus activement au régime thérapeutique, qu'elle se rétablit physiquement plus rapidement et recouvre ses activités de vie quotidiennes plus tôt (Cheung et al., 2003; Ghosh et al., 2001; Lookinland & Pool, 1998), comparativement à celle qui accuse une carence dans la qualité des soins et des services qu'elle reçoit (Coslow & Eddy, 1998; Young et al., 1994). Par conséquent, ces constats supportent la nécessité d'accorder une attention particulière aux efforts des établissements de santé à parfaire la qualité des soins et des services dispensés, afin d'assurer la satisfaction de la clientèle qui les fréquente.

Même si les patients et les membres de leur famille sont les principaux bénéficiaires du rétablissement favorable de l'état de santé de la clientèle, les milieux de travail et le système de santé en général tirent aussi des avantages importants. La réputation de soins de qualité, la réduction des réclamations et des poursuites judiciaires, la satisfaction au travail, la diminution des coûts qui découlent de la réduction de la durée des séjours, du nombre de réadmissions et des traitements dispendieux figurent parmi les nombreux bienfaits structurels associés à une clientèle bien préparée, qui participe aux activités de soins et qui s'adapte mieux lors du retour à domicile (AIIC, 2002; Decker & Villeneuve, 2001; Tzeng & Ketefian, 2002).

À la lumière des lectures effectuées, les besoins de la clientèle hystérectomisée se résument à ceci : 1) l'accès à un gynécologue compétent dans un délai raisonnable; 2) le recours à un cheminement clinique orchestré de soins et de services continus; 3) une meilleure connaissance de l'expérience périopératoire; 4) des soins de qualité administrés par un personnel qualifié et compétent; 5) un plan d'interventions multidisciplinaires concilié et harmonisé, soutenant une participation accrue de la cliente aux activités de soins, 6) une meilleure préparation en prévision du retour à domicile et 7) l'accès simplifié aux ressources disponibles.

L'approche de soins adoptée par l'établissement de santé et son personnel soignant influence le degré d'atteinte des objectifs de soins et le succès de l'expérience périopératoire de la clientèle hystérectomisée. Chaque catégorie de dispensateurs de soins de santé constitue un élément précieux de l'équipe soignante et joue un rôle prédominant dans la qualité des soins dispensés. La tendance actuelle à favoriser le partage des connaissances interdisciplinaires intersectorielles se veut une solution intéressante pour parfaire la qualité des soins et des services, à satisfaire la clientèle, tout en assurant une meilleure gestion des ressources disponibles (Bellemare & Besner, 2002). La pratique en collaboration interdisciplinaire favorise les relations collégiales entre tous les intervenants de l'établissement de santé et la clientèle, encourage le partage des connaissances entre chaque membre de l'équipe de soins de santé et facilite la coordination des ressources disponibles.

2.3 Modalité d'intervention : l'approche concertée de soins multidisciplinaires (ACO)

L'évolution rapide de la science et de la technologie, associée à l'épuisement des ressources financières et humaines et aux pressions socioéconomiques et politiques actuelles imposent la révision des procédés en place et du mode de livraison des soins et des services de notre système de santé. Dans la situation qui prévaut actuellement, où il importe de faire davantage avec les mêmes ressources, la pratique collaborative multidisciplinaire et intersectorielle s'annonce comme étant une avenue prometteuse. Guidés par le désir d'offrir des soins et des services de haute qualité, tout en permettant d'optimiser le rendement et les performances, plusieurs établissements optent pour la création d'équipes composées de divers professionnels de la santé experts dans leur secteur d'activités respectif, responsables d'élaborer une démarche thérapeutique structurée de soins et de services harmonisés, capables de répondre aux besoins de clientèles spécifiques, tout en assurant une meilleure gestion des ressources nécessaires.

L'émergence de nombreux écrits qui discutent des approches interdisciplinaires et intersectorielles de soins témoigne d'un intérêt sans cesse croissant, alors que ces dernières sont perçues comme une solution potentielle aux divers maux du système de santé actuel. L'usage de ce type d'approche par consensus d'experts connaît un essor important tout particulièrement depuis le début du nouveau millénaire, dans les établissements de santé à travers le monde entier : en Angleterre (Clark, 2003; Grant, Hall & Pritlove, 2005; Guezo, 2003; Hall, Grant & Pritlove, 2005; Whittle & Hewison, 2007), en Australie (Kinsman, 2004; Santamaria, Houghton, Kimmell & Graham, 2003), en Belgique (Van Herck et al., 2004); Chine (Chang, Cheng & Luo, 2006; Chang et al., 2003), au Denmark (Møller, Kehket, Friland, Schouenborg, Lund & Ottesen, 2001), en Espagne (Soria, Pellicer, Flores, Carrasco, Candel & Aguayo, 2005), aux États-Unis (Bookbinder et al., 2005; Gadacz, Adkins & O'Leary, 1997 ; Saint, Hofer, Rose, Kaufman & McMahon, 2003), en France (Boisvert & Fossé, 1999;), en Italie (Marchisio, Ferraccioli, Barbieri, Porcelli & Panella, 2006; Panella, Marchisio, Di Mario, Marani & Di Stanislao, 2005), en Nouvelle-Zélande (Taylor, Wong, Siegert & McNaughton, 2006); sans oublier le Canada (Ferri et al., 2006; Gagnon, Legendre-Parent, Vigneault, Marquis, Paquet, Michaud et al., 2004), pour n'en nommer que quelques exemples.

Largement utilisée auprès de plusieurs clientèles vivant une expérience chirurgicale (Delaney, Zutshi, Senagore, Remzi, Hammel & Fazio, 2003; Ferri et al., 2006; Gadacz, Adkins & O'Leary, 1997 ; Lewis, 2000; Reed, Veith, Gargiulo, Timaran, Ohki, Lipsitz et al., 2004; Santamaria et al., 2003; Soria et al., 2005), la notoriété de l'ACO s'est rapidement étendue aux personnes souffrant de conditions chroniques de santé physique (Docherty, McCombe & Simpson, 2003; Panella et al., 2005; Ranjan, Tarigopula, Srivastava, Obasanjo & Obah, 2003; Taylor et al., 2006), de santé mentale (Grant et al., 2005; Hall et al., 2005; Lecomte, 2003; Mynors-Wallis, Rastogi, Virgo, Kosby, Howard & Brake, 2004; Stain, Kisley, Miller, Trait & Bostwick, 2003) et de soins palliatifs (Bookbinder, et al., 2005). Tout récemment, on observe son débordement du milieu hospitalier et son insertion dans le milieu communautaire, soit en promotion de la santé (Fetrick, Christensen & Mitchell, 2003; Pooler, McCrory, Steadman, Westwell & Peers, 2003) et en prévention des maladies, des accidents et des blessures (Dienemann, Campbell, Wiederborn, Laughon & Jordan, 2003; Logan, 2003; Newton, 2003).

2.3.1 Définition de l'ACO

Il existe différentes façons pour désigner l'ACO, et ce, autant dans les écrits de langue anglaise que française. Malgré les variantes observées dans la définition du phénomène, on note plusieurs similitudes. S'inspirant du *Integrated care pathway* britannique (Campbell et al., 1998; Clark, 2003; Docherty et al., 2003; Guerzo, 2003; Whittle & Hewison, 2007) et du *clinical pathway* ou *critical pathway* américain (Baz et al., 2007; Broder, 1998; Chang et al., 2003; Edick & Whipple, 2001; Jones, McCullough & Richman, 2003; Pearson et al., 2001; Ransom et al., 2003), l'instigatrice de cette étude propose de définir l'*ACO* comme étant *la collaboration qui s'instaure entre les intervenants en santé et la clientèle ciblée dans le cadre d'une démarche multidisciplinaire et intersectorielle structurée et planifiée d'activités cliniques et d'interventions de soins harmonisés, qui sont prévues tout au long du continuum de soins, dans le but de répondre aux besoins spécifiques d'une clientèle type qui vit une condition médicale particulière.* Élaborée par les membres d'une équipe de soins multidisciplinaires de la santé, l'ACO met à contribution tous les professionnels de la santé qui gravitent autour d'une clientèle ciblée. Elle décrit l'expérience globale de soins sous deux volets principaux, soit le processus de soins et les résultats cliniques recherchés. La présente étude s'intéresse plus particulièrement à l'ACO destinée aux femmes devant subir une hystérectomie, que nous avons désignée comme le *Suivi systématique de la clientèle hystérectomisée (SSCH).*

L'appellation SSCH a été préférée à celle de la *gestion prévisionnelle des soins* des Français (Boisvert & Fossé, 1999) qui valorise davantage la prise en charge de la clientèle par le personnel soignant au détriment de la participation de celle-ci au processus de soins. Le SSCH s'apparente au *Suivi systématique de la clientèle/personne/famille* québécois (Gagnon et al., 2004; Lefebvre, Bouchard & Pelchat, 1999), compte tenu de la nature de la démarche, des besoins particuliers engendrés par l'expérience périopératoire pour la clientèle et de son implication directe à la démarche de soins tout au long du cheminement clinique. Cependant, le SSCH se distingue de la gestion par situation de soins (*case management*) et du cheminement clinique (*care map*) américain. Ces derniers sont apparus lors de la réorganisation des services de santé aux États-Unis (Lefebvre et al., 1999; Lewis, 2000; Wilmore, 2001) alors que la démarche de soins se concentre uniquement durant le séjour hospitalier. Afin d'éviter d'alourdir inutilement le texte, le terme générique *ACO* a été sélectionné pour désigner les diverses appellations similaires retrouvées dans la littérature, soit l'*Integrated care pathway* anglais, le *clinical pathway* ou le *critical pathway* américain et le *suivi systématique de la clientèle* québécois.

Comme l'expliquent Chang et ses collaborateurs (2003), l'ACO est une démarche proactive qui intègre simultanément les principes de gestion axés sur les résultats et ceux de la gestion par processus de soins intégraux harmonisés. Selon certains experts (Baz et al., 2007; Chang et al., 2003; Clark, 2003; Cook & Scott, 2004, 2005; Croucher, 2005; Fox et al., 2003; Napolitano, 2005; Pearson et al., 2001; Scott & Cook, 2005), elle vise avant tout à offrir des soins et des services de haute qualité à la clientèle ciblée, en favorisant une pratique collaborative entre le personnel soignant et la personne soignée, dans le but d'offrir les meilleures pratiques de soins connues à ce jour, par la personne la mieux qualifiée, au moment opportun, au bon endroit, avec les moyens appropriés, et ce, au meilleur coût possible.

2.3.2 Fondements de l'ACO

Le développement d'une ACO est tout indiqué au moment d'instaurer un nouveau procédé ou lorsqu'on observe certaines déficiences à ceux déjà existants (Edick & Whipple, 2001). Parmi les déficiences les plus fréquemment mentionnées, Broder et Bovone (2002) identifient une variation de la pratique médicale, une duplication des services offerts, une inconstance notable des activités et des interventions de soins dispensées par les professionnels de la santé issus de différents secteurs d'activités, des irrégularités à l'intérieur du procédé même et des coûts qui fluctuent continuellement. Ces lacunes ont également été soulignées par plusieurs autres auteurs (Association médicale canadienne, 1995; Boisvert & Fossé, 1999; Broder, 1998; Campbell et al., 1998; Clark, 2003; Gray, 2005; Marchisio et al., 2006; Napolitano, 2005). Pour développer des ACO, la priorité est accordée aux situations complexes de soins qui enregistrent des coûts élevés, qui impliquent un éventail de ressources, et tout particulièrement celles par lesquelles transite un volume important d'une clientèle spécifique (Gray, 2005; Guezo, 2003; Pearson et al., 2001; Pritts et al., 1999). La clientèle hystérectomisée répond à plusieurs de ces conditions, ce qui explique que l'élaboration et l'implantation d'un suivi systématique auprès de cette clientèle figure parmi les priorités d'actions de la RRS4 du Nouveau-Brunswick.

Puisque l'ACO est un concept relativement récent dans le domaine de la santé, ses fondements relèvent principalement de l'avis d'experts et de l'expérience acquise au cours de la dernière décennie. Les principaux acteurs engagés dans l'ACO sont la clientèle, les intervenants et les gestionnaires. Quatre grands principes directeurs se dégagent de la littérature consultée :

1. *L'orientation vers le patient* stipule que les besoins de la personne soignée figurent au cœur de l'ACO. Un personnel qualifié l'assiste dans l'atteinte d'un niveau optimal de mieux-être, lors d'un épisode transitoire de soins dans un établissement de santé (Association médicale canadienne, 1995; Broder, 1998; Clark, 2003; Cook & Scott, 2004; Edick & Whipple, 2001; Gadacz, Adkins & O'Leary, 1997 ; Guezo, 2003; Jones et al., 2003; Lefebvre et al., 1999; Panella et al., 2003; Pearson et al., 1995).

2. *L'orientation vers les résultats escomptés* expose les visées qui permettent de se prononcer à l'égard des différents déterminants de la qualité de l'approche proposée (Boisvert & Fossé, 1999; Campbell et al., 1998; Clark, 2003; Docherty et al., 2003; Fox et al., 2003; Jones et al., 2003). Comme le souligne Kinsman (2004), ce principe réfère à la fois aux résultats intermédiaires qui servent de repères à la surveillance de l'évolution quotidienne de la condition du client tout au long du continuum de soins et aux résultats finaux qui sont ceux que la clientèle doit atteindre pour recevoir son congé de l'hôpital. Ces derniers résultats témoignent non

seulement de l'évolution de l'état de santé de la personne soignée, de son implication et de sa préparation à la prise en charge, mais également de la capacité des personnes ressources et des moyens déployés à l'assister dans son cheminement vers un rétablissement optimal au moment du retour à domicile.

3.   *L'interdisciplinarité* constitue l'une des prémisses de l'ACO (Clark, 2003; Claridge et al., 2005; Gadacz, Adkins & O'Leary, 1997 ; Guezo, 2003; Napolitano, 2005; Panella et al., 2003; Sierchio, 2003). Kinsman (2004) explique que l'engagement et la pratique collaborative entre les divers professionnels impliqués dans l'expérience globale de la clientèle sont essentiels à l'échange des connaissances, au partage d'expertises et à l'adoption des meilleures pratiques afin de coordonner les activités, de concilier les interventions et d'harmoniser la livraison de soins de grande qualité. Ces propos sont également soutenus par plusieurs autres auteurs (Boisvert & Fossé, 1999; Docherty et al., 2003; Edick & Whipple, 2003; Lecomte, 2003; Pritts et al., 1999; Schifalacqua, 1999; Stephen & Berger, 2003).

4.   *L'amélioration continue de la qualité* représente la philosophie de soin dans laquelle s'insère l'ACO. Sans prétendre être la réponse à tous les maux, ce principe permet entre autres d'identifier et de limiter les sources de variation, de prévenir les risques et les incidents, d'harmoniser le plan d'interventions, de coordonner les ressources et, ainsi, assurer un plus grand contrôle des coûts (Broder, 1998; Campbell et al., 1998; Clark, 2003; Ferri et al., 2006; Panella et al., 2003; Van Herck et al., 2004). De plus, ce principe sous-tend l'instauration d'un processus évaluatif continu, capable de procurer l'information pertinente nécessaire à la prise de décision à l'égard des pistes d'amélioration (Guezo, 2003; Kinsman, 2004, Triolo et al., 2002).

2.3.3 Composants de l'ACO

L'ACO énonce la séquence chronologique idéale des évènements et des activités de soins, qui conduisent aux résultats cliniques escomptés dans une perspective d'efficacité optimale. En fait, il s'agit d'une démarche multidisciplinaire et intersectorielle de soins harmonisés, prévue pour la personne soignée. Les écrits consultés identifient plusieurs éléments pouvant être regroupés en cinq composants majeurs : le parcours clinique, les ordonnances médicales pré autorisées, les protocoles de soins, les rapports de variation et la composante éducationnelle.

Le premier composant, *le parcours clinique* consiste en une représentation schématique du cheminement type qu'effectue la clientèle cible, entre le moment où la décision d'agir est prise et le moment de son retour à domicile à la suite l'hospitalisation (Boisvert & Fossé, 1999 ; Fox et al., 2003; Napolitano, 2005). Un tel parcours clinique met en parallèle les événements à survenir, selon les secteurs et les services désignés, et les rôles des divers intervenants impliqués à chaque étape du processus, y compris celui de la clientèle ciblée. Il détaille la logistique liée à la conception, l'implantation, la gestion, l'évaluation et la révision du procédé. En plus d'identifier les responsables et de déterminer les ressources humaines, matérielles et financières essentielles, cette composante énonce la politique organisationnelle et précise les critères d'inclusion et d'exclusion de la clientèle ciblée.

Le second composant, *les ordonnances médicales pré-autorisées* de l'approche concertée, regroupe une liste des directives et d'ordonnances exigées par le médecin traitant, selon l'étape du cheminement clinique, des examens qui précèdent l'admission jusqu'au suivi postopératoire (Docherty et al., 2003; Edick & Whipple, 2001; Napolitano, 2005; Pritts et al., 1999). Selon Ghosh et al. (2001), il s'agit de documents officiels sur lesquels figurent les prescriptions médicales prédéterminées, reconnues et acceptées par le consortium d'experts interdisciplinaires (consultations, examens, médicaments, traitements, diète, soins). Le moment venu, le personnel désigné suit les directives telles que prescrites, date et signe le document, simplifiant ainsi la rédaction des annotations cliniques et assurant la constance des interventions. À tout moment, le personnel soignant doit faire preuve de jugement professionnel dans l'exécution des ordonnances médicales, par exemple réduire la dose d'analgésique si la cliente est trop somnolente.

Le troisième composant, *les protocoles de soins quotidiens*, représente le plan d'interventions multidisciplinaires préopératoires et postopératoires à être effectué au moment opportun, à un endroit désigné et à une date indiquée, visant l'atteinte des résultats cliniques à l'intérieur d'une durée de séjour prédéterminée. Ces interventions désignées reposent sur les meilleures pratiques de soins connues (Broder, 1998, Campbell et al., 1998; Docherty et al., 2003; Pritts et al., 1999). Gray (2005) explique que l'on retrouve un protocole de soins spécifique à chaque étape du cheminement clinique poursuivi par la personne soignée, dans lequel sont énoncés l'évaluation des risques, les soins, les traitements, les activités préventives et les éléments de surveillance. Ces renseignements sont axés à la fois sur les tâches à exécuter et sur les résultats de soins à observer. Ghosh et ses collègues (2001) soutiennent que ce type de document permet, en plus de la vérification des interventions accomplies et l'observation des résultats cliniques, l'annotation des irrégularités cliniques ainsi que le plan d'interventions ajusté. Ces documents témoignent de l'évolution quotidienne de l'état de santé de la personne soignée tout au long du continuum de soins. Les protocoles de soins quotidiens sont considérés comme des outils de références, des points de repère de l'évolution prévue de l'état de santé de la clientèle cible (Joshi & Bernard, 1999). Ils ne remplacent en aucun cas le jugement clinique des professionnels de la santé, en ce sens qu'ils doivent continuellement être ajustés et personnalisés aux besoins spécifiques de la personne soignée.

Le quatrième composant concerne *les rapports de variation*, qui sont les outils destinés à identifier les sources de variation responsables des délais dans l'atteinte des résultats escomptés. Hyett et al. (2007), soutenus par Clark (2003), Guezo (2003) et Napolitano (2005), expliquent qu'un écart survient lorsque l'évolution de l'état de santé de la personne soignée déroge du cheminement clinique prévu par l'approche concertée. Ces outils documentent l'origine des écarts observés à partir d'indicateurs cliniques critiques qui caractérisent la progression de l'état de santé de la personne soignée (Association médicale canadienne, 1995; Edick & Whipple, 2001; Gray, 2005; Luthi, Dolan & Ballard, 1998; Panella et al., 2003). Il existe deux types de rapports, soit les rapports quotidiens et le rapport global complété au moment du congé. Hyett et ses collègues (2007) appuyé par

Clark (2003) précisent que le rapport quotidien commente les difficultés rencontrées à chaque jour durant l'hospitalisation et expose également les actions prises pour rectifier la situation. Le rétablissement des fonctions urinaires est un exemple d'indicateur clinique critique visé lors de la première journée postopératoire chez la femme hystérectomisée, puisque ce dernier coïncide avec le retrait du cathéter vésical. Quant au rapport global, il identifie la raison de la variance au moment du congé en relation avec la durée prédéterminée du séjour hospitalier. Une hémorragie postopératoire, une élévation de la température corporelle ou une absence de gaz intestinaux sont des exemples d'indicateurs critiques liés au congé de la femme hystérectomisée (Edick & Whipple, 2001; Hyett et al., 2007). Le rapport global est un document distinct acheminé au responsable de la gestion de la qualité pour fin d'analyse. Comme le mentionnent certains auteurs (Baz et al., 2007; Panella et al., 2003; Scott & Cook, 2005; Van Herck et al., 2004), l'utilisation de rapports de variation informatisés facilite grandement l'accès à l'information nécessaire à la prise de décision.

Enfin, le cinquième, le composant éducationnel, présente les différents éléments cognitifs, sensoriels et participatifs de l'expérience périopératoire de la clientèle cible. Elle décrit les événements à survenir à chaque étape du processus en parallèle avec les activités de soins du personnel impliqué. Cette composante présente les directives et les recommandations qui soutiennent la préparation physique et psychologique, la participation et l'implication de la personne soignée au processus de soins (Delaney et al., 2003; Guezo, 2003; Napolitano, 2005; Stephen & Berger, 2003). Elle comprend divers outils d'enseignement présentés sous formes variées, écrites, verbales ou visuelles. La documentation est accompagnée d'une séance structurée de formation et d'enseignement à la clientèle, dispensée par une infirmière spécialisée lors de la visite de pré-admission et ensuite, révisée avec le personnel soignant tout au long du parcours clinique. L'un des éléments prédominants de cette composante est le plan de soins en version client. Hanchett et O'Neal (2001) expliquent qu'il s'agit d'une compilation journalière des interventions de soins, avant, pendant et après la chirurgie, auxquelles la personne soignée peut s'attendre et qui est accompagnée d'une description des activités de soins à être effectuées.

Comme le soulignent Pronovost et ses collègues (2004), chaque composant regroupe des documents légaux qui constituent un imposant recueil d'informations cliniques indispensables à la prise de décision. Il est à noter que les ordonnances médicales pré-autorisées, les protocoles de soins préopératoires et postopératoires et les rapports de variation journaliers sont des parties intégrantes du dossier médical permanent de la clientèle soignée. Quant au parcours clinique, ce dernier figure au manuel de politiques et procédures de l'établissement, alors que tout le matériel relatif à l'enseignement thérapeutique est remis à la clientèle cible.

2.3.4 Conception et l'implantation de l'ACO

Plusieurs experts sont d'avis qu'on augmente considérablement les chances de succès d'un rétablissement postopératoire si l'approche de soins proposée repose sur des fondements théoriques solides, si elle reçoit le soutien organisationnel et professionnel nécessaire et si l'utilisation des outils développés s'inscrit dans d'une démarche structurée d'efforts soutenus pour améliorer la qualité des soins (Cook & Scott, 2004; Edick & Whipple, 2001; Gray, 2005; Guezo, 2003). Nombre d'auteurs se sont attardés à décrire le déroulement des activités liées au développement et à la mise en oeuvre d'ACO (Campbell et al., 2000; Clark, 2003; Cook & Scott, 2004, 2005; Docherty et al., 2003; Guezo, 2003; Lewis, 2000, Marchisio et al. 2006; Moody et al., 2001; Panella et al., 2003). Même si les activités varient quelque peu d'un expert à l'autre, elles se déroulent selon l'ordre chronologique des évènements pouvant être classés en neuf étapes successives :

1. identifier et sélectionner une clientèle ayant des besoins spécifiques prioritaires;
2. former l'équipe de travail multidisciplinaire/intersectorielle;
3. examiner la situation sous tous ses angles;
4. recueillir l'information sur les meilleures pratiques de soins connues;
5. développer les protocoles, les outils d'interventions et les mesures de variation;
6. éduquer et former le personnel soignant impliqué;
7. pré tester la nouvelle approche pendant quelques semaines;
8. implanter l'approche concertée auprès de la clientèle ciblée;

9.   surveiller et documenter les variations;

10.   réviser les protocoles au besoin, afin de parfaire la qualité du procédé.

Aux dires de Docherty et ses collègues (2003), soutenus par Panella et al. (2003), la sélection d'un processus de soins doit s'effectuer en collaboration avec les instances administratives de l'établissement, les gestionnaires et les professionnels de la santé. Guezo (2003) recommande que l'équipe permanente de travail soit composée de représentants des principaux secteurs d'activités et des disciplines impliquées, dont un chirurgien, des infirmières, un représentant de la gestion de la qualité et un administrateur. Au besoin, d'autres intervenants clés sont invités à se joindre à l'équipe, tels un pharmacien, un anesthésiste, un urgentologue, un thérapeute respiratoire, un travailleur social ou un psychologue. Cook & Scott (2004), soutenus par Moody et ses collègues (2001), soulignent l'importance d'impliquer aussi une ou plusieurs personnes ayant déjà vécu l'expérience de cette chirurgie (des usagers), tout particulièrement au moment de l'élaboration du matériel d'enseignement destiné à la clientèle cible.

Les responsabilités de l'équipe multidisciplinaire/intersectorielle sont d'uniformiser et de coordonner les activités de soins en vue de rencontrer les besoins de la clientèle cible, selon les meilleures pratiques dans le domaine, par l'utilisation judicieuse des ressources et des moyens disponibles, et ce, à toutes les étapes du cheminement périopératoire afin d'obtenir des résultats optimaux de santé bien-être (Clark, 2003; Docherty et al., 2003 ; Napolitano, 2005). De plus, l'équipe est directement impliquée dans les étapes subséquentes, soit la formation du personnel soignant, la mise en oeuvre, la surveillance, l'évaluation périodique et le suivi de l'approche concertée. Aux dires de Fox et al. (2003), l'approche concertée représente de nombreuses heures consacrées à un travail intense de consultation et de concertation qui repose sur le respect de l'expertise, sur la fluidité de la communication et sur l'engagement profond envers le succès de l'intervention.

L'implantation d'une nouvelle approche de soins nécessite l'adaptation des acteurs impliqués. Par conséquent, plusieurs experts (Docherty et al., 2003; Edick & Whipple, 2001; Fox et al., 2003; Moody et al., 2001; Napolitano, 2005; Scott &Cook, 2005; Sierchio,

2005) soutiennent la nécessité de former tous les membres du personnel soignant concerné par la nouvelle approche de soins. Selon Kinsman et ses collègues (2004), cette intervention éducative permet d'assurer une meilleure compréhension du procédé et des rôles respectifs attendus de chacun à l'intérieur du processus, une utilisation adéquate des outils développés, ainsi qu'un engagement collectif vers l'atteinte des buts visés.

Pour Pronovost et al. (2004) soutenus par Cook & Scott (2005), l'essai pilote s'avère indispensable pour assurer le bon déroulement du procédé et d'effectuer les ajustements nécessaires avant d'amorcer la mise en oeuvre officielle. De plus, Clark (2003) et Guezo (2003) sont d'avis que l'exercice assure également une période d'adaptation, afin d'effectuer la transition et de permettre l'acclimatation de la clientèle, du personnel et de l'environnement au nouveau procédé. Même si les experts s'accordent à dire qu'un certain laps de temps est nécessaire à l'ajustement de tout nouveau procédé, la majorité des écrits consultés ne fournissent aucune précision à ce sujet. Les rares auteurs à l'avoir précisé allouent quelques semaines (Fox et al., 2003; Guezo, 2003; Ransom et al., 2003) à quelques mois (Cook & Scott, 2005; Edick & Whipple, 2001; Joshi & Bernard, 1999; Moody et al., 2001). L'ACO prend place lorsque toutes ses composantes sont développées, reconnues et acceptées par les divers partis impliqués et que le procédé a été pré-expérimenté. Certains auteurs (Broder, 1998; Cook & Scott, 2005; Edick & Whipple, 2001) favorisent une implantation graduelle du procédé nouvellement développé, alors que la plupart des autres s'entendent sur une application intégrale de tous les composants à un moment prédéterminé (Campbell et al., 1998; Clark, 2003; Docherty et al., 2003; Fox et al., 2003; Guezo, 2003).

2.3.5 Gestion et suivi de l'ACO

Pour mener à bien ce projet innovateur, certains auteurs (Clark, 2003; Guezo, 2003, Hall et al., 2005; Sierchio, 2003) suggèrent que la coordination des activités soit assurée par une personne neutre, tel un représentant de la gestion de la qualité de l'établissement, et qui n'est pas directement impliqué dans le nouveau procédé. Une gouvernance efficace de la démarche nouvellement instaurée repose essentiellement sur la capacité d'anticiper les difficultés et à y remédier rapidement afin de favoriser l'engagement, le soutien et la collaboration de tous les membres du personnel désigné et de la clientèle ciblée. Parmi les difficultés recensées se retrouvent la crainte du changement associée à l'instauration d'un nouveau procédé (Campbell et al., 1998; Docherty et al., 2003; Edick & Whipple, 2001; Lewis, 2000; Taylor et al., 2006), l'utilisation inappropriée des divers outils implantés (Campbell et al., 1998; Chang et al., 2006; Kinsman, 2004; Stephen & Berger, 2003; Taylor et al., 2006) et un suivi inadéquat ou insuffisant (Clark, 2003; Chang et al., 2006; Guezo, 2003).

Napolitano (2005) souligne l'importance d'une participation active des chirurgiens et des autres professionnels de la santé à toutes les étapes de la conception, du suivi et de l'évaluation de l'approche concertée, afin de favoriser leur engagement. Ransom et ses collègues (2003) sont d'avis qu'une implication directe permet de conscientiser le personnel soignant aux nombreux bienfaits, tant pour le mieux-être de la clientèle, pour l'épanouissement professionnel que pour la satisfaction personnelle que procure une pratique collaborative basée sur les résultats probants et sur l'effort collectif d'améliorer la qualité des soins. Aux dires de certains auteurs contemporains (Baz et al., 2007; Chang et al., 2006; Hall et al., 2005, Hyett et al., 2007), l'instauration d'une culture de partage des connaissances réduit considérablement les difficultés, les délais et favorise la résolution de problème au moment de la prise de décision.

Idéalement, tout le personnel soignant impliqué dans l'ACO s'engage à respecter le plan d'interventions multidisciplinaires prédéterminé et à faire l'usage approprié des divers outils intégrés au dossier médical permanent. Pour certains auteurs consultés (Clark, 2003; Edick & Whipple, 2001; Fox et al., 2003; Kinsman, 2004; Kinsman & James, 2001; Sierchio, 2003), il importe que les notes transcrites soient complètes, pertinentes et précises afin de faciliter le repèrage et l'extraction des données ultérieurement. Par conséquent, un suivi adéquat implique une vérification sporadique et aléatoire des dossiers médicaux de la clientèle ciblée afin d'assurer la qualité des annotations et des observations cliniques présentées (Hempling & Adhikari, 2005; Foy et al. 2005; Hyett et al., 2007; Kinsman, 2004; Kinsman et al., 2004). Ces renseignements sont essentiels à l'identification des

117

sources de variation, lesquelles deviendront la cible d'actions destinées à améliorer de la qualité des soins et des services offerts.

Un suivi adéquat comprend également l'examen minutieux des rapports globaux de variation à des intervalles réguliers. Hyett et al. (2007) précisent que l'exercice consiste entre autres à déterminer l'origine des écarts et à identifier les sources communes de variation. L'analyse des écarts cherche à distinguer les sources prévisibles, lesquelles peuvent être évitées, de celles imprévisibles qui sont inévitables dans plusieurs situations (Clark, 2003; Edick & Whipple, 2001; Gray, 2005; Mace, 2004; Mittman, 2004; Panella et al., 2003). Une douleur incontrôlée ou des vomissements qui persistent sont des exemples de sources prévisibles rectifiables, alors qu'une défaillance cardiaque postopératoire est plus difficile à prévoir. Selon Docherty et ses collègues (2003), il importe que les résultats de l'analyse soient partagés avec les membres de l'équipe de travail régulièrement, à chaque trimestre. Ces derniers ont le mandat de proposer des changements selon les meilleures pratiques connues à ce jour et de réviser les composantes de la démarche de soins à la lumière des modifications recommandées par le consortium interdisciplinaire. Aux dires de certains auteurs (Fox et al., 2003; Foy et al., 2005; Guezo, 2003; Gray, 2005; Hall et al., 2005; Hyett et al., 2007; Kinsman, 2004; Panella et al., 2003;Van Herck et al., 2004), l'analyse des variances représente une activité indispensable au processus d'amélioration continue de l'ACO.

2.3.6 Bénéfices de l'ACO

Les auteurs sont nombreux à vanter les mérites des approches concertées de soins et de services, selon leur point de vue respectif. Certains bienfaits sont mentionnés par une majorité d'auteurs. Diverses études recensées ont indiqué que ce système de gestion des soins réduit la durée de séjour en milieu hospitalier sans augmentation significative des complications et des réadmissions, qu'il diminue les coûts directs ou indirects associés tout en permettant de maintenir un niveau élevé de satisfaction de la clientèle (Chang & Lin, 2003; Chang et al. 2003; Chang et al., 2006; Delaney et al., 2003; Ferri et al., 2006; Ghosh et al., 2001; Lewis, 2000; Moody et al., 2001; Pearson et al., 2001; Saint et al., 2003;

118

Santamaria et al., 2003; Schifalacqua, 1999; Soria et al., 2005;Veltman & Loppnow, 1999). Comme le précisent Delaney et ses collaborateurs (2003), la clientèle adulte âgée de moins de 70 ans est celle qui retire le plus de bénéfices de cette approche de soins.

Plusieurs autres avantages sont cités dans les différents textes consultés. Malgré les nombreuses vertus que l'on concède à ce type de pratiques collaboratives de soins, plusieurs auteurs contemporains sont d'avis que la plupart d'entre elles demeurent théoriques (Edick & Whipple, 2001; Ghosh et al., 2001; Pearson et al., 2001; Saint et al., 2003). Le Tableau 2.1 présente une liste de bénéfices communément retracés dans la littérature, subdivisés selon les trois groupes d'acteurs impliqués dans le processus.

Tableau 2.1   Bénéfices liés à l'utilisation d'une ACO
Selon la clientèle

- préconise des attentes de soins réalistes (Clark, 2003; Lefebvre et al., 1999)

- se centre sur ses besoins (Broder, 1998; Guezo, 2003; Kinsman, 2004; Panella et al., 2005)

- assure une information uniforme et favorise la communication (Clark, 2003; Delaney et al., 2003; Fox et al., 2003; Lefebvre et al., 1999; Moody et al., 2001; Morris et al., 1997)

- favorise une participation accrue (Clark, 2003; Napolitano, 2005; Veltman & Loppnow, 1999)

- diminue la fragmentation et améliore la continuité des soins (Clark, 2003; Fox et al., 2003; Kinsman, 2004; Miller & Nugent, 2003; Moody et al., 2001; Panella et al., 2005)

- facilite la transition et valorise l'adaptation (Guezo, 2003; Lefebvre et al., 1999; Moody et al., 2001)

- minimise les risques (Clark, 2003; Fox et al., 2003; Hyett et al., 2007; Jones et al., 2003; Napolitano, 2005)

Selon les intervenants

- utilise un dossier médical unique (Clark, 2003; Fox et al., 2003; Guezo, 2003; Hall et al., 2005; Kinsman, 2004)

- diminue les risques d'erreurs médico-légales (Clark, 2003; Hyett et al., 2007; Jones et al., 2003; Napolitano, 2005)

- améliore la communication et la coordination des plans d'interventions multidisciplinaires (Chang et al., 2003; Edick & Whipple, 2001; Fox et al., 2003; Napolitano, 2005; Panella et al., 2005; Siercho, 2003, Whittle & Hewison, 2007)

- permet la détection et l'ajustement rapide aux problèmes identifiés (Hyett et al., 2007; Miller & Nugent, 2003; Whittle & Hewison, 2007)

- valorise la pratique basée sur les résultats probants (Chang et al., 2003; Napolitano, 2005; Pearson et al., 2001)

- réduit la duplication et la redondance (Clark, 2003; Edick & Whipple, 2001; Fox et al., 2003; Hall et al., 2005; Kinsman, 2004; Moody et al., 2001; Panella et al., 2005; Whittle & Hewison, 2007)

- incite à la formation continue (Clark, 2003; Edick & Whipple, 2001; Fox et al., 2003; Guezo, 2003; Kinsman, 2004; Moody et al., 2001; Napolitano, 2005; Panella et al., 2005; Veltman & Loppnow, 1999)

- clarifie les rôles et les responsabilités de chaque membre de l'équipe soignante (Clark, 2003; Edick & Whipple, 2001; Miller & Nugent, 2003; Panella et al., 2005; Siercho, 2003)

- assure la continuité des soins et des services de qualité (Chang et al., 2003; Clark, 2003; Fox et al., 2003; Guezo, 2003; Hall et al., 2005; Hyett et al., 2007; Kinsman, 2004; Napolitano, 2005; Panella et al., 2005; Whittle & Hewison, 2007)

Selon l'organisation

- diminue les variations dans la pratique (Delaney et al., 2003; Guezo, 2003; Napolitano, 2005; Vandamme et al., 2006)

- favorise le partenariat et stimule la pratique collaborative interdisciplinaire (Clark, 2003; Edick & Whipple, 2001; Hall et al., 2005; Siercho, 2003; Veltman & Loppnow, 1999; Whittle & Hewison, 2007)

- réduit les risques de poursuites médico-légales (Clark, 2003; Jones et al., 2003; Miller & Nugent, 2003; Napolitano, 2005; Pronovost et al., 2004; Ransom et al., 2003; Whittle & Hewison, 2007)

- bonifie la qualité des soins (Broder & Bovone, 2002; Chang et al., 2003; Fox et al., 2003; Hall et al., 2005; Napolitano, 2005; Panella et al., 2005; Pronovost et al., 2004; Whittle & Hewison, 2007)

- valorise l'usage optimal des connaissances, des compétences et des habiletés professionnelles (Clark, 2003; Edick & Whipple, 2001; Kinsman, 2004; Morris et al., 1997; Napolitano, 2005; Siercho, 2003)

- facilite les décisions basées sur les résultats probants (Clark, 2003; Edick & Whipple, 2001; Guezo, 2003; Hyett et al., 2007; Kinsman, 2004; Miller & Nugent, 2003; Napolitano, 2005)

- supporte l'amélioration continue de la qualité (Clark, 2003; Delaney et al., 2003; Edick & Whipple, 2001; Guezo, 2003; Hall et al., 2005; Hyett et al., 2007; Kinsman, 2004; Napolitano, 2005; Pronovost et al. 2004)

2.3.7 Inconvénients de l'ACO

Les écrits des dernières années témoignent de la popularité grandissante des approches concertées de soins multidisciplinaires et des capacités de celles-ci à produire les résultats escomptés. Cependant, les critiques se font très discrètes quant aux insuccès. Plus souvent qu'autrement, les auteurs présentent la version positive de l'expérience et s'abstiennent de commenter les efforts infructueux. Or, plusieurs études recensées présentent des résultats peu concluants, telle une durée du séjour hospitalier inchangée ou encore trop élevée par rapport à la norme nationale (Broder, 1998; Delaney et al., 2003; Lewis, 2000; Moller et al., 2001; Panella et al., 2005; Pitt et al., 1999; Reed et al., 2004; Taylor et al., 2006). Encore plus inquiétants, les résultats de certaines études révèlent une détérioration de la situation clinique de la clientèle, telle qu'une douleur plus élevée au moment du congé (Delaney et al., 2003), une durée de séjour prolongée (De Luc, 2000b; Mynors-Wallis et al., 2004), une augmentation de l'incidence de complications postopératoires (Cooney et al., 2001; Gagnon et al., 2004; Rouse et al., 1998), un surcroît des réadmissions (Stephen & Berger, 2003), un usage accru des ressources (Broder et Bovone, 2002; Marchisio et al., 2006; Mynors-Wallis et al., 2004; Saint et al., 2003), ou pire encore, un taux plus élevé de mortalité (Taylor et al., 2006).

La publication de résultats a pour effet d'inciter la recherche d'indices révélateurs capables de documenter l'origine des insuccès. Dans cette perspective, une analyse critique des écrits recensés révèle la présence d'éléments non négligeables susceptibles de restreindre considérablement la portée de ce type d'approche de soins. Parmi ceux-ci figurent les divergences d'opinions, une attitude réfractaire de la part des divers partis impliqués, un faible pourcentage d'adhésion de la clientèle au nouveau procédé et une démarche évaluative déficiente.

Aux dires de Lipsey & Cordray (2000), la plus grande difficulté retracée dans les récits d'expériences similaires est celle de traduire les visées en des résultats observables et mesurables. Dans le cadre d'ACO, les concepteurs ont recours à un ensemble d'objectifs pour décrire son efficacité (Rogers, 2000). La détermination des objectifs initiaux nécessite la participation de tous les partis impliqués (patient, personnel soignant et administrateur). Comme le souligne Leprohon (2000), la *divergence d'opinions* de ce que représente un objectif prioritaire à atteindre découle des réalités propres à chaque personne concernée. Par conséquent, la sélection des objectifs de départ donne souvent lieu à des débats et à des négociations entre les principaux intéressés. Ces divergences représentent des enjeux qui, selon Whittle & Hewison (2007) et Gray (2005), doivent se solder par un consensus en misant sur le respect, la solidarité et la concertation entre les partis concernés.

Une *attitude réfractaire à la pratique collaborative et au changement* est, sans nul doute, une menace omniprésente au succès de tous nouveaux procédés de soins implantés. Comme le résument Malo (2004) ainsi que Whittle & Hewison (2007), travailler en interdisciplinarité pour créer une synergie collective nécessite de reconnaître l'interdépendance entre les secteurs d'activités concernés, de rendre les frontières perméables entre les professions, d'établir un climat de confiance dans un environnement clinique ouvert et d'agencer les ressources pour l'accomplissement d'un but commun. Par conséquent, ce système de gestion des soins suppose un changement des pratiques de soins, une redéfinition des rôles et des responsabilités, de même que l'instauration de nouvelles relations de coopération entre les différents acteurs. Selon certains auteurs, une conduite récalcitrante de la part de l'un ou l'autre des partis impliqués (Foy et al., 2005; Lecomte, 2003; Ghosh et al., 2001; Hall et al., 2005; Panella et al., 2003; Whittle & Hewison, 2007), un leadership organisationnel insuffisant (Foy et al., 2005; Hall et al., 2005; Panella et al., 2003; Veltman & Lappnow, 1999) et un personnel soignant instable (Broder & Bovone, 2002; Hall et al., 2005; Lewis, 2000) ne sont que quelques exemples de facteurs qui alimentent l'attitude réfractaire susceptible d'entraîner une défaillance dans le processus de soins.

L'expérience vécue à l'hôpital universitaire Johns Hopkins au Maryland est citée en exemple. Les résultats de l'étude menée par Pitt et ses collègues (1999), auprès d'une clientèle (n = 107) qui subit une chirurgie hépatique, ne démontraient toujours pas de réduction significative de la durée de séjour dix-huit mois après l'implantation de l'ACO. Devant ces faits, l'administration décida de rencontrer individuellement les quatre chirurgiens chevronnés responsables de la majorité (89 %) des interventions chirurgicales concernées, afin de discuter de leurs résultats respectifs. Les efforts furent fructueux puisque, dix-huit mois plus tard (36 mois après l'implantation, n = 166), on enregistra une diminution significative non seulement de la durée moyenne de séjour total (10 jours vs 13,2 jours; $p < 0,01$), mais également une réduction du taux de mortalité (0,6 % vs 4,5 %; $p < 0,05$) et des coûts d'hospitalisation (20 240 \$ vs 24 446 \$; $p < 0,01$). De plus, une réduction des écarts entre les résultats des chirurgiens suggère une plus grande uniformité de la pratique médicale.

Les résultats de l'intervention concertée peuvent également être influencés par *un faible degré d'adhésion de la clientèle au nouveau processus de soins*. Malgré les efforts soutenus de l'équipe de travail multidisciplinaire, l'inscription du patient à l'ACO relève de la décision du médecin. Comme le rapportent Jones et ses collègues (2003) et Panella et al. (2003), les chirurgiens ont une part de responsabilités quant à l'utilisation judicieuse des ressources et au contrôle des coûts. Alors que la majorité des études consultées n'apportent aucune précision à l'égard du pourcentage de personnes soignées qui bénéficient de l'approche interdisciplinaire nouvellement implantée, les quelques rares à l'avoir fait affichent des taux très dispersés, allant de 99 % (Veltman & Loppnow, 1999), 75 % (Grant et al., 2005; Kinsman et al., 2004), 60 % (Hempling & Adhikari, 2005; Kinsman & James, 2001; Pritts et al., 1999), 42 % (Broder & Bovone, 2002), à aussi peu que 26 % (Panella et al., 2003; Pearson et al., 2001). Cette disparité du taux de participation de la clientèle peut s'interpréter de diverses façons. Comme l'expliquent Panella et ses collègues (2003), cette différence peut refléter un certain degré d'aversion des médecins traitants envers les approches concertées de soins, ou encore, que le niveau de spécificité des critères d'inclusion et d'exclusion des sujets fait en sorte qu'un nombre limité d'entre eux sont éligibles. Les résultats de l'examen rétrospectif conduit par Saint et ses collègues (2003), un an avant (n > 75 par type de diagnostic) et un an après (n > 75 par type de diagnostic) l'implantation de treize différentes approches concertées de soins dans un centre hospitalier universitaire du Michigan, soutiennent également ces propos. En effet, au terme de cette étude, les auteurs concluent que malgré le fait que certaines approches concertées de soins ont diminué la durée de séjour (moins de 30 %, $p < 0,03$) ou l'utilisation des ressources (22 %; $p < 0,002$), ou les deux simultanément (5 %; $p < 0.001$), la plupart (68 %) n'ont provoqué aucun changement favorable significatif. Toujours selon ces mêmes auteurs, un faible degré d'adhésion de la clientèle dans certaines approches concertées de soins et l'hétérogénéité des sujets à l'intérieur du même parcours clinique sont en grande partie responsables des piètres résultats. Sans toutefois être en mesure d'établir un lien direct entre le pourcentage d'adhésion de la clientèle ciblée au nouveau procédé de soins et le succès de l'intervention, certains constats se dégagent de la littérature consultée.

Dans un premier temps, les résultats de certaines études démontrent que les chirurgiens qui possèdent une plus grande expérience avec l'utilisation d'approches concertées de soins ont la propension d'inscrire un nombre plus élevé de clients au nouveau procédé (Claridge et al., 2005; MØller et al., 2001, Pritts et al., 1999). L'examen de la durée moyenne de séjour effectué par Delaney et ses collègues (2003) auprès d'un échantillon aléatoire de personnes ayant subi une chirurgie abdominale qui expérimentent l'ACO ($n_E = 31$) et auprès de celles qui vivent l'approche classique ($n_T = 33$) vient également corroborer ce constat. De plus, les résultats de cette recherche démontrent que la clientèle soignée par un chirurgien qui possède une expérience antérieure avec ce type d'approche reçoit son congé plus tôt, comparativement à celle traitée par un chirurgien moins expérimenté ($p = 0,01$) et ce, peu importe le groupe dans lequel le sujet est inscrit. À la lumière des ces informations, peut-on prétendre que l'inverse engendre un effet contraire, c'est-à-dire que les chirurgiens moins expérimentés inscrivent moins de patients au nouveau procédé et qu'ils prolongent également la durée de séjour de leur clientèle non inscrite à une ACO?

Les résultats de deux études viennent appuyer cette présomption. La première est une recherche rétrospective comparative des sujets ($n = 339$) avant et après l'implantation d'une ACO auprès d'une clientèle qui subit une résection intestinale, dans un hôpital universitaire de l'Ohio. Dans cette étude, Pritts et ses collègues (1999) rapportent que 78 % des 69 sujets non inscrits au nouveau procédé ont été traités par les chirurgiens moins expérimentés avec ce type d'approche. Les résultats de l'étude présentent également une durée moyenne de séjour postopératoire nettement supérieure chez la clientèle non inscrite à l'approche concertée (9,68 jours) comparativement à celle qui en a bénéficié (7,71 jours; $p < 0,05$). La seconde est une vaste étude rétrospective effectuée par Pearson et ses collègues (2001), deux ans avant ($n = 4\,299$) et un an après ($n = 2\,497$) la mise en oeuvre de cinq différents protocoles de soins chirurgicaux interdisciplinaires dans un hôpital universitaire de Harvard. Cette étude met également en lumière une durée moyenne de séjour significativement plus longue ($p < 0,007$) chez la clientèle non inscrite à l'ACO, comparativement à celle qui bénéficie de ce type d'approche, et ce, pour les cinq protocoles de soins à l'étude. Tout bien considéré, les faits rassemblés laissent sous-entendre qu'un faible pourcentage d'adhésion de la clientèle au procédé de soins nouvellement implanté peut influencer l'atteinte des buts communs visés.

Le dernier facteur restrictif recensé dans la littérature consultée concerne un *processus d'évaluation déficient ou incomplet* de l'approche concertée. Comme le soulignent Baz et ses collègues (2007), malgré le fait que les démarches évaluatives documentées se soient multipliées au cours des dernières années, les résultats demeurent encore très controversés puisque peu d'études sont méthodologiquement fiables alors que la plupart d'entre elles comportent des biais importants et des lacunes notables. L'analyse critique des études recensées permet d'identifier certaines déficiences méthodologiques susceptibles d'influencer les résultats générés par le processus évaluatif dont, entre autres, l'absence d'un cadre de référence ou d'un modèle d'évaluation structuré, une durée de l'observation trop courte, ainsi que l'interférence de conditions particulières qui influencent les résultats.

Malgré les efforts constants à démontrer le succès de l'ACO, on remarque que le recours à un cadre de référence relève davantage de l'exception que de la règle. En effet, on note l'absence d'un modèle de référence dans presque la totalité des études recensées, tant dans l'ensemble des interventions chirurgicales (Cooney et al., 2001; Delaney et al., 2003; De Luc, 2000a; Pitt et al., 1999; Pritts et al., 1999 ; Reed et al., 2004; Saint et al., 2003; Stephen & Berger, 2003) que dans le domaine de la chirurgie gynécologique (Chang & Lin,

2003; Ghosh et al., 2001; Møller et al., 2001; Morris et al., 1997; Pearson et al., 2001; Veltman & Loppnow, 1999).

L'absence d'un modèle cohérent et valide, de définitions claires, et de relations précises entre les éléments à l'étude peuvent engendrer l'ambiguïté et la confusion au moment de l'évaluation de l'approche concertée. Baz et ses collègues (2007) soutiennent que la combinaison d'interventions de soins et de services augmente considérablement le niveau de complexité du procédé évaluatif, surtout lorsque plusieurs acteurs sont impliqués, comme dans le cas d'un rétablissement postopératoire de la clientèle hystérectomisée. L'influence mutuelle des différents facteurs a pour effet de multiplier les possibilités d'interactions, d'où l'importance d'appuyer la démarche évaluative par un cadre de référence approprié. Puisque la majorité des études évaluatives recensées ne possèdent aucun modèle structuré d'évaluation, il n'est pas surprenant de constater que les résultats de l'évaluation ne présentent qu'une vision partielle de l'ensemble de l'expérience vécue, en plus d'être très diversifiés d'une étude à l'autre. Plus souvent qu'autrement, c'est l'organisation qui détermine la visée des résultats. Comme le soulignent certains auteurs (Cowan, Shapiro, Hays, Afifi, Vazirani, Ward et Ettner, 2006; Delaney et al., 2003; Ghosh et al., 2001; Jones et al., 2003), plusieurs clament le succès d'approches concertées nouvellement implantées en citant un séjour hospitalier écourté comme étant l'évidence d'un rétablissement plus rapide et d'une économie financière. Outre le maintien du taux de complications et du taux de réadmission, on constate l'impossibilité de démontrer que la clientèle est cliniquement prête au congé.

Une durée d'observation insuffisante peut également représenter une limite à la démarche évaluative. En effet, plusieurs études qui n'ont pas atteint les résultats escomptés cumulent une durée d'observation inférieure à six mois (Broder, 1998; Broder & Bovone, 2002; De Luc, 2000b; Hempling & Adhikari, 2005; Marchisio et al., 2006; Rouse et al., 1998). Comme le souligne Guerzo (2003), plusieurs mois peuvent s'écouler avant de percevoir les premières retombées positives de l'ACO. Les résultats de l'étude menée par Saint et ses collègues (2003) soutiennent l'hypothèse que les améliorations s'opèrent à différents moments dans le temps : alors que certaines sont immédiates (durée de séjour

126

réduite de 20,7 % chez la clientèle ayant subi un infarctus; p = 0,001), d'autres peuvent s'échelonner sur plusieurs mois (durée de séjour réduite de 5,2 % par mois chez une clientèle ayant subi une angioplastie coronarienne; p = 0,001). On observe un phénomène similaire dans le domaine de la chirurgie gynécologique. Lors d'une étude effectuée auprès de 150 femmes hystérectomisées, divisées en quatre cohortes, Ghosh et ses collègues (2001) n'ont détecté les premiers indices d'amélioration des résultats cliniques que six mois après l'implantation de l'approche concertée, et ce, à la suite d'un deuxième exercice d'évaluation. Aux dires de Gagnon et ses collègues (2004), soutenus par d'autres auteurs (Marchisio et al., 2006; Panella et al., 2005; Pitt et al., 1999), le progrès peut être minimal, alors que les changements s'opèrent graduellement en parallèle aux transformations de la pratique. C'est pourquoi on peut s'attendre à ce que les effets soient davantage prononcés un à deux ans après l'implantation de la démarche concertée.

L'interférence de conditions particulières lors du processus d'évaluation influence également les finalités de l'étude. Parmi celles retracées dans les écrits, on note une prépondérance d'études rétrospectives basées sur l'examen des dossiers cliniques permanents. Cette pratique est observée autant en chirurgie gynécologique (Broder, 1998; Broder & Bovone, 2002; Chang et al., 2003; Chang & Lin, 2003; Morris et al., 1997; Pearson et al., 2001), qu'auprès d'autres types de clientèles (Bookbinder et al., 2005; Cooney et al., 2001; Cowan et al., 2006; Reed et al., 2004; Rouse et al., 1998; Saint et al., 2003; Stephen & Berger, 2003; Taylor et al., 2006). On remarque également qu'un nombre restreint de participants peut influencer le choix et la puissance des tests statistiques. Effectivement, plusieurs recherches évaluatives recensées affichent un faible nombre de sujets dans l'un ou plusieurs des groupes à l'étude (expérimentale ou témoin) inférieur à 30 (Broder, 1998; Broder & Bovone, 2002; Cooney et al., 2001; Ferri et al., 2006; Gagnon et al., 2004; Ghosh et al., 2001; Grant et al., 2005; Mynors-Wallis et al., 2004; Rouse et al., 1998; Santamaria et al., 2003).

Par ailleurs, comme le soulignent Lyne et ses collaborateurs (2002), un manque de connaissances et des divergences d'opinion peuvent engendrer un risque plus élevé d'introduire involontairement des biais à la validité. À titre d'exemple, l'étude prospective randomisée menée par Delaney et ses collègues (2003) se déroule à l'intérieur d'un même centre hospitalier. Les auteurs expliquent l'incapacité de l'approche concertée interdisciplinaire à réduire significativement la durée du séjour hospitalier auprès du groupe expérimental (soumis à l'approche concertée) par le fait que certains chirurgiens, qui possèdent déjà de l'expérience avec ce type d'approche, ont également contribué à réduire la durée moyenne de séjour des participants du groupe témoin (qui subit l'approche classique).

De plus, certaines études évaluatives présentent des biais méthodologiques importants qui sèment le doute quant à l'objectivité des résultats. On peut citer en exemple l'étude effectuée par De Luc (2000b) qui s'intéresse aux résultats de soins, la satisfaction de la clientèle et la perception du personnel soignant impliqué dans la mise en oeuvre de deux suivis systématiques de la clientèle, l'un en périnatalité et l'autre en chirurgie mammaire, avant (n = 198) et après (n = 173) leur implantation dans un centre hospitalier de l'Angleterre. Dans cette étude, on note que se sont les membres mêmes de l'équipe permanente de travail responsable de l'élaboration et de l'implantation de l'approche concertée qui ont participé au groupe de discussion (*focus group*), afin recueillir les commentaires du personnel soignant impliqué dans le nouveau processus de soins. L'étude conduite par Reed et ses collègues (2004) auprès de trois cohortes de clients ayant subi une chirurgie vasculaire, comporte également un biais méthodologique important. Les résultats de cette étude démontrent une réduction significative de la durée de séjour hospitalier pour la clientèle qui bénéficie de l'approche concertée, un an et deux ans après son implantation. Cependant, lors d'une lecture attentive de l'article, on découvre que le responsable de la gestion et de l'évaluation du nouveau procédé est un chirurgien d'expérience, qui possède l'autorité d'influencer la décision de congédier la clientèle, qui consacre 25 % à 50 % de son temps de pratique à veiller au succès du projet et que l'obtention de son boni annuel est tributaire à sa capacité à réduire significativement la durée moyenne de séjour hospitalier de la clientèle cible. On remarque des irrégularités similaires dans l'étude conduite par Cowan et ses collègues (2006) sur une unité de médecine interne d'un hôpital universitaire de la Californie. Les chercheurs concernés sont d'avis que la réduction du séjour hospitalier et une réduction des coûts hospitaliers observés découlent d'une collaboration étroite entre médecins traitants et l'infirmière praticienne nouvellement embauchée. Cependant, on note que plusieurs nouvelles approches concertées de soins ont été implantées au cours de l'étude, à l'intérieur desquelles l'infirmière praticienne assumait les responsabilités de coordonner les soins et les activités reliées aux protocoles de soins, surveillait de la variabilité des pratiques professionnelles, tout en assurant le suivi des soins des participants pendant l'hospitalisation et durant les 30 jours suivants le congé de l'hôpital.

La publication de résultats aussi partagés a pour effet de soulever la controverse au sein de la communauté scientifique et de relancer le débat à l'égard du bien-fondé de ce type d'approche en milieu institutionnel. Même si les experts consultés s'entendent sur la nécessité d'évaluer les effets engendrés par une démarche de soins nouvellement implantée, afin d'assurer des soins et des services de qualité à la clientèle ciblée, la marche à suivre pour y parvenir demeure vague et nébuleuse pour certains. Par conséquent, une pratique basée sur les résultats scientifiques exige l'instauration d'une stratégie d'évaluation continuelle et uniforme capable de procurer des informations pertinentes et objectives de l'ensemble des retombées et ce, pour les divers groupes concernés. Plusieurs auteurs contemporains dénoncent les nombreuses difficultés qu'engendrent une démarche structurée d'évaluation de la qualité d'un procédé aussi complexe qu'une ACO comme le SSCH (Dixon-Woods & Fitzpatrick, 2001; Lyne et al., 2002; Lypsey & Cordray, 2000; Skinner, 2002; Whittle & Hewison, 2007).

2.3.8 Similitudes entre l'ACO et la démarche évaluative FOCUS-PEVA

On remarque de nombreuses similarités entre la démarche d'évaluation formative *FOCUS-PEVA* illustrée à la Figure 2.5 et celle préconisée par le développement, l'implantation et la gestion d'ACO. Non seulement les deux dispositifs partagent des fondements communs d'être centrés sur les attentes de la population et de s'engager à optimiser continuellement les performances, mais ils sont également complémentaires. En effet, comme le soulignent divers auteurs (Marchisio et al., 2006; Panella et al., 2003;

Pronovost et al., 2004), les finalités visées par le protocole de soins orientent la recherche d'informations, alors que les données recueillies procurent les évidences de l'amélioration de la qualité dans le temps. De plus, on note plusieurs similitudes dans la séquence de leurs activités respectives. En effet, la description des besoins particuliers à l'origine de l'approche concertée coïncide avec les activités initiales de la phase *FOCUS*, alors que sa conception, son implantation, son évaluation et son amélioration concordent parfaitement avec les activités de la seconde phase, *PEVA*. Dans cette optique, on comprend mieux le rôle prépondérant qu'occupent la détection, la surveillance et la documentation des sources de variation dans la révision des protocoles et la détermination de stratégies d'amélioration. Selon toute vraisemblance, les affinités qui unissent l'approche concertée à celle de l'évaluation formative de programme soutiennent la pertinence d'être réunies dans une initiative d'appréciation de la qualité, telle que poursuivie dans cette étude.

Cependant, malgré une volonté politique, une nécessité socioéconomique et un désir collectif, les études documentées qui concilient l'amélioration continue de la qualité à l'évaluation de la qualité d'une ACO sont rares encore aujourd'hui. Les raisons sont simples à comprendre lorsque l'on reconnaît que les deux approches sont relativement récentes et qu'elles ont évolué séparément en parallèle dans le système de santé jusqu'à maintenant. De plus, le temps nécessaire pour effectuer plusieurs cycles *PEVA* complets et d'être capable de se prononcer sur les retombées vécues et perçues, est sans nul doute un autre facteur d'influence non négligeable. D'ailleurs, comme le soulignent Baz et al. (2007) et Woodward (2005), les écrits disponibles à ce jour offrent peu de directives concernant la mesure et le suivi des éléments critiques sous-jacents aux initiatives d'amélioration continue de la qualité. Par conséquent, tout comme le rapporte Mittman (2004), la recherche devient alors un puissant moteur de transformation et une source précieuse d'informations. La rareté des expériences authentiques qui fournissent des preuves tangibles nous incite à poursuivre sur cette voie et à tenter de pallier cette lacune en conciliant, dans la même étude, l'appréciation de la qualité d'une approche de soins complexes à celle de l'amélioration continue de la qualité. Afin d'augmenter les chances de succès, il importe de tenir compte des recommandations émises par les experts issus des domaines respectifs.

2.4 Sommaire des ouvrages consultés

Les écrits présentent la qualité comme une notion pluridimensionnelle, qui se moule à partir des significations idéologiques et des représentations théoriques des personnes qui s'y intéressent. Décrire la qualité consiste à démontrer les liens qui unissent les visées, la structure, le processus, les ressources et les finalités. Dans le cas présent, il s'agit d'un programme de courte durée en santé, que l'on a identifié comme étant une ACO destinée à une clientèle de femmes devant subir une hystérectomie. La fusion de deux modèles de mesure de la qualité a été nécessaire pour intégrer les éléments constitutifs de la qualité retenus (les visés, la structure, le processus, les ressources et les résultats) aux diverses composantes une ACO (objectifs communs, pratique collaborative interdisciplinaire et intersectorielle, résultats intermédiaires, rapports de variation, appréciation de la clientèle et ajustements). La présente étude examine quatre dimensions spécifiques de la qualité. D'abord, le rôle que joue le potentiel humain dans la mise en œuvre de l'approche de soins, de l'obtention des résultats cliniques (directs) et des soins perçus (indirects) est exploré afin de décrire la *synergie,* telle que démontrée par l'engagement du personnel soignant à se conformer aux protocoles dictés par l'approche de soins. Ensuite, vient l'*efficacité*, une dimension prédominante de la qualité, qui examine le lien qui unit les objectifs visés au départ et les résultats cliniques observables par l'entremise des manifestations du rétablissement postopératoire de la personne soignée. Puis, il y a l'*impact* qui s'intéresse aux effets attribuables au programme tels que perçus par la clientèle ciblée, mais non prévus initialement dans les objectifs de l'approche de soins, comme en témoigne la satisfaction de la clientèle à l'égard des soins et des services reçus. En dernier lieu, l'*efficience*, qui représente la dimension évolutive du phénomène de la qualité dans le temps, rend compte de l'économie conditionnée par l'efficacité qui, dans ce cas-ci, se traduit par la recherche de meilleurs résultats cliniques de santé (efficacité), tout en maintenant le même investissement en ressources (humaines, financières et matérielles) et de satisfaction de la clientèle ciblée (impact). La démarche évaluative formative retenue dans cette étude est celle qui est préconisée par le Conseil canadien d'agrément des services de santé (CCASS). Le dispositif *FOCUS-PEVA* agit comme un puissant système régulateur des variations, d'optimisation des résultats et de maximisation des effectifs. Cependant, la méconnaissance et le manque d'expérience en évaluation formative continue de la qualité d'une approche complexe de soins multidisciplinaires représentent un défi de taille que cette étude tentera de surmonter.

La conjoncture actuelle incite les établissements de santé à bonifier constamment leur performance en optimisant l'efficacité de leurs procédés tout en exerçant un plus grand contrôle des investissements et en maintenant la satisfaction de la clientèle. Les priorités ciblées sont les processus par lesquels transitent un nombre élevé de patients, qui nécessitent plusieurs ressources et qui démontrent des déficiences importantes. L'hystérectomie est l'une des interventions chirurgicales les plus pratiquées dans les pays industrialisés, pour laquelle sont consenties des ressources financières, humaines et matérielles importantes. Or, de nombreux écrits confirment des variations considérables dans l'exécution du plan d'interventions et dans les résultats cliniques observés et de soins obtenus pour ce type de chirurgie à travers le Canada. Plus particulièrement, le Nouveau-Brunswick figure parmi les provinces qui dénombrent un taux annuel élevé d'hystérectomies et qui enregistre une durée moyenne de séjour supérieure à la norme nationale. La Régie régionale de la santé 4 (RRS4) du Nouveau-Brunswick identifie cette situation clinique comme une priorité stratégique d'amélioration de la qualité des soins et des services.

La révision du processus de soins déficient débute par l'actualisation des connaissances à l'égard des nécessités de la population ciblée. Les informations tirées des écrits et du vécu des gens impliqués indiquent que les besoins de la clientèle hystérectomisée s'orientent vers de meilleurs résultats de santé bien-être obtenus par l'entremise d'un processus harmonisé de soins et de services de haute qualité, dispensés au moment opportun dans en environnement paisible et sécuritaire par un personnel qualifié, compétent et avenant. De plus, une meilleure compréhension des évènements périopératoires et une préparation consciencieuse encouragent l'implication et la participation de la clientèle dans le processus de soins, tout en soutenant un retour sécuritaire à la maison dans un délai acceptable. D'ailleurs, une clientèle bien préparée qui connaît les ressources à sa disposition est fort susceptible de les utiliser judicieusement. Ainsi, sachant que des résultats positifs associés à des soins et services jugés de qualité influencent favorablement l'opinion des personnes soignées, il est démontré qu'une clientèle satisfaite participe plus activement au régime thérapeutique prescrit, qu'elle reprend ses activités quotidiennes plus tôt et se rétablit plus rapidement. Par conséquent, l'établissement de santé a tout intérêt à réviser et perfectionner la démarche existante de soins de la clientèle hystérectomisée, afin de limiter la variation dans la pratique des divers professionnels de la santé, de réduire la redondance, de concerter les efforts thérapeutiques de soins tout au long du continuum, d'améliorer les résultats de santé bien-être, d'exercer un meilleur contrôle des ressources utilisées, tout en préservant un niveau de satisfaction élevé chez la clientèle ciblée.

L'atteinte d'un niveau toujours plus élevé des résultats repose essentiellement sur la capacité de l'organisation à créer une synergie au sein de son personnel en association avec la clientèle concernée, où le travail d'équipe n'est pas seulement une addition de forces, mais bien une multiplication des connaissances, des talents et des compétences. Par conséquent, le partenariat interdisciplinaire, la pratique collaborative et le travail en complémentarité préconisés par l'ACO est le moyen envisagé pour améliorer la destinée de la clientèle de femmes devant subir une hystérectomie. En fait, il s'agit d'une démarche prévisionnelle de soins et de services développée, implantée et gérée par une équipe d'intervenants multidisciplinaires, dont les activités de soins effectuées à chaque étape du parcours clinique dans les différents secteurs sont orientées vers l'atteinte de résultats optimaux communs. L'approche de soins multidisciplinaires, identifiée comme étant le SSCH, comporte cinq composants essentiels définis à partir des besoins de la clientèle. Le *parcours clinique* assure des soins et des services continus par un personnel qualifié à chaque étape du continuum de soins, alors que les *ordonnances préimprimées* tentent d'uniformiser la pratique médicale. Bien que les *protocoles d'interventions multidisciplinaires* harmonisent et coordonnent les efforts collectifs tout au long de l'expérience périopératoire, c'est la *composante éducationnelle* qui renseigne la personne soignée et la prépare à son retour à la maison. Cependant, la surveillance assidue des *rapports de variation* figure au centre de cette approche, puisqu'elle assure l'approvisionnement continu d'informations responsables de l'identification des écarts à l'origine des améliorations. De nombreux écrits soutiennent que tous les acteurs impliqués dans l'utilisation d'une ACO retirent des bénéfices. Non seulement l'ACO se concentre sur la réponse des besoins de la clientèle, valorise sa participation tout au long de l'expérience périopératoire et facilite son adaptation post chirurgicale, mais elle améliore également la communication entre les intervenants, harmonise les activités de soins, favorise la pratique collaborative en interdisciplinarité. Et surtout, cette démarche supporte un processus d'amélioration continue de la qualité des soins et des services en santé.

Bien que les bénéfices recensés soient nombreux, il demeure que certains obstacles engendrés par la complexité de ce type d'approche menacent ses chances de succès. Parmi les principales difficultés identifiées dans la littérature figurent les divergences d'opinion entre les différents acteurs impliqués, une attitude réfractaire à la pratique collaborative en multidisciplinarité, un faible taux d'adhésion de la clientèle au nouveau processus de soins, une démarche évaluative incomplète et méthodologiquement déficiente, ainsi qu'un processus d'amélioration de la qualité quasi inexistant. Ce sont ces mêmes obstacles qui ont guidé l'instigatrice de la présente étude lors de l'élaboration du projet de recherche, afin d'augmenter les chances de réussite de l'ACO.

En effet, l'auteure est d'avis que la plupart des obstacles identifiés préalablement peuvent être prévenus. La tenue de cette étude va permettre l'intégration des connaissances et des pratiques reconnues du domaine de la mesure et de l'évaluation, à une évaluation de la qualité d'un programme en santé. Entre autres, elle suggère d'expérimenter l'utilisation d'un cadre de référence innovateur des éléments constitutifs de la qualité, soutenu par une philosophie d'une approche de soins basée sur les meilleures pratiques connues et l'adoption d'une démarche évaluative rigoureuse et structurée de bonification des performances. La présente étude évaluative propose de fournir une meilleure compréhension de quatre dimensions spécifiques de la qualité très en vue actuellement, par l'entremise de leur examen simultané dans le temps. La tenue de cette étude devrait également permettre de développer et d'expérimenter un nouveau système de collecte des données, qui assure un retour continuel de l'information essentielle à la prise de décision. Il est à prévoir que la mise en place de ces infrastructures favorisera la responsabilisation collective et soutiendra l'engagement à la pratique collaborative interdisciplinaire et intersectorielle, tout en précisant davantage les initiatives de bonification des performances.

La tenue de cette étude soutient également un changement dans la philosophie organisationnelle qui favorise la transition de l'assurance qualité vers une culture d'amélioration continue de la qualité dans laquelle tous les acteurs concernés exercent un rôle important et prennent une part active dans la qualité des soins et des services dispensés. Il s'agit d'une occasion d'orienter les idéologies respectives de différents acteurs vers l'atteinte de buts communs. La formation d'une équipe multidisciplinaire de professionnels de la santé valorise le partage des connaissances et la pratique collaborative afin d'harmoniser les interventions de soins et de normaliser l'information transmise à la clientèle. Dans cette démarche, la clientèle occupera un rôle de collaboratrice dans le soin et participera plus activement à la prise de décision. La clientèle sera ainsi mieux préparée, davantage informée et plus outillée pour suivre l'évolution de son état de santé.

3 PLAN MÉTHODOLOGIQUE PROPOSÉ

3.1 Rappel des buts de l'étude

La présente étude vise à vérifier la faisabilité d'intégrer les connaissances et les pratiques issues du domaine de la Mesure et de l'Évaluation à l'évaluation d'un programme de courte durée en santé, ainsi que de comparer quatre dimensions de la qualité des soins et des services de deux modalités d'un programme en santé. Dans cette étude, le programme ciblé prend la forme d'une approche de soins destinée à une clientèle devant subir une hystérectomie en milieu hospitalier. Il s'agit plus précisément de rendre compte des différences observées entre deux modalités d'une approche de soins au regard de quatre dimensions de la qualité présélectionnées (la synergie interdisciplinaire, l'efficacité, l'impact et l'efficience). La première modalité est l'approche soin actuellement utilisée par le centre hospitalier et se confond à l'*approche classique* (ACL) de soins. La seconde est la nouvelle approche de soins proposée et elle est considérée comme une *approche concertée* (ACO) de soins multidisciplinaires. Les principaux éléments distinctifs de chaque modalité seront détaillés plus loin dans le texte.

L'étude prend pour cible les manifestations du rétablissement postopératoire de la clientèle en lien avec les objectifs cliniques visés par l'approche adoptée (l'efficacité). Elle s'intéresse également à la satisfaction de la clientèle à l'égard des soins et des services en tant que source d'information permettant de décrire certaines retombées sociétales de l'approche de soins utilisée (l'impact). La comparaison des résultats enregistrés pour chaque groupe de sujets inscrits à l'un ou à l'autre des parcours cliniques en rubrique, servira à déterminer si l'une des modalités de soins est supérieure à l'autre principalement sous l'angle de l'efficience. Au-delà des buts explicitement visés, l'étude englobe également l'examen de l'usage documenté des protocoles de soins de l'approche concertée par le personnel soignant impliqué, dans le but de mieux comprendre le rôle du potentiel humain dans la mise en oeuvre de la nouvelle approche de soins (la synergie interdisciplinaire).

136

3.2 Rappel des questions de recherche

Les cinq questions suivantes constituent l'assise de l'étude, chacune d'elle étant liée à l'une des quatre dimensions de la qualité retenus.

Question no. 1) **Quel est le degré de conformité aux protocoles (CAP) de soins du personnel soignant engagé dans la mise en oeuvre de l'approche concertée (ACO) de soins multidisciplinaire nouvellement implantée?**

Cette première question met en avant scène le concept de *synergie interdisciplinaire* et s'adresse exclusivement à l'approche concertée (ACO) de soins multidisciplinaires. La synergie représente cette force centripète qui canalise les énergies et les efforts individuels des membres de l'équipe de soins multidisciplinaires à converger vers l'atteinte d'un but collectif. Cette question s'intéresse à l'engagement du personnel soignant, directement impliqué dans la mise en œuvre de cette approche de soins, à utiliser les différentes composantes du programme destinées à répondre aux besoins spécifiques de la clientèle ciblée. Par « conformité aux protocoles (CAP) du personnel soignant », on entend ici les manifestations comportementales des intervenants de la santé concernés qui témoignent de l'intégration des protocoles de soins dans l'exercice de leurs fonctions. Ainsi, on veut mieux comprendre le rôle que semble jouer le potentiel humain dans la maximisation de la cohérence interne entre les éléments du programme (objectifs, moyens et ressources) afin d'optimiser les résultats de l'approche de soins nouvellement instaurée. Une meilleure connaissance du degré de conformité aux protocoles par le personnel soignant permettra de déterminer si les membres de l'équipe soignante ont bien intégré les éléments de cette nouvelle approche de soins dans leur pratique clinique journalière en documentant leur conduite.

Question no. 2) **Est-ce que le degré de conformité aux protocoles (CAP) de soins prédéterminés dans l'approche concertée nouvellement implantée varie dans le temps au sein du personnel soignant?**

137

Cette seconde question pousse davantage la réflexion et s'attarde aux retombés de la CAP par le personnel soignant sur les résultats de soins. Comme la précédente, cette question sert également à mieux renseigner sur le concept de *synergie* de la nouvelle approche de soins exclusivement. Dans ce dernier cas, les enseignements retirés de ces retombées serviront à documenter l'évolution des pratiques collaboratives interdisciplinaires de soins dans le temps, à savoir si l'intégration des protocoles de soins dans la pratique professionnelle peut être influencée par la durée de l'exposition au nouveau programme et par l'acquisition d'une plus grande expérience du personnel soignant. Il s'agit ici de documenter les changements de conduite des professionnels de la santé impliqués en comparant le degré de conformité aux protocoles (CAP) du personnel soignant obtenu à deux moments dans le temps, afin de déterminer si ce degré de conformité s'élève au fur et à mesure que le programme gagne en maturité.

Question no. 3   Existe-t-il une différence favorable à l'approche concertée comparativement à l'approche classique quant au niveau des manifestions du rétablissement postopératoire de la clientèle étudiée?

Cette troisième question concerne *l'efficacité* de l'approche de soins expérimentée. Par « rétablissement postopératoire », il faut entendre les résultats cliniques de santé de la femme hystérectomisée, à savoir les effets désirés clairement énoncés dans l'approche de soins adoptée. Dans ce cas-ci, il s'agit des manifestations physiologiques, psychologiques et comportementales présélectionnées qui témoignent de l'adaptation post-chirurgicale de la personne soignée en prévision de son congé du centre hospitalier. Ces manifestations, retrouvées dans les écrits recensés, sont observées à des moments précis du continuum de soins. Cette question comprend deux volets. Premièrement, on établit la description des manifestations du rétablissement postopératoire de la clientèle ayant vécu l'ACL et celles des personnes ayant vécu l'ACO, et deuxièmement, on compare les résultats obtenus par les groupes de sujets, afin de déterminer s'il existe une différence entre les deux modalités de l'approche de soins.

138

Question no. 4   **Existe-t-il une différence de satisfaction à l'égard des soins et des services reçus, entre les clientes ayant vécu l'ACL et celles ayant vécu l'ACO?**

Par cette question, l'attention est dirigée vers l'*impact* de l'approche de soins adoptée sur le vécu de la femme hystérectomisée. Par impact, on entend ici les effets attribuables au programme tels que perçus par la clientèle ciblée, mais non prévus originalement dans les objectifs de l'approche de soins en place. La prise en compte de la satisfaction prendra pour cible les éléments de soins et des services censés répondre spécifiquement aux besoins de santé générés par cette situation de soins. Cette prise en compte permettra de dégager les aspects positifs perçus par la clientèle, mais aussi les lacunes, c'est-à-dire les aspects insatisfaisants, ou moins satisfaisants, susceptibles de devenir la cible de stratégies d'amélioration de la qualité. La satisfaction à l'égard des soins et des services reçus, telle que perçue par la femme hystérectomisée, servira à décrire l'*impact* de l'approche de soins adoptée. Tout comme précédemment, cette question comporte deux volets. Il s'agit, premièrement, de déterminer le niveau de satisfaction de la clientèle ayant vécu l'ACL, ainsi que celui des personnes ayant expérimenté l'ACO et, deuxièmement, de comparer les résultats enregistrés par les groupes de sujets afin de déterminer s'il existe une différence entre les modalités de l'approche de soins.

Question no. 5   **La mise en oeuvre de l'*ACO* permet-elle d'améliorer les effets observés sur le rétablissement postopératoire (efficacité) chez les clientes dont le niveau de satisfaction (impact) n'a pas diminué?**

Cette dernière question ne prend de sens que dans le cas où le niveau de satisfaction (impact) n'a pas diminué et que les résultats observés (un ou plusieurs) surpassent les résultats précédents. Ainsi, on cherche à estimer dans quelle mesure il est possible d'obtenir de meilleurs résultats cliniques de santé chez la clientèle ciblée en introduisant une nouvelle approche de soins, tout en maintenant le même investissement en ressources humaines, matérielle et financière. L'intérêt à maintenir un niveau similaire de satisfaction de la clientèle ciblée est justifié par le fait que l'amélioration des effets cliniques désirés ne peut

139

se faire au détriment de la qualité des soins et des services, telle que perçue par la clientèle. La réponse à cette question servira à décrire le concept d'*efficience* de l'ACO nouvellement implantée. Cette question est connexe aux résultats des deux questions précédentes, puisqu'elle vise à rendre compte de certaines différences observées (l'efficacité et l'impact) avant et après l'implantation du nouveau procédé.

3.3 Devis de recherche

Le devis quasi expérimental à séries temporelles interrompues avec trois cohortes de sujets indépendantes (Boivin, Alain & Pelletier, 2000; Fortin et al., 2006) a été retenu pour mener à terme cette étude descriptive comparative de quatre dimensions de la qualité, selon deux modalités d'une approche de soins. Comme l'expliquent Fortin et ses collègues (2006), ce type de devis permet d'examiner un certain nombre de variables dans le temps et de dégager les différentes tendances entre des groupes de sujets. Une série de mesures consécutives, *avant* et *après* l'implantation de l'ACO (intitulée SSCH), a été préférée à un essai clinique randomisé. Cette décision a été prise en raison des limites imposées par le milieu clinique dans lequel se déroule l'étude. Ces contraintes seront discutées plus en détail à la section *Limites méthodologiques*.

Comme l'illustre la Figure 3.1, la première cohorte de sujets servira de groupe de comparaison (GC) et permettra de recueillir des informations relatives à l'approche classique (ACL) de soins. La seconde et la troisième cohorte serviront de groupes expérimentaux (E) et permettront de recueillir des données relatives à l'approche concertée (ACO) de soins multidisciplinaires. La seconde cohorte procurera les renseignements relatifs aux six premiers mois (E0-6), suivant la mise en oeuvre de l'approche concertée (ACO) de soins, alors que la troisième cohorte permettra de suivre l'évolution des résultats de sept à douze mois (E7-12) après son implantation. Le recours à deux cohortes expérimentales est justifié par le besoin d'explorer l'influence de l'expérience acquise dans le temps par l'équipe de soignant. Le double trait pointillé entre chaque cohorte de sujets indique l'absence de randomisation. Bien qu'il s'agisse de groupes indépendants sur le plan de la sélection des sujets, ils possèdent néanmoins plusieurs caractéristiques similaires que nous verrons plus loin.

	Mesure avant	Approche de soins	Mesures après				
	CPA		J0	J1	J2	JC	J30
Cohorte 1 (GC)	*O1*	ACL	*O2*	*O3*	*O4*	*O5*	*O6*
Cohorte 2 (E0-6)	*O7*	ACO	*O8*	*O9*	*O10*	*O11*	*O12*
Cohorte 3 (E7-12)	*O13*	ACO	*O14*	*O15*	*O16*	*O17*	*O18*

Figure 3.1 Devis quasi expérimental à séries temporelles avec groupes de sujets indépendants.

Les observations (O) sont effectuées à six moments distincts durant l'épisode périopératoire de la clientèle hystérectomisée. Cette série d'observations représente la chaîne des résultats telle que décrits par Saucier et Brunelle (1995) et permet de suivre l'évolution de l'état de santé de la clientèle cible tout au long du continuum de soins. Les trois cohortes de sujets sont soumis à la même mesure avant la chirurgie, lors de la visite à la clinique de préanesthésie (CPA), puis à cinq mesures identiques après la mise en oeuvre de l'approche de soins : le jour de l'opération (J0), le lendemain de la chirurgie (J1), le deuxième jour postopératoire (J2), le jour du congé (JC), et finalement, 30 jours après le congé du centre hospitalier (J30). Cependant, même si l'observation est effectuée au même moment pour tous les sujets, la prise de la mesure ne s'effectue pas simultanément pour les trois groupes de sujets, vu les différences dans le temps. À titre d'exemple, les observations *O1*, *O7* et *O13* représentent la même mesure prise à la CPA pour les trois cohortes de sujets.

Ainsi, les observations *O7* à *O12* correspondent aux résultats des femmes hystérectomisées ayant subi l'approche concertée *(ACO)*, durant les six premiers mois qui ont suivi l'implantation de cette approche (E0-6), alors que les *O13* à *O18* représentent les résultats obtenus par le second groupe expérimental (E7-12) entre le septième et le douzième mois suivant. Par la suite, les résultats des sous-groupes expérimentaux pourront être comparés entre eux, ainsi qu'aux résultats obtenus antérieurement *O1* à O6 auprès du groupe de comparaison (GC) ayant vécu l'approche classique (ACL).

Comme le soulignent Boivin et ses collègues (2000), plusieurs auteurs ont largement discuté des possibilités offertes par le devis quasi expérimental à séries temporelles avec cohortes de sujets indépendants. Cook & Campbell (1979) expliquent que dans ce plan de recherche, on présume que les cohortes qui se succèdent et subissent le même type de chirurgie, ne diffèrent que légèrement l'une de l'autre, de telle sorte que l'une peut servir de comparaison à l'autre. Par ailleurs, le recours à ce type devis est également recommandé par des chercheurs en santé et soins infirmiers (Cook & Scott, 2005; Edick & Whipple, 2001; Goulet et al., 2004b; Lecomte, 2003). Puisqu'il s'agit d'un modèle dont la validité interne peut être questionnée, il importe de vérifier l'homogénéité des cohortes de sujets.

3.4 Variables à l'étude

Différentes variables seront examinées dans ce projet de recherche. Le Tableau 3.1 présente les variables à l'étude, leur statut respectif, ainsi que l'instrumentation associée.

142

Tableau 3.1 Le statut des variables à l'étude

STATUT	VARIABLES	INSTRUMENTATION
Variable indépendante	Approche de soins proposée : 1) l'approche classique (ACL) et 2) l'approche concertée (ACO) de soins multidisciplinaires	
Variables dépendantes	CAP par le personnel soignant (Synergie interdisciplinaire)	• Grille de vérification du dossier clinique (GVDC) • 54 sections subdivisées selon les étapes du parcours clinique : Politique et procédure, CPA, JO, J1, J2, J3 et Jcongé.
	Rétablissement postopératoire des femmes hystérectomisées (Efficacité)	• Index du recouvrement postopératoire (IRP) • Activités de vie quotiennes fondamentales (AVQF) • Prédisposition au congé (PC): connaissances; appréciation et assurance. • Durée de séjour observée (DS) • Retour en urgence (RU) • Réadmission (RÉA) • Durée de séjour attendue (DSA)
	Satisfaction de la clientèle (Impact)	• Échelle de satisfaction de la clientèle (ÉSC) : habiletés professionnelles, habiletés en enseignement et habiletés en relation d'aide
Variable contrôle	Comorbidité	• Classification du risque périopératoire

3.4.1 Variable indépendante : deux modalités de l'approche de soins

Dans le cadre de cette étude, l'approche de soins constitue la *variable indépendante*, c'est-à-dire celle que l'on manipule afin d'observer les effets qui s'y rattachent. À l'intérieur d'une démarche scientifique de type hypothético-déductive, la variable indépendante est considérée comme la cause à l'origine de la fluctuation des variables dépendantes, principaux témoins des effets présumés que l'on observe. Pour mener à terme cette recherche, les effets de deux modalités d'une approche de soins destinée à répondre aux besoins de santé des femmes qui subissent une hystérectomie ont été comparés.

3.4.1.1 L'approche classique (ACL) de soins

L'ACL représente la démarche de soins en cours dans la plupart des hôpitaux où toutes les femmes qui ont à subir une hystérectomie effectuent le même cheminement préopératoire et postopératoire. Cette approche se concentre essentiellement sur les activités de soins durant l'hospitalisation. Habituellement, le processus de soins débute par une visite à la clinique de préanesthésie dans les jours qui précèdent la chirurgie, afin d'effectuer les tests de laboratoire exigés, de compléter la documentation requise et de recevoir l'information appropriée. La femme est à jeun à partir de minuit la veille de la chirurgie et elle reçoit une préparation préchirurgicale adaptée à ses besoins. La plupart du temps, la patiente est admise à l'unité de chirurgie ambulatoire le jour même de la chirurgie, alors que l'infirmière complète sa préparation chirurgicale. Le moment venu, la patiente est conduite en salle d'opération pour y subir l'hystérectomie sous anesthésie générale. Après quelque temps en salle de réveil, la patiente est conduite à l'unité de gynécologie pour le reste de son séjour en milieu hospitalier.

À son arrivée à l'unité de gynécologie, le personnel désigné évalue et surveille l'évolution de l'état de santé de la patiente, effectue les soins et les traitements selon les ordonnances prescrites par le chirurgien, tout en l'assistant dans son rétablissement postopératoire. La clientèle reçoit des antiémétiques selon un protocole de contrôle des nausées. Un premier lever a lieu en soirée le jour de la chirurgie. La sonde vésicale est retirée après 24 heures et le pansement est enlevé 48 heures après la chirurgie. Le soluté est retiré lorsque la patiente tolère les aliments ingérés. Toutes les patientes hystérectomisées reçoivent un traitement préventif d'antibiotique intraveineux. Les patientes affligées d'embonpoint ou d'obésité reçoivent également un traitement d'anticoagulant en prophylaxie.

3.4.1.2 Approche concertée (ACO) de soins multidisciplinaires

L'ACO représente une démarche prévisionnelle de soins multidisciplinaires à l'expérience périopératoire de la clientèle hystérectomisée à l'intérieur de laquelle chaque aspect du soin est clairement décrit sous forme d'objectifs, selon les meilleures pratiques de soins connues. Cette démarche novatrice de livraison des soins et des services est centrée sur les besoins et les préoccupations de santé de la clientèle visée et soutient la prise en charge par la clientèle en termes de préparation, de traitements, de soins, d'examens et de surveillance. La coordination des évènements cliniques en une séquence prédéfinie d'activités thérapeutiques de soins favorise la collaboration interdisciplinaire, de même qu'elle soutient le travail en complémentarité entre les membres de l'équipe d'intervenants concernés et la clientèle. L'harmonisation des interventions de soins de tout le personnel soignant impliqué dans le processus canalise les efforts collectifs vers l'atteinte d'un but commun, à savoir un rétablissement postopératoire optimal de la personne soignée.

Dans le cadre de cette étude, l'ACO emprunte la forme du *Suivi systématique de la clientèle hystérectomisée* (*SSCH)* élaboré par une équipe de travail composée de divers professionnels de la santé. Le programme débute au moment où la femme décide de subir une hystérectomie et prend fin avec le suivi post-chirurgical, pendant six semaines suivant la chirurgie. Une copie détaillée du SSCH et de ses multiples composantes est disponible sur demande à la RRS4. À la base, le SSCH comporte tous les aspects des soins identifiés dans l'ACL. Toutefois, plusieurs pratiques ont été révisées et actualisées à partir de données probantes connues. À ce point-ci, il ne s'agit pas de détailler chaque composante

145

de l'approche de soins, mais bien de relever les principales caractéristiques différentielles selon le cheminement de la cliente dans le processus. Quatre principaux éléments qui distinguent l'ACO de l'ACL sont présentés au Tableau 3.2.

Pour le besoin, trois variables dépendantes seront examinées dans la présente étude : 1) la CAP prédéterminés dans l'ACO par le personnel soignant; 2) le rétablissement postopératoire et 3) la satisfaction de la clientèle. Chaque variable dépendante est liée à la description de l'une ou l'autre des dimensions de la qualité présélectionnées. À noter que l'efficience n'est pas considérée comme une variable dans cette recherche. En effet, l'examen de l'efficience ne peut être considéré qu'au moment où les quatre conditions suivantes seront réunies : 1) que l'efficacité ait été démontrée et un niveau initial déterminé; 2) qu'un changement soit apporté par l'implantation de l'ACO; 3) que les manifestations observées de l'efficacité soient favorables (dans la direction désirée) suite à l'implantation et 4) que l'amélioration de l'efficacité surviennent en maintenant le même investissement et que le niveau de satisfaction de la clientèle soit maintenu ou augmenté.

Tableau 3.2 Éléments distinctifs entre les deux modalités de l'approche de soins

Éléments distinctifs	Approche *CLASSIQUE*	Approche *CONCERTÉE*
L'information transmise et l'enseignement donné favorise la participation de la clientèle		À domicile : • La clientèle reçoit le document *Mon calendrier santé*, l'information générale périopératoire et les directives d'autosoins préopératoires.
	Clinique de préanesthésie : L'infirmière ... • discute des activités qui précèdent et succèdent à la chirurgie; • remet et explique le contenu de deux feuillets informatifs, soit *la douche préchirurgicale* et *les exercices circulatoires et respiratoires postopératoires.*	Clinique de préanesthésie : L'infirmière ... • révise le contenu du document reçu; • distribue et explique les documents liés à *la douche préchirurgicale, les exercices postopératoires* et *le lavement évacuant*; • remet le feuillet d'*information spécifique à l'hystérectomie*, vérifie les connaissances de la patiente et discute du *Plan de soins* version patient; • transmet l'enseignement relatif aux soins préopératoires et postopératoires, le contrôle de la douleur et des nausées, le premier lever, la reprise des activités de vie quotidiennes et la préparation au congé. De retour chez-elle, la patiente pratique les exercices, planifie et organise son séjour à l'hôpital et sa convalescence et effectue sa préparation la veille de la chirurgie.
	Unité de chirurgie ambulatoire : L'infirmière ... • révise les exercices postopératoires; • décrit l'apparence de la plaie et le premier lever.	Unité de chirurgie ambulatoire : L'infirmière ... • effectue les interventions décrites par le protocole de soins multidisciplinaires; • révise et évalue les exercices postopératoires et du lever post chirurgical; • évalue la compréhension de la personne à l'égard de ses activités de soins; • S'assure de la compréhension et de la participation de la patiente au contrôle de sa douleur et de ses soins postopératoires.
	Unité de gynécologie : L'infirmière ... • informe la patiente des activités de soins postopératoires au fur et à mesure qu'elles se présentent; • encourage la patiente à s'hydrater, à se mobiliser, faire ses soins d'hygiène personnelle.	Unité de gynécologie : L'infirmière ... • soutient la patiente dans ses efforts d'autoprise en charge de son épisode de soins; • guide la patiente dans la mise en oeuvre de son *Plan de soins* personnalisé; • utilise le document *Mon calendrier santé* et les divers feuillets d'enseignement.

147

(à suivre)

(suite du Tableau 3.2)

Éléments distinctifs	Approche *CLASSIQUE*	Approche *CONCERTÉE*
Protocoles d'interventions postopératoires multidisciplinaires	• Contrôle de la douleur par l'infirmière selon la méthode conventionnelle; • Alimentation débute après les premières 24 heures postopératoires; • Quatre doses d'anticoagulant en période postopératoire à toutes les patientes; • L'insertion d'un tube rectal est offerte le troisième jours postopératoire.	• Mise en oeuvre des protocoles d'interventions multidisciplinaires selon la journée postopératoire; • Contrôle de la douleur, nausée, céphalée et du processus inflammatoire selon le protocole de médications postopératoires; • Quatre doses d'anticoagulant en période postopératoire aux patientes à risque (obèse); • Hydratation débute le soir même de la chirurgie • Stimulation du péristaltisme intestinal aux jours 2 et 3 postopératoires • Implication des divers membres de l'équipe multidisciplinaire au besoin.
Annotations au dossier clinique et rapports de variation	• L'infirmière complète la liste de vérification des soins aux bénéficiaires; • Souligne les particularités dans les notes cliniques de l'infirmière.	• Les intervenants multidisciplinaires complètent les protocoles de soins de la clientèle hystérectomisée, selon la journée; • Évaluation des résultats quotidiens par l'infirmière; • Relevé des écarts par l'infirmière; • Description et interprétation des écarts de soins; • Soumet un rapport de variation à la gestionnaire suite au congé.
Préparation de la clientèle au congé	• L'infirmière remet et explique le feuillet contenant *les directives après l'hystérectomie* au moment du congé.	• L'enseignement débute avant la chirurgie par l'entremise du document *Mon calendrier santé;* • Il se précise à la clinique de préanesthésie avec le feuillet spécifique *Les soins associés à l'hystérectomie* et le *Plan de soin* version patiente; • La patiente met en oeuvre les notions enseignées durant sont séjour à l'unité de gynécologie; • L'infirmière évalue les capacités d'autoprise en charge des soins par la patiente et donne le soutien nécessaire; • L'infirmière s'assure de la disponibilité des ressources; • L'infirmière vérifie la compréhension de la patiente à l'égard des directives du congé et répond à ses questions et préoccupations.

3.4.2 Conformité aux protocoles (CAP) du personnel soignant

La conformité aux protocoles dictés par l'ACO par personnel soignant est la *première variable dépendante* examinée. Cette variable s'intéresse aux gestes, aux actions, aux interventions et aux comportements des membres de l'équipe d'intervenants engagés dans la mise en oeuvre des protocoles d'interventions dictés par le SSCH. Telle que présentée précédemment, la CAP du personnel soignant est définie comme étant *le degré d'engagement du personnel soignant à se conformer aux protocoles d'interventions prédéterminés par l'ACO*. Il faut entendre ici les soins administrés par le personnel soignant aux femmes ayant subi une hystérectomie. La CAP du personnel soignant est la *première variable dépendante* dans cette étude et sera observée par l'entremise de l'usage documenté des protocoles d'interventions multidisciplinaires inclus dans le dossier clinique permanent de la personne soignée, tel que dicté par le SSCH. Il importe de préciser qu'un protocole de soins complété ne se limite pas uniquement à cocher une case, mais implique également que les interventions effectuées soient annotées aux endroits appropriés et qu'elles soient justifiées par l'évolution de l'état de santé de la personne. La CAP du personnel soignant est considérée par plusieurs auteurs contemporains (Barrette & Carrière, 2003; Bouchard & Plante, 2000; Claridge et al., 2005; Kinsman 2004; Kinsman et al., 2004; Miller & Nugent, 2003) comme étant une variable qui occupe une fonction vitale dans la détermination de l'efficacité et de l'efficience. Dans la présente étude, la CAP du personnel soignant servira à décrire le concept de *synergie interdisciplinaire*, cette force centripète qui canalise les efforts conjugués des pratiques individuelles des professionnels de la santé vers l'acquisition de résultats communs.

3.4.3 Rétablissement postopératoire

Le rétablissement postopératoire de la femme hystérectomisée constitue la *seconde variable dépendante* dans cette étude. D'ordre général, le rétablissement postopératoire signifie le retour graduel à l'état de santé prévalant avant l'apparition du problème médical pour lequel la personne subit une intervention chirurgicale. De façon empirique et pour le besoin de la présente étude, le rétablissement postopératoire de la clientèle ciblée est défini comme étant *la femme hystérectomisée qui reçoit son congé la troisième journée postopératoire et dont le recouvrement à l'état de santé à la suite de la chirurgie ne nécessite aucune consultation au service d'urgence, ni réadmission dans les trente jours suivant le congé.* Cette définition précise deux conditions essentielles à la détermination du rétablissement postopératoire, soit 1) être libérée le troisième jour après la chirurgie, et 2) qu'aucune consultation subséquente à l'urgence ou réadmission n'a eu lieu dans les 30 jours suivants. Par conséquent, la patiente qui répond simultanément aux deux conditions se voit attribuer le nombre **1**, alors que celle qui répond à une seule ou aucune des deux conditions se voit attribuer le chiffre **0**. Ainsi, il sera possible de calculer la proportion et le pourcentage de femmes parmi un groupe de participantes considérées comme rétablies. Un indice global du rétablissement postopératoire représente l'*indice d'efficacité* pouvant être utilisé lors de la comparaison entre des groupes de sujets. Le rétablissement postopératoire permettra de décrire l'*efficacité* de l'approche de soins adoptée, puisqu'il met en évidence les résultats cliniques de santé de la clientèle hystérectomisée qui sont directement liés aux objectifs du programme. Il servira également d'élément de comparaison dans la détermination de l'*efficience* de l'ACO.

Ce qui est recherché pour la clientèle hystérectomisée est le recouvrement à un niveau d'autonomie suffisamment élevé pour lui permettre d'obtenir son congé et d'être assurée d'une convalescence saine et sécuritaire de retour à la maison. Les études recensées (Abenheim et al., 2001; Dorsey et al., 1996; Ellström et al., 1998; Falcone, Paraiso & Wascha, 1999; Fanning & Andrews, 2001; Ghosh et al., 2001; Kraus & Fanning, 2000; Pearl et al., 1998; Schilder et al., 1997; Van Den Eaden et al., 1998; Walsgrove, 2001; Weber et al., 1999) démontrent qu'une période de trois jours après la chirurgie est considérée comme suffisant pour permettre à la plupart des femmes hystérectomisées de satisfaire aux critères énoncés pour le congé post-chirurgical. Il existe une variété de manifestations pouvant décrire le rétablissement postopératoire de la personne. Devant la multitude de possibilités, un choix s'impose. La présente étude prend en compte le rétablissement postopératoire de la clientèle hystérectomisée selon les quatre aspects spécifiques suivants : 1) la stabilisation des états physiologiques et psychologiques; 2) le niveau d'autonomie fonctionnelle; 3) la préparation au congé; et 4) l'évolution de l'état de santé postopératoire. Les trois premiers aspects adressent le portrait clinique de l'évolution de l'état de santé de la personne soignée durant l'hospitalisation, soit la période postopératoire immédiat. Le dernier aspect, quant à lui, rend compte de l'évolution de l'état de santé de la personne soignée de retour à la maison, c'est-à-dire en période postopératoire à plus long terme et permet la surveillance des effets négatifs potentiels.

3.4.3.1 La stabilisation des fonctions physiologiques et psychologiques

La stabilisation des fonctions physiologiques et psychologiques est caractérisée par le retour à l'état de santé préopératoire. Comme le soulignent Lewis et ses collègues (2004), l'examen des fonctions physiologiques et psychologiques a pour objet de nous informer à l'égard de l'adaptation de la personne soignée à la suite de la chirurgie. Puisque ces données serviront d'éléments de comparaison à l'évolution de la condition de santé post chirurgicale immédiate, il importe de se renseigner sur l'état de santé de la personne *avant la chirurgie*. Les caractéristiques observées dans cette étude sont spécifiquement liées au rétablissement de la femme hystérectomisée. Les attributs examinés sont : les paramètres physiologiques (pouls, respiration, température corporelle, tension artérielle, hémoglobine et hématocrite), le contrôle de la douleur, la gestion des nausées et vomissements, le repos, l'appétit, la force physique, l'énergie, de même que les fonctions urinaires et intestinales. Ces caractéristiques seront détaillées davantage lors de la description des instruments de mesures.

3.4.3.2 L'autonomie fonctionnelle

Comme l'expliquent Thomas, Rockwood & McDowell (1998), le niveau d'autonomie fonctionnelle représente la capacité de la personne à exécuter certaines tâches physiques, psychologiques, sociales et spirituelles associées à la satisfaction des besoins existentiels, de façon équivalente à la condition préopératoire. Ces tâches se regroupent en trois niveaux: 1) les AVQF, considérées comme étant majoritairement d'ordre physique; 2) celles de niveau intermédiaire; et 3) celles plus complexes incluant davantage les dimensions psychologique, sociale et spirituelle. Pour le personnel soignant de l'unité de gynécologie, soutenus par différents auteurs consultés (Lewis et al., 2004; Møller et al., 2001; Moreira, 2000; Parikh & Lesseps, 2000; Reed et al., 1997), la reprise des AVQF représente un élément déterminant du congé de la personne hystérectomisée.

Pour les fins de cette étude, les activités qui caractérisent le mieux la reprise des activités de vie quotidienne de la clientèle ciblée sont la capacité de s'alimenter, de s'hydrater, d'éliminer, d'accomplir ses soins personnels, de se vêtir et de se mobiliser. Compte tenu que la chirurgie a un impact direct sur les AVQF, sans toutefois viser à modifier le niveau d'indépendance de la personne soignée, il apparaît évident que les incapacités existantes avant la chirurgie seront encore présentes après la chirurgie. Puisque ces données serviront d'éléments de mesure de l'évolution de la condition de santé post chirurgicale immédiate, il importe de se renseigner sur le niveau d'autonomie fonctionnelle de la personne soignée dans l'exercice des AVQF avant la chirurgie.

3.4.3.3 La préparation au congé

La préparation au congé réfère à la perception que la personne soignée possède de sa capacité à assumer l'ensemble des soins liés à sa condition, qui favorisent une convalescence optimale au moment de son retour à domicile (Barnes, 2000). Cette perception repose sur deux principaux aspects de la prise en charge de la clientèle au moment du congé. Le premier, issu du domaine cognitif, représente le sentiment de compétence à l'égard de l'enseignement et la préparation reçus en vue de son congé, comme le soin de la plaie, le contrôle de la douleur, les restrictions des activités, les complications potentielles, le plan d'interventions et les ressources disponibles. L'autre aspect relève davantage du domaine affectif et réfère à la confiance que la femme hystérectomisée possède à l'égard des moyens dont elle dispose pour prendre en charge sa situation de soins au moment du congé. Ces moyens sont soit d'origine personnelle (capacités physiques et psychologiques) ou soit au niveau de la disponibilité des ressources formelles et informelles. La présente étude examine les trois prédispositions suivantes face au congé: 1) le niveau de connaissances des soins associés à la condition; 2) la satisfaction de la clientèle à l'égard de l'information et l'enseignement reçus; et 3) le sentiment de confiance et de bien-être à l'égard de sa condition de santé au moment du congé.

3.4.3.4 L'évolution de l'état de santé postopératoire

Les trois éléments précédents informent sur la condition de l'état de santé de la personne soignée durant la période postopératoire immédiate. Lorsque la patiente quitte le milieu hospitalier, il importe de suivre l'évolution de son état de santé pour une période qui succède à la phase d'hospitalisation. L'évolution de l'état de santé postopératoire réfère, dans ce cas-ci, aux manifestations du recouvrement de l'état de santé à plus long terme, soit durant les semaines qui suivent le séjour hospitalier. Diverses manifestations procurent des indications susceptibles de nous informer sur l'évolution du rétablissement postopératoire de la clientèle à son retour à domicile. Parmi ceux-ci figurent le nombre et la nature des complications post-chirurgicales, les consultations à l'unité d'urgence, les réadmissions en milieu hospitalier, l'utilisation des ressources communautaires, le nombre et la nature des appels au service d'assistance aux patients, pour n'en nommer que quelques-uns.

3.4.4 Satisfaction de la clientèle

La satisfaction de la clientèle est *la troisième variable dépendante* examinée dans cette étude. La satisfaction de la clientèle représente *le niveau de concordance entre les attentes inhérentes à la situation de soins et la perception par la clientèle de ce qui a été obtenu, dont l'insatisfaction représente le niveau minimal de concordance* (Yellen & Davis, 2001). Les écrits consultés (Larrabee & Bolden, 2001; Morin, 1999; Nascimento & Cousineau, 2005; Spooner, 2003; Staniszewska & Laila, 1999) démontrent que la satisfaction de la clientèle est influencée par divers facteurs, dont la disponibilité du personnel, la communication, l'environnement dans lequel l'épisode de soins évolue, ainsi que l'information transmise et la préparation reçue, aussi bien que les résultats de soins. La satisfaction de la clientèle servira à décrire les retombées concomitantes de l'approche de soins adoptée, c'est-à-dire l'*impact*. La satisfaction de la clientèle sera revue sous trois aspects spécifiques des soins et des services reçus : 1) la perception de la compétence professionnelle; 2) la qualité de la relation interpersonnelle; ainsi que; 3) la confiance et le respect mutuel. Comme la variable précédente, le niveau de satisfaction de la clientèle hystérectomisée servira également d'élément de comparaison dans la détermination de l'*efficience* de l'approche de soins.

3.4.5 Comorbidité

Dans cette étude, la comorbidité servira de *variable contrôle* dans le traitement de l'information recueillies et la comparaison des résultats entre les cohortes de sujets. Plusieurs auteurs ont documenté l'existence de facteurs intrinsèques et extrinsèques pouvant influencer le rétablissement postopératoire de la personne. Il s'agit de conditions de santé préexistantes chez l'individu lesquelles menacent l'évolution de son état de santé en période postopératoire. Parmi ceux-ci figurent certains problèmes de santé concomitants, tels que l'hypertension, l'anémie, les affectations respiratoires, le diabète, l'infarctus du myocarde, l'insuffisance cardiaque ou rénale, pour n'en citer que quelques-uns. Comme le rapportent différents auteurs (Boissonnault, 1999; Bouchard, 1997; CIHI/ICIS, 2002; Pasternak, 2004), certaines conditions connexes de santé, communément appelées la *comorbidité*, sont susceptibles de ralentir voire retarder le rétablissement de la personne à la suite d'une chirurgie et ainsi, prolonger la durée du séjour en milieu hospitalier peu importe l'approche de soins adoptée. En effet, Katz, Chang, Sangha, Fossel & Bates (1996) rapportent que le nombre de conditions morbides préexistantes et la sévérité de celles-ci sont à l'origine de plusieurs variations substantielles observées et documentées de certains résultats cliniques et économiques importants, incluant le taux de mortalité post chirurgicale, le nombre de complications, le statut fonctionnel, la durée de séjour, l'utilisation des ressources et l'allocation des traitements. Toutefois, comme le souligne

154

Pasternak (2004), la nature et le type de chirurgie sont également des éléments prédominants dans la détermination du risque que représente une condition comorbide. À titre d'exemple, l'anémie, cette affectation du sang qui entrave l'approvisionnement des tissus en oxygène, représente un risque peu élevé chez la personne devant subir une biopsie du sein. Cependant, le risque que représente l'anémie s'élève drastiquement lorsque la chirurgie est davantage invasive, durant laquelle certains viscères seront exposés et qu'une perte sanguine plus importante est prévue, comme c'est le cas de l'hystérectomie. De façon opérationnelle, la comorbidité est définie comme étant la *classification de l'état de santé physique selon le risque de morbidité et de mortalité périopératoire de la clientèle hystérectomisée*. Pour être en mesure d'évaluer le risque, il importe de documenter les problèmes de santé dont la personne souffre avant la chirurgie, afin d'établir les balises qui serviront d'information à l'évolution de l'état de santé en période postopératoire.

3.5 Instrumentation

Pour répondre aux cinq questions de recherche, six instruments de mesure et cinq indicateurs ont été utilisés. Parmi les instruments, on retrouve : 1) le *Questionnaire socio-démographique*; 2) l'*Index du recouvrement postopératoire* (IRP); 3) le Niveau de dépendance dans les *Activités de vie quotidiennes fondamentales* (AVQF); 4) la *Prédisposition face au congé* (PC); 5) l'*Échelle de satisfaction de la clientèle* (ÉSC); et, 6) la *Grille de vérification du dossier clinique* (GVDC). Les indicateurs retenus sont : 7) la *comorbidité*; 8) la *Durée de séjour réelle* (DS); 9) le *Taux de retour à l'urgence* (RU); 10) le *Taux de réadmission* (RÉA); et finalement, 11) la *Durée de séjour attendue* (DSA). Puisque aucun des instruments identifiés n'était disponible en langue canadienne française, certains ont dû être traduits (l'IRP, l'AVQF et l'ÉSC) pour les besoins de l'étude, alors que le questionnaire sociodémographique, la PC et la GVDC ont été élaborés pour les fins spécifiques de cette recherche.

La technique de retraduction ou méthode inversée a été utilisée pour la traduction des instruments (Fortin et al., 2006). Cette technique consiste à faire une première traduction des énoncés de l'échelle de la langue originale vers la langue française, pour ensuite faire retraduite en langue originale par un traducteur indépendant. Les deux versions (originale et retraduite) sont par la suite comparées et corrigées. Le procédé est répété jusqu'à ce que la version retraduite atteigne un niveau élevé de correspondance avec la version originale. Les deux traductrices désignées sont des infirmières de profession possédant plusieurs années d'expérience en soin chirurgical et un niveau d'expertise reconnu dans la traduction de documents. La première, responsable de la traduction initiale vers la langue française, fut recrutée au sein du corps professoral du secteur science infirmière de l'Université de Moncton, Campus d'Edmundston. La seconde, assignée à la retraduction, est une anglophone œuvrant auprès d'une clientèle francophone depuis plus de vingt années et qui fut sélectionnée parmi le personnel cadre de l'HRE.

3.5.1 Questionnaire sociodémographique

Un questionnaire permettant de recueillir des informations sociodémographiques a été développé par la responsable de la présente étude. Le contenu de cet instrument de mesure provient des informations pertinentes, trouvées dans les écrits, qui ont une certaine influence sur le rétablissement postopératoire de la femme hystérectomisée. Ce questionnaire permet d'amasser des renseignements concernant le diagnostic médical préopératoire, la procédure chirurgicale et les chirurgies gynécologiques antérieures. Il renseigne également sur certaines caractéristiques de la clientèle, telles que l'âge, le niveau de scolarité, le statut civil et le nombre d'accouchement, en plus de recueillir des informations concernant l'état de santé actuel et les problèmes de santé concomitants. Ces informations seront utilisées pour décrire la population à l'étude et serviront à vérifier les similitudes et les distinctions entre les trois cohortes de sujets.

3.5.2 Index du recouvrement postopératoire (IRP)

La troisième question de recherche s'intéresse au rétablissement postopératoire de la clientèle hystérectomisée, dont l'une de ses composantes est le retour graduel des fonctions physiologiques. Il existe peu d'instruments permettant de se prononcer sur l'ensemble des éléments physiologiques du recouvrement postopératoire de la personne. Plusieurs chercheurs ne tiennent compte que d'un aspect isolé pendant la période postopératoire immédiate, tel que le contrôle de la douleur ou des nausées. Pour le besoin de cette étude, le questionnaire *Index du recouvrement postopératoire (IRP)* (Recovery Inventory), élaboré par Wolfer & Davis (1970) sera utilisé pour recueillir l'information liée à l'état de santé physiologique et psychologique de la clientèle hystérectomisée. Il servira à décrire un aspect du rétablissement postopératoire durant l'hospitalisation de la femme hystérectomisée.

Cet instrument a été préféré à trois autres mesures du recouvrement postopératoire, soit le *Postdischarge Surgical Recovery* de Kleinbeck (2000a; 2000b), le *Global Surgical Recovery* de Youngblut & Casper (1993) et l'*Inventaire du rétablissement postopératoire* (Grenier & Levesque, 1982). Le premier instrument, développé pour la clientèle subissant une chirurgie ambulatoire, s'intéresse davantage au rétablissement postopératoire à domicile et comporte plusieurs sections liées aux dimensions psychologique, sociale et spirituelle de la personne, à l'instar de la dimension physique. Le second outil, composé d'un unique énoncé, évalue l'état de bien-être global de la personne en période post-chirurgicale. Ce dernier ne permet pas de documenter le retour graduel de différentes fonctions physiologiques. En dernier lieu, l'autorisation d'utiliser le troisième outil a été refusée puisque, selon les dires de l'auteur principal (Grenier & Levesque, 1982), "... *l'instrument est considéré comme désuet et inutilisable en 2002*".

L'IRP est un questionnaire auto-administré contenant huit énoncés qui permettent à la personne de décrire sa condition de santé physique quotidiennement à la suite d'une chirurgie. Cet instrument procure des informations sur la force physique et l'énergie, l'appétit, la condition digestive, la condition intestinale, la condition urinaire, la capacité physique à accomplir des choses pour soi, la capacité à se mouvoir et l'intérêt pour les événements environnants. Pour chaque énoncé, la personne est invitée à indiquer le chiffre qui décrit le mieux sa *condition actuelle*, selon une échelle à six niveaux s'échelonnant de *Médiocre* (1) à *Excellente* (6). La somme des réponses permet d'obtenir un indice total pouvant varier entre 8 et 48, de sorte que plus la somme est élevé plus la personne affirme que sa condition physique et psychologique s'améliore. Le score total constitue donc un indice global de la condition de santé de la personne pour cette journée, permettant ainsi de le comparer à ceux des journées précédentes et de décrire l'évolution du rétablissement postopératoire immédiat de la personne.

Les qualités métrologiques de l'IRP ont largement été démontrées dans plusieurs études antérieures. L'étude conduite par Kleinbeck (2000a) auprès de 163 patients ayant subi une cholécystectomie ou une herniorraphie, a fait ressortir un Alpha de Cronbach de 0,83 et une validité concomitante de 0,76 avec l'instrument *Postdischarge Surgical Recovery*. L'étude menée par Salmon, Hall, Peerbhoy, Shenkin & Parker (2001) auprès d'une clientèle en chirurgie orthopédique (n = 160) a présenté un Alpha de Cronbach variant de 0,75 à 0,86, selon le moment de l'évaluation (jour 1, 3 et 7). Plusieurs études auprès de diverses clientèles opérées, hospitalisées ou en convalescence à domicile, ont permis de documenter la validité de construit à travers le temps. La recherche de Kneeshaw, Considine & Jennings (1999), conduite auprès de 49 dyades de patients ayant subi une chirurgie cardiaque, ainsi qu'à leurs soignants naturels, a permis de documenter l'évolution positive du rétablissement postopératoire dans le temps. Elle a présenté une corrélation positive d'intensité modérée à forte avec la prédisposition au rôle de soignant naturel en période post-chirurgicale, la reprise des activités de vie quotidienne à six semaines, à trois et à six mois (r = 0,63, 0,61 et 0,68), de même qu'avec l'attitude positive de la clientèle (r = 0,63).

Malgré de multiples tentatives, il a été impossible de rejoindre l'auteur original de l'instrument. Pour les besoins de la présente étude, l'instrument a été traduit selon la méthode inversée. Un degré d'accord élevé a été obtenu à la première tentative. En plus de documenter le pouls, la respiration, la température corporelle et la tension artérielle, tout au long de l'hospitalisation, deux énoncés supplémentaires ont été ajoutés. Il s'agit d'énoncés permettant de recueillir des informations concernant la gestion de la douleur. Ces énoncés ont été développés à partir d'informations retrouvées dans la littérature et des énoncés suggérés par Ferri et ses collègues (2006) et Johnson & Maas (2000). Le premier énoncé interroge la personne soignée sur le plus haut niveau de l'*intensité* de la douleur ressentie des dernières heures, l'invitant à indiquer son choix de réponse sur une échelle à dix niveaux d'intensité, où le chiffre (1) signifie *Aucune* douleur et le (10) indique une douleur *Extrême*, de sorte que, plus le nombre est élevé, plus la douleur ressentie était qualifiée d'intense. Le second énoncé procure de l'information à l'égard du niveau le plus élevé de soulagement de la douleur, tel que perçu par la personne soignée. La personne est invitée à indiquer le chiffre qui correspond le mieux à sa perception du soulagement de la douleur au cours de cette même période selon une échelle à dix niveaux, où le chiffre (1) représente *Aucun* soulagement ou presque et le (10) *Totalement* soulagée.

L'IRP combiné aux deux énoncés de la gestion de la douleur sera administré avant l'intervention chirurgicale et à chaque jour d'hospitalisation après la chirurgie. Le score total de l'IRP, tout comme ceux de l'intensité de la douleur ressentie et du soulagement de la douleur perçu constituent un indice global de la condition de santé de la personne pour cette journée, permettant ainsi de le comparer à ceux des journées précédentes. Ils peuvent également servir à calculer un indice global moyen pour un groupe de participants, pouvant ainsi être comparé à celui d'une autre cohorte de sujets. Les informations recueillies par ces outils de mesure serviront à répondre en partie à la troisième question (efficacité) et la cinquième question (efficience) de recherche.

159

3.5.3 Activités de la vie quotidienne fondamentales (AVQF)

L'un des aspects importants du rétablissement postopératoire est la reprise des AVQF. Cet élément procure des informations pertinentes qui aident à documenter le pronostic postopératoire. Il existe différents instruments permettant de mesurer le niveau de dépendance dans les activités de vie quotidienne, tels que le *Functional Status Questionnaire* développé par Jette, Davis, Cleary & Calkins (1986), le *Système de mesure de l'autonomie fonctionnelle (SMAF)* développé par Hébert (1984) et le *Medical Outcomes Study (MOS) Short Form 36 (MOS SF- 36)* élaboré par Ward (1992), pour n'en nommer que quelques-uns. La majorité de ces instruments ont été développés pour des clientèles spécifiques issues principalement du milieu communautaire, telles que la réadaptation physique post-chirurgicale ou post-traumatisme, ou encore pour évaluer les changements auprès de personnes âgées en perte d'autonomie. Plusieurs d'entre eux comportent des sous-dimensions non pertinentes aux besoins de la présente étude. L'instrument AVQF développé par Katz, Ford, Moskowitz, Jackson & Jaffe (1963), puis révisé en 1970 (Katz, Downs, Cash & Grotz, 1970) et amélioré par Klein & Bell (1982), puis traduit par l'AFEDI et l'ANFIIDE (Johnson & Maas, 2000) permet d'évaluer la reprise des AVQF dans diverses situations de soins. Cet instrument mesure le niveau d'assistance nécessaire à la personne pour accomplir les activités physiques et les soins personnels élémentaires. Le nombre restreint d'énoncés permet de l'utiliser à différents moments pendant la période postopératoire immédiate. L'outil mesurant les AVQF a été choisi dans notre étude pour ses qualités métrologiques documentées et sa forme abrégée permettant de recueillir de l'information avant et pendant les jours qui suivent la chirurgie.

L'instrument AVQF est un questionnaire auto-administré, qui présente six énoncés liés à l'alimentation, l'habillement, les soins d'hygiène, la mobilisation, l'usage des toilettes, ainsi que la continence urinaire et fécale. Pour les besoins de la présente étude, certaines adaptations du vocabulaire français à la langue canadienne française ont été nécessaires. Par conséquent, l'expression française « toilette personnelle » est devenue « *soins d'hygiène*

160

personnelle » et l'expression « l'habillage » a été modifiée en « *s'habiller* ». Des exemples ont également été ajoutés, afin de clarifier l'idée véhiculée par l'énoncé. La personne indique son choix de réponse au numéro correspondant sur une échelle descriptive de cinq niveaux de dépendance : (1) dépendance totale; (2) besoin d'assistance de plusieurs personnes et d'aides techniques; (3) besoin d'assistance d'une personne; (4) besoin d'aide technique; (5) la personne est complètement autonome. Ainsi, plus le chiffre est élevé, plus la personne est autonome dans l'exécution de ses AVQF. En effectuant la somme des réponses de chaque énoncé, on obtient un indice global du niveau d'indépendance possible de 6, si la personne est totalement dépendante dans toutes les activités énoncées, et de 30, si la personne se considère autonome dans toutes les activités énoncées. Cet indice global peut être comparé avec celui des journées précédentes, ou encore, servir à calculer un indice global moyen pour un groupe de participants donné, lequel peut être comparé à celui d'une autre cohorte de sujets.

Les qualités métrologiques de l'instrument AVQF ont été amplement documentées depuis sa conception. Largement utilisé dans diverses situations de soins, tant dans le milieu hospitalier que dans le milieu communautaire, tant en situation de soins aigus que chroniques et auprès d'une clientèle de différents groupes d'âge,.il a gagné en popularité au fil des années. Initialement construit pour mesurer les capacités d'adaptation des personnes âgées souffrant de maladies chroniques, il a été testé auprès de plus d'un millier d'individus (Katz et al., 1963). Plusieurs études ont attesté d'un niveau élevé de consistance interne de l'instrument, tel que démontré dans l'étude de Tappen & Hall (2001) où l'Alpha de Cronbach atteint 0,93 (n = 242), alors que les analyses effectuées par Thomas et ses collègues (1998) auprès de 8927 sujets ont démontré un Alpha de Cronbach de 0,80 pour l'ensemble des énoncés. La validité de construit de l'instrument à également été documentée au cours des années. La recherche conduite par Büla, Bérod et Stuck (1999) a présenté une corrélation négative élevée de -0,67 (n = 387) avec la durée du séjour en réadaptation d'une clientèle en perte d'autonomie, alors que l'étude de Koval, Skovron, Aharonoff & Zuckerman (1998) conduite auprès de 338 patients ayant subi une fracture de la hanche, a

161

démontré une corrélation négative modérée avec la comorbidité, l'âge avancé et l'utilisation des ressources communautaires. L'instrument est encore aujourd'hui largement utilisé pour prédire les besoins futurs de divers types de clientèle (Büla et al., 1998; Katz et al. 1963; Katz et al., 1970; Sutherland & Jensen, 2000; Thomas et al., 1998). Suite à l'obtention de l'autorisation de la maison d'édition responsable, l'instrument fut traduit pour le besoin de la présente étude selon la méthode de retraduction. Un degré d'accord très élevé fut atteint dès la première traduction.

L'AVQF sera administré à cinq moments différents durant la période périopératoire, soit lors de la visite de la cliente à la clinique de préanesthésie, le jour de l'opération, les premier et deuxième jours postopératoires, ainsi qu'au moment où la participante reçoit l'autorisation de quitter l'hôpital. L'information recueillie par le AVQF procurera des renseignements précieux permettant une description partielle du rétablissement de la personne hystérectomisée. À la lumière des explications présentées préalablement, les informations recueillies par cet instrument de mesure serviront à fournir une information partielle à la réponse à la troisième question (efficacité) et cinquième question (efficience) de recherche.

3.5.4 Prédisposition face au congé (PC)

La préparation que la personne soignée reçoit, en prévision de son retour à la maison à la suite d'une chirurgie, joue un rôle important dans l'évolution du rétablissement postopératoire. Pour les besoins de cette recherche, l'instrument de mesure qui servira à décrire cet aspect du rétablissement postopératoire a été élaboré par l'instigatrice de cette étude. De nombreux écrits portant sur les besoins d'information de la clientèle et la préparation au congé suite à une chirurgie ont servi à la formulation des énoncés contenus dans l'instrument *Prédisposition face au congé (PC)* (Barnes, 2000; Coslow & Eddy, 1998; Johnson & Maas, 2000; Scriven & Tucker, 1997; Wade et al., 2000). Cette mesure est composée de huit énoncés, dont quatre se réfèrent à l'information et à l'enseignement reçus en préparation au retour à la maison, alors que les quatre autres énoncés traitent de la

162

perception de la personne soignée à l'égard de l'évolution de sa condition de santé. La validité de contenu de l'instrument de mesure a été établie par dix personnes spécialisées dans l'enseignement, les soins et la préparation au congé de la clientèle hystérectomisée. L'équipe chargée de la validation du contenu du PC est constituée de huit infirmières, d'un gynécologue et d'une représentante de la clientèle cible. Ces participants furent invités à se prononcer sur la pertinence de chaque énoncé, ainsi que la compréhension de ceux-ci. L'outil de validation utilisé est présenté à l'Annexe B. Ce procédé a permis d'apporter quelques améliorations à la formulation des énoncés (remplacer « consignes » par « recommandations ») et d'ajouter des exemples aux énoncés.

Le questionnaire PC sera complété au moment du congé et remis à l'assistante de recherche avant le départ de l'unité de gynécologie. Il s'agit d'un questionnaire auto-administré permettant au répondant d'indiquer son degré d'accord à l'aide d'une échelle à six niveaux, allant de (1) *Aucunement en accord* à (6) *Totalement en accord*. Ainsi, si la personne n'est aucunement en accord avec les énoncés, le maximum de points est de 8, alors qu'il se chiffrera à 48 si la personne est totalement en accord. Donc, plus le nombre obtenu est élevé, plus la personne soignée se sent prête et en confiance de retourner à la maison. Le score total devient alors un indice global de la PC de l'hôpital. Cet indice servira à déterminer un pointage global moyen pour un groupe de personnes pouvant ainsi être utilisé comme élément de comparaison entre les cohortes de sujets à l'étude. Comme les instruments précédents, l'information recueillie par l'entremise de cette mesure servira à décrire partiellement le rétablissement postopératoire et ainsi, sera utilisée pour répondre à la troisième question (efficacité) et à la cinquième question (efficience) de recherche.

3.5.5 Échelle de satisfaction de la clientèle (ÉSC)

Il existe une grande variété d'instruments disponibles qui mesurent le niveau de satisfaction de la clientèle, tant en milieu hospitalier qu'en milieu communautaire, pour des conditions chroniques ou aiguës, de réadaptation ou d'urgence autant pour une clientèle d'adolescents que pour des personnes âgées. Alors que certains questionnaires sont très élaborés et comportent de nombreux énoncés regroupés en sous-dimensions, d'autres n'ont recours qu'à un unique énoncé considéré comme un indice global de satisfaction. Parmi les questionnaires disponibles, on retrouve le *Patient Satisfaction Survey*, développé par Huron Valley Visiting Nurse (1997) pour une clientèle en soins aigus à domicile, le *Patient Satisfaction Index* de Ware (1978), le *Patient Satisfaction Scale* développé par La Monica, Oberst, Madea et Wolf (1986) pour une clientèle hospitalisée en médecine et chirurgie, le *Post-Surgical Patient Satisfaction Questionnaire* élaboré pour une clientèle orthopédique, ainsi que le *Patient satisfaction indicator of nursing quality* d'Eriksen (1987), pour n'en nommer que quelques-uns.

L'instrument privilégié pour cette étude est l'*Échelle de la satisfaction de la clientèle* (ÉSC) (Patient Satisfaction Instrument). Il est utilisé pour recueillir des informations à l'égard de la qualité des soins et services reçus par le personnel soignant tout particulièrement. La ÉSC a été préférée à d'autres instruments, tels que le *Patient Satisfaction with Learning needs* (Bubela, Galloway, McCay & McKibbon, 1990) et celui de *Satisfaction des patients en milieu ambulatoire* (Perneger, Stalder, Schaller, Raetzo & Etter, 1996) pour ses qualités métrologiques, ses composantes tridimensionnelles et la précision de ses énoncés.

Cet instrument de mesure a été élaboré initialement par Risser (1975) auprès d'une clientèle totalisant 138 patients hospitalisés en médecine générale et en chirurgie. À cette époque, les qualités métrologiques de l'instrument ont été démontrées par diverses analyses de la consistance interne, dont celui de l'homogénéité de Scott présentant des résultats pour chaque sous-dimension qui variaient entre 0,36 à 0,51, la corrélation des sous-dimensions ($r = 0,64$ à 0,80), et un Alpha de Cronbach (α) de 0,91. Par la suite, certains énoncés de l'ÉSC ont été modifiés par Hinshaw et Atwood (1982) en se basant sur une série de cinq études cliniques et administratives auprès de 600 patients hospitalisés au cours d'une période de huit années. Les analyses de consistance interne ont révélé un coefficient Alpha (α) supérieur à 0,70 pour chacune des trois sous-dimensions de l'instrument, produisant un

α = 0,70 à 0,97 pour la sous-dimension *Habiletés professionnelles*, un α = 0,83 à 0,95 pour la sous-dimension *Habiletés enseignement* et d'un α = 0,82 à 0,98 pour la sous-dimension *Habiletés en relation d'aide*. Les corrélations inter-items et inter-dimensions corroborent les Alpha. Encore aujourd'hui, l'ÉSC est grandement utilisée pour évaluer l'opinion des patients à l'égard des soins et des services qu'ils reçoivent. D'ailleurs, des études récentes témoignent de la reconnaissance internationale de cet instrument auprès de différentes clientèles au Canada, aux États-Unis et en Europe. Après maintes démarches, il a été impossible de rejoindre l'auteure de la version originale de l'ÉSC. Par contre, une autorisation écrite des auteurs qui ont modifié l'instrument en 1982 a été obtenue, afin de permettre son utilisation dans le cadre de la présente étude. Des démarches ont été effectuées afin de traduire l'instrument selon la méthode inversée décrite préalablement pour son usage auprès d'une clientèle majoritairement canadienne française. Il est prévu de remettre l'ÉSC à la cliente le jour de son congé de l'hôpital, afin qu'il soit rempli et remis avant de quitter l'unité de gynécologie.

L'étude menée par Hinshaw et Atwood (1982) a également permis de vérifier la validité de construit de l'instrument ÉSC. Trois techniques de validité de construit ont été appliquées : la stratégie de convergence et divergence (multitraits-monométhodes), la méthode discriminante et le modèle prédictif. Les résultats de la stratégie de convergence ont démontré des corrélations de 0,80 à 0,90, alors que les corrélations étaient faibles lorsque comparés aux construits divergents, tels que la condition physique du patient (r = 0,10 à 0,29) et le soin direct (r = 0,06 à 0,15). La méthode discriminante a démontré des corrélations négatives légères avec plusieurs construits dont l'anxiété préopératoire (r = -0,05 à -0,12), l'anxiété immédiate (r = -0,06 à -0,17) et l'adaptation pré et postopératoire (r = -0,08 à 0,02).

L'ÉSC est composée de 25 énoncés regroupés en trois sous-dimensions : 1) les habiletés professionnelles (Technical-Professional Area) comprenant sept énoncés (trois inversés); 2) les habiletés en enseignement (Educational Relationship Area) comportant

165

sept énoncés (trois inversés) et 3) les habiletés en relation d'aide (Trusting Relationship Area) incluant onze énoncés (cinq inversés). La sous-dimension *Habiletés professionnelles* représente les comportements des intervenants dans l'accomplissement de leurs tâches et dans l'atteinte des objectifs de soins. Cette dimension implique les connaissances à l'égard des soins prodigués, des techniques exécutées au patient et leur expertise dans l'exercice de leurs responsabilités. La sous-dimension *Habilités en enseignement* représente l'information échangée entre le patient et le personnel soignant, incluant l'enseignement et la préparation au congé, tel que répondre aux questions du patient, lui donner des explications et faire des démonstrations. La troisième sous-dimension, *Habiletés en relation d'aide*, implique tous les éléments de la relation interpersonnelle entre le personnel soignant et le patient. Cette dimension réfère à la communication verbale et non verbale, le professionnalisme lors des échanges avec le patient, la personnalité, la gentillesse, la réceptivité, le respect, l'empathie envers la situation, l'intérêt envers les besoins de la patiente et la sensibilité aux sentiments de celle-ci. Le répondant indique le chiffre qui correspond le mieux à son opinion actuelle de la qualité des soins et services qu'il a reçus à l'aide d'une échelle à six niveaux, allant de (1) *Complètement en désaccord* à (6) *Totalement en accord*. Il est prévu de remettre l'ÉSC à la cliente le jour de son congé de l'hôpital, afin d'être rempli et retourné avant de quitter l'unité de gynécologie. Une fois les énoncés inversés recodés, les réponses indiquées peuvent être additionnées, permettant ainsi l'obtention d'un score total pour chaque répondant. Ce score peut varier entre 25, si la personne est en complet désaccord avec tous les énoncés, donc nettement insatisfaite, et 150, si la personne est en accord total avec tous les énoncés, donc entièrement satisfaite. Il est possible de calculer un indice global moyen pour un groupe de participants lequel peut être comparé à d'autres cohortes de sujets à l'étude. L'information recueillie par l'ÉSC servira à répondre à la quatrième question (impact) et à la cinquième question (efficience) de recherche.

3.5.6 Grille de vérification du dossier clinique (GVDC)

Pour le besoin de la présente étude, l'instrument de mesure GVDC a été élaboré, dans le but de recueillir l'information relative à l'utilisation des divers outils de travail développés dans le cadre de l'ACO. La GVDC servira à documenter les interventions du personnel soignant impliqué dans la démarche de soins relativement à leur assiduité à respecter et à se conformer aux plans d'interventions multidisciplinaires prédéterminés par l'ACO. Les différents protocoles d'interventions préopératoires et postopératoires développés par l'équipe de travail en chirurgie gynécologique, ont servi de canevas à la conception de cet instrument. La GVDC comporte 54 sections, subdivisées selon les étapes du cheminement périopératoire de la clientèle hystérectomisée, représentant les différentes activités cliniques et les interventions du personnel soignant, telles que dictées par le régime thérapeutique SSCH. Chaque section de soins est évaluée en fonction du degré de CAP prédéterminés par le SSCH, peu importe le statut du professionnel de la santé désigné, à partir d'une échelle nominale à trois niveaux : (1) complet; (2) incomplet mineur; (3) incomplet majeur; et (4) ne s'applique pas. Ce système d'attribution des valeurs est similaire à celui utilisé par le CCASS (2001).

Une mention *Complet* correspond au niveau de conformité le plus élevé. Il signifie que tous les éléments associés à cette intervention ont été dûment accomplis selon les directives énoncées par le régime thérapeutique, c'est-à-dire que l'action appropriée est effectuée par une personne qualifiée, au moment opportun, à l'endroit désigné, dont les détails exigés sont consignés correctement au dossier clinique de la patiente sur l'outil approprié. Un *Incomplet mineur* convient à un niveau de conformité moyen, signifiant qu'un ou quelques-uns des éléments liés à l'exécution de l'intervention n'ont pas été effectués correctement. Ces dérogations du protocole préétabli sont considérées comme mineures dans la pratique et l'administration de soins de santé, dans la mesure où elles sont jugées sans risque pour la sécurité et le bien-être de la clientèle. L'exécution de l'activité de soins a lieu dans un autre endroit, la redondance de l'information contenue dans le dossier clinique, l'omission de certains détails (Ex. Indiquer que la patiente a uriné, mais omet de spécifier l'heure de la première miction), l'annotation clinique au mauvais endroit, sont quelques exemples de lacunes jugées mineures. Enfin, un *Incomplet majeur* représente le niveau de conformité le plus faible. Il suppose qu'un élément primordial (Ex. la signature de l'ordonnance médicale) du régime thérapeutique ou qu'une majorité des éléments liés à l'exécution d'une intervention spécifique est absent, non exécuté ou non documenté, comme le précise le régime thérapeutique. Ces déficiences constituent non seulement une menace à la sécurité de la patiente, mais également une source d'erreurs, d'incidents et de poursuites pour l'établissement de santé. Quelques exemples d'irrégularités sont des annotations cliniques incomplètes ou non congruentes, l'absence d'une signature médicale aux ordonnances préopératoires, aucune évaluation du niveau de conscience avant l'administration d'un analgésique, aucune indication de l'enseignement effectué ou encore l'utilisation d'un outil non conforme à la situation. L'instrument permet de déterminer le nombre de sections des protocoles de soins complétées par le personnel soignant tout au long du continuum de soins et ainsi servir au calcul d'un pourcentage. Le résultat obtenu par l'étude d'un dossier clinique s'applique à l'ensemble de l'équipe soignante selon les diverses étapes du continuum de soins de la personne soignée.

La collecte d'informations se fera à partir de l'examen rétrospectif d'un échantillon aléatoire de dossiers cliniques permanents de femmes hystérectomisées ayant subi l'ACO exclusivement. La collecte d'informations s'effectuera dans le mois suivant le départ de la dernière participante à l'étude. La date de la chirurgie servira à distinguer les participantes de la seconde cohorte et celles de la troisième cohorte. L'examen du dossier clinique est désigné par un tirage au sort. La quantité de dossiers à examiner a été fixée à 40 % du nombre de participantes. Les données recueillies par l'instrument GVDC serviront à décrire l'engagement et la fidélité du personnel soignant à l'utilisation des protocoles de soins prédéterminés et ainsi, à répondre à la première et la seconde question (synergie) adressées dans cette étude.

3.5.7 Durée de séjour observée (DS)

Quatre indicateurs ont été retenus pour décrire l'évolution du rétablissement post opératoire de la clientèle hystérectomisée lors du retour à domicile. La *durée de séjour* représente le temps qui s'écoule entre le moment de l'admission à l'unité de chirurgie ambulatoire et le moment du congé de l'unité de chirurgie gynécologique. Elle s'exprime en termes de journées de soins réelles et indique la période nécessaire à la personne soignée pour atteindre les critères du congé. La DS peut varier de 3 à 7 jours et l'information recueillie peut être convertie en une moyenne pour un groupe de sujets particuliers. Cet indice moyen peut ainsi être comparé à d'autres cohortes de sujets à l'étude.

Les différents auteurs cités à la section précédente ont identifié plusieurs facteurs qui ont une influence sur la durée de séjour, notamment l'état de santé de la personne avant la chirurgie, l'évolution du rétablissement postopératoire immédiat, la comorbidité, ainsi que la qualité des soins et des services reçus. La DS est un indicateur grandement utilisé dans les études d'efficacité et d'efficience de nouveaux procédés de soins, dont la définition correspond à celle présentée dans cette étude. Cet indicateur servira à renseigner sur l'évolution du rétablissement postopératoire de la femme hystérectomisée, ainsi qu'à répondre à la troisième question (efficacité) et à la cinquième question (efficience) de recherche.

3.5.8 Taux de retour à l'urgence (RU)

Le RU représente le pourcentage de femmes d'un groupe de participantes à l'étude qui, dans les 30 jours suivant leur congé du centre hospitalier, se présentent à l'unité d'urgence du même centre hospitalier pour une raison liée à la chirurgie gynécologique qu'elles ont subie. Le système informatisé *Méditeck* permet de retracer les personnes issues de la clientèle à l'étude, qui reviennent à l'unité d'urgence pour une consultation, dans les trente jours qui suivent le congé de l'unité de gynécologie. Dans le cas présent, le nombre 1 est attribué à la participante qui revient à l'unité d'urgence et le nombre 0 à celle qui ne nécessite aucun suivi dans les 30 jours suivant leur congé. Ainsi, l'attribution de la valeur 1 ou 0 permet le calcul d'une proportion et d'un pourcentage pouvant être comparé d'un groupe de sujets à l'autre. La présente étude s'intéresse non seulement au taux, mais également aux raisons qui incitent les personnes à revenir consulter le service d'urgence dans les trente jours suivants le congé de l'hôpital. Il s'agit d'un indicateur qui joue le rôle de sentinelle, puisque l'information obtenue par l'entremise de cet indicateur sera utilisée pour documenter la troisième question (efficacité) et la cinquième question (efficience) de recherche.

3.5.9 Taux de réadmission (RÉA)

Le taux de *Réadmission postopératoire (RÉA)* représente le pourcentage de femmes d'un groupe de participantes à l'étude qui, dans les 30 jours suivant leur congé du centre hospitalier, sont réadmises dans le même établissement de santé pour une raison *similaire* ou *liée* à la chirurgie gynécologique encourue. L'expression *similaire* ou *liée* fait référence à trois situations potentielles. La première est la réapparition du problème de santé initial pour lequel la personne a été traitée lors de l'admission préalable, comme une douleur lancinante au bas ventre. La seconde est l'émergence d'une complication et/ou d'une exacerbation qui découlent de la condition médicale précédente pour laquelle la personne a reçu son congé, telle la rougeur, la chaleur et l'écoulement provenant du site opératoire. La troisième, quant à elle, est liée à un problème de santé qui provient du même système corporel (dans ce cas-ci, il s'agit du système reproducteur féminin), excluant une cause externe évidente ou une condition incontestablement résolue lors de l'admission précédente, tel un saignement vaginal rouge clair.

Le numéro du dossier clinique de la personne permet de retracer le cheminement postopératoire de la clientèle cible, par l'entremise du système informatisé de l'hôpital. Tout comme pour son prédécesseur, le nombre 1 est attribué à la participante qui a dû être réadmise, alors que le nombre 0 est attribué à celle qui n'a pas nécessité une nouvelle admission à l'hôpital. L'attribution de la valeur 1 ou 0 permet le calcul d'une proportion et d'un pourcentage pouvant être comparé d'un groupe de sujets à l'autre. Le RÉA est également un indicateur grandement utilisé dans les études de l'efficacité et de l'efficience de nouveaux procédés de soins, dont la définition correspond à celle présentée dans cette étude. Cet indicateur agira également comme une sentinelle et servira à nous renseigner sur l'évolution du rétablissement postopératoire de la femme hystérectomisée à plus long terme, ainsi qu'à répondre à la troisième question (efficacité) et la cinquième question (efficience) de recherche.

3.5.10 Durée de séjour attendue (DSA)

La *durée de séjour attendue* (DSA) représente une norme nationale, une valeur estimée de la durée de séjour d'une clientèle liée à **un cas** cible. Par définition, **un cas** (Case Mix Group) constitue un regroupement de diagnostics médicaux similaires et statistiquement homogènes. Il s'agit d'un indice individuel attribué à chaque participante à l'étude, selon son statut. À titre d'exemple, l'hystérectomie fait partie du cas spécifique # 579 *Interventions gynécologiques majeures, utérines et annexielles, sans tumeur maligne.* La DSA est ajustée en fonction de l'âge et du niveau de complexité (comorbidité). Puisque la relation entre l'âge, le niveau de complexité et la durée réelle de séjour varient considérablement d'une condition à l'autre, l'ICIS utilise la régression multiple pour sélectionner et tester un modèle de prédiction de la durée de séjour pour la clientèle hystérectomisée (ICIS, 2002). L'ICIS est responsable de l'ajustement annuel de la DSA à partir des données canadiennes disponibles de l'année précédente. La calibration de 2002 est issue d'une banque de données, dans laquelle celles du 1er avril 2000 au 31 mars 2001 ont été ajoutées à celles des trois années précédentes. La DSA évolue avec les années et constitue un indicateur largement utilisé, puisqu'il représente, pour ceux intéressés à améliorer leur performance, la norme nationale vers laquelle il faut tendre. L'information, accessible par l'entremise du système informatisé du centre hospitalier, est disponible au moment du congé de la patiente.   La Figure 3.2 illustre la relation entre les principaux

171

éléments du cadre de référence de la qualité retenus dans cette étude, l'opérationnalisation des concepts présélectionnés, ainsi que l'instrumentation.

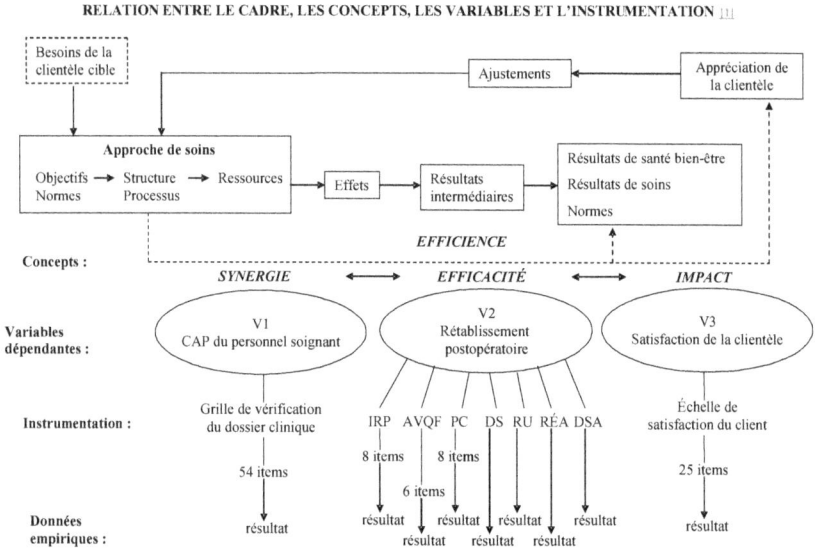

[1] Fusion et adaptation du *Modèle du système sociosanitaire* de Saucier et Brunelle (1995, p. 19) et du modèle de *Mesure de la qualité* de Bouchard et Plante (2000), par France Chassé (2007).

Figure 3.2   Illustration des liens entre le cadre de référence, les concepts de la qualité, les variables à l'étude et l'instrumentation.

3.5.11 Classification du risque périopératoire

Tout comme dans le rapport Pasternak (2004), le système de classification du risque périopératoire, initialement élaboré par Meyer et Saklad en 1941, puis raffiné avec les années par l'American Society of Anesthesiologists (ASA), a connu un essor important au début des années 90 avec la popularité croissante des chirurgies ambulatoires. Aux dires de

172

Bouchard (1997), l'évaluation du risque que représentent certaines conditions de santé préexistantes chez l'individu qui va subir une intervention chirurgicale, a dû s'adapter au progrès scientifique de la médecine moderne, ainsi qu'à l'évolution technologique. Initialement, la mise à jour des conditions de santé prévalentes chez l'individu est complétée par l'infirmière clinicienne de la clinique de préanesthésie. Lorsque celle-ci suspecte que le sujet est à risque de complications périopératoires, elle le réfère pour une consultation en anesthésie. Idéalement, cette classification du risque doit être effectuée par l'anesthésiste en appel, idéalement dans les semaines qui précèdent la chirurgie, le temps de mettre en place un plan préventif. La classification du risque périopératoire possède **cinq** niveaux : ASA I = sans risque; ASA II = risque léger; ASA III = risque modéré; ASA IV = risque élevé; ASA V = décès prévisible. Cette information servira à décrire les participantes à l'étude et à vérifier les similitudes et les distinctions entre les trois cohortes de sujets. Cette information se retrouve dans le dossier clinique permanent de la patiente.

3.6 Milieu de l'étude et sélection des sujets

La population visée par l'étude est constituée de femmes qui vont subir une hystérectomie, selon les procédures chirurgicales reconnues. L'hystérectomie est pratiquée dans une quinzaine d'hôpitaux de la province du Nouveau-Brunswick et le nombre effectué à l'intérieur d'une année varie selon la densité de la population desservie. L'HRE est situé à Edmundston, au Nord-Ouest du Nouveau-Brunswick et dessert la population du comté de Madawaska, du sud Témiscouata et de la région frontalière de l'État du Maine (USA), ainsi que la clientèle de Grand-Sault et de St-Quentin. La totalité de la clientèle élective à l'hystérectomie de l'HRE est *admise le jour de la chirurgie (AJC)* et hospitalisée à l'unité de gynécologie pour la durée de leur séjour.

L'HRE a été choisi en vue de la sélection d'un échantillon de la clientèle ciblée par la présente étude, pour les nombreux avantages qu'il offre. D'abord, il s'agit d'un établissement de 170 lits, le septième en importance au Nouveau-Brunswick, ce qui procure un bassin de sujets potentiels pour la constitution des cohortes de sujets recherchées. Sous la responsabilité de la RRS4, ce centre hospitalier offre les procédures chirurgicales gynécologiques similaires aux autres centres de la province, ce qui permet de croire que les soins de santé prodigués à ce centre sont de qualité comparable, tout comme les caractéristiques de la clientèle provenant de celui-ci sont également comparables à la clientèle hystérectomisée d'ailleurs en province. Entre le mois de janvier et décembre 2002, il y a eu 115 hystérectomies effectuées à ce centre hospitalier. L'utilisation d'un unique établissement de santé assure une constance des soins administrés et des services offerts, permettant ainsi de minimiser les biais issus du milieu culturel, organisationnel et professionnel. De plus, les dirigeants de l'organisation visée ont déjà manifesté un vif intérêt à s'impliquer dans le projet et assurent leur entièrement coopération à l'étude. Cette collaboration est également recherchée par la chercheuse responsable pour des raisons de faisabilité d'une étude non subventionnée, sans compter que celle-ci connaît très bien le milieu, la clientèle ciblée et le personnel soignant impliqué, étant donné son implication lors de projets de recherche antérieurs.

L'étude a débuté suite à l'approbation du Comité d'éthique de la RRS4. Les participantes à l'étude ont été recrutées selon une méthode d'échantillonnage de convenance, à partir de la liste de noms disponible par l'entremise du système informatisé du calendrier opératoire de l'HRE. Toutes les patientes ont reçu une lettre d'introduction et un formulaire de consentement dans l'enveloppe contenant leur documentation (Annexe C). Au moment de la visite à la clinique de préanesthésie, l'infirmière a informé l'assistante de recherche des personnes qui ont accepté de participer à l'étude. Pour être admissible à cette étude, la participante devait rencontrer les critères de sélection suivants :

1. Être capable de comprendre le français ou l'anglais;
2. Être âgée entre 18 ans et 78 ans;
3. Avoir une condition physique stable (telle que déterminée par le chirurgien responsable);

174

4. Être psychologiquement stable pendant la durée de l'épisode de soins.

Les clientes qui ont subi une procédure chirurgicale **autre** que gynécologique lors de l'hystérectomie (résection intestinale, cholécystectomie ou réparation d'une hernie, cystoplastie, etc) ont été retirées de l'échantillon. Une assistante de recherche, désignée et formée par l'auteure de l'étude, a assisté la personne qui éprouvait de la difficulté à lire, à écrire ou à comprendre les énoncés. Cette assistante avait en sa possession une version anglaise de chaque instrument, afin d'être en mesure d'effectuer une traduction simultanée des énoncés, pour les personnes qui éprouveraient de la difficulté avec la langue française.

3.7 Pré-expérimentation

Une pré-expérimentation a été effectuée afin d'éprouver le protocole de recherche préétabli et d'effectuer des ajustements, s'il y a lieu. Le plan méthodologique a été prétesté auprès d'un échantillon de femmes hystérectomisées. Par la même occasion, l'auteur de l'étude a vérifié la concordance des observations enregistrées par l'assistante de recherche. Cette étape avait pour but ultime d'évaluer la pertinence, la cohérence et l'efficacité du procédé et de l'instrumentation, afin de prévoir les difficultés, de résoudre les problèmes imprévus, ainsi qu'apporter les ajustements nécessaires au bon déroulement de l'étude.

3.8 Déroulement de la collecte des données

La technique de l'entrevue structurée a été privilégiée dans la présente étude. Cette méthode consiste en une série de questions présentées dans un ordre déterminé et qui exige la participante de choisir une réponse parmi celles proposées. Ce type d'entrevue permet d'obtenir des renseignements quantifiables tout en s'assurant que les mêmes questions sont posées à toutes les participantes.

Pour les besoins de cette étude, une étudiante infirmière bachelière bilingue, possédant un cours en méthodologie de la recherche a été sélectionnée et formée par la responsable de l'étude pour agir comme assistante de recherche. Elle aura comme responsabilités de recruter les participantes pour l'étude, de fournir les explications supplémentaires à la personne, de faire signer le consentement, de recueillir les données à différents moments durant l'hospitalisation et de faire l'examen des dossiers cliniques.

Les participantes ont été rencontrées individuellement lors de leur visite à la clinique de préanesthésie. Celles qui manifestaient de l'intérêt ont été rencontrées et ont reçu des explications supplémentaires si nécessaire. Sur réception du consentement, l'assistante de recherche a procédé à la collecte d'informations à l'aide du *Questionnaire préopératoire de la clientèle hystérectomisée* (Annexe D). Ce questionnaire contenait différentes sections dont les renseignements socio-démographiques, les problèmes de santé existants, les données relatives à IRP, ainsi que le niveau d'indépendance dans les AVQF. Dès l'arrivée de la cliente à l'unité de gynécologie, l'assistante de recherche lui rendait visite tous les jours jusqu'à son départ, en début de soirée, entre 17 h et 19 h, afin de compléter le *Questionnaire postopératoire de la clientèle hystérectomisée* (Annexe E). Ce questionnaire recueillait les renseignements relatifs à l'IRP et au niveau d'indépendance dans les AVQF de la personne. Dans l'éventualité où la personne n'était pas apte à répondre aux questions (Ex. trop somnolente), les informations pouvaient être recueillies directement au dossier clinique de la personne. Le matin du congé, la participante était sollicitée à nouveau par l'assistante de recherche pour compléter le *Questionnaire du congé* (Annexe F) et le remettait avant son départ de l'unité. Ce questionnaire contenait toutes les informations du questionnaire postopératoire, en plus de la PC, l'ÉSC et la DS. Le RU, le REA et la DSA ont été recueillis un mois après le congé de la patiente. La collecte des données liée à la vérification des dossiers cliniques (Annexe G) a également été complétée à ce moment-là, par l'assistante de recherche. L'implication d'une seule personne lors de la collecte d'information, à des moments prédéterminés constants et une double vérification de la saisie des données ont limité les erreurs aléatoires et systématiques. Un horaire du déroulement de la collecte d'information a été développé, afin de faciliter la coordination des activités. Ce dernier est présenté au Tableau 3.3.

176

Une période de quatre semaines a été prévue entre la collecte des données de la première et de la deuxième cohorte de sujets, soit le temps nécessaire à la formation du personnel soignant, l'implantation du SSCH et son adaptation à cette ACO. Aucun arrêt particulier n'a été prévu à l'horaire entre la deuxième et la troisième cohorte de sujets.

Tableau 3.3

HORAIRE DE PASSATION DES OUTILS LIÉS À LA COLLECTE DES DONNÉES

Clinique de préanesthésie	Jour de l'opération	Jour 1 postopératoire	Jour 2 postopératoire	Jour du congé	30ᵉ jour après le congé
• Rencontre individuelle • Signature du consentement • *Questionnaire pré-opératoire* 1. Informations liées à la chirurgie 2. Renseignements sociodémographiques et problèmes de santé antérieurs 3. Fonctions physiologiques et gestion de la douleur 4. Niveau d'indépendance dans les AVQF	• *Questionnaire postopératoire* 1. Fonctions physiologiques et gestion de la douleur 2. Niveau d'indépendance dans les AVQF	• *Questionnaire postopératoire* 1. Fonctions physiologiques et gestion de la douleur 2. Niveau d'indépendance dans les AVQF	• *Questionnaire postopératoire* 1. Fonctions physiologiques et gestion de la douleur 2. Niveau d'indépendance dans les AVQF	• *Questionnaire du congé* 1. Fonctions physiologiques et gestion de la douleur 2. Niveau d'indépendance dans les AVQF 3. Prédisposition face au congé 4. Satisfaction de la clientèle 5. Durée de séjour	• Taux de retour à l'urgence • Taux de réadmission • Durée de séjour attendue • Comorbidité • Grille de vérification des dossiers cliniques

3.9 Plan d'analyse statistique proposé

3.9.1 Préparation des données

Dans un premier temps, les données recueillies ont été codées puis saisies à l'aide du logiciel statistique SPSS, version 15.0 par l'assistante de recherche, selon la procédure de double saisie. Les énoncés inversés de l'instrument l'ÉSC ont été recodés tel que précisé par l'auteure. Le numéro de dossier clinique a servi à retracer les informations recueillies pour

177

chaque participante à l'étude. Les informations liées au RU, à la REA et à la DSA ont été récupérées à partir du système informatisé du centre hospitalier, trente jours après le congé de la cliente. Les raisons de la consultation à l'urgence ou de la réadmission ont été documentées séparément par l'assistante de recherche.

3.9.2 Choix des analyses statistiques

Glenn (1977) précise que la logique d'interprétation des résultats provenant de différentes cohortes est similaire à celle du plan prétest-posttest avec groupe témoin, en autant que les sujets de ce dernier ont été reconnus comme semblables aux sujets du groupe expérimental. Certaines caractéristiques telles que l'âge, la scolarité et le statut civil serviront de critères pour vérifier l'équivalence entre les trois groupes de participantes à l'étude. De plus, certaines informations recueillies avant la chirurgie, comme les fonctions physiologiques et le niveau de dépendance dans les AVQF, seront également utilisées pour supporter la similarité des trois cohortes de sujets.

Le plan d'analyses suggéré par Edick et Whipple (2001) a guidé notre choix. Dans la présente étude, le plan statistique proposé génère quatre types d'analyses. Dans un premier temps, des analyses descriptives ou préliminaires seront utilisées pour décrire les participantes à l'étude. La fréquence, la distribution et la répartition des caractéristiques sociodémographiques, ainsi que les antécédents médicaux serviront à décrire les similitudes et les différences des sujets des trois cohortes. De plus, les résultats obtenus par l'entremise de certaines mesures ou indicateurs ont été également présentés. Dans un deuxième temps, nous procéderons à la vérification de la fiabilité des instruments de mesure utilisés dans la présente étude. Une attention particulière sera accordée aux deux instruments de mesure élaborés par la chercheuse principale pour le besoin de cette recherche. Ensuite, les analyses principale ayant pour but de répondre aux questions de recherche seront effectuées. La comparaison des résultats associés aux mesures répétées pré et postopératoires serviront à vérifier l'évolution de l'état de santé de la clientèle dans le temps. Ensuite, les comparaisons associées aux mesures entre l'ACL et l'ACO seront

178

également effectuées, dont l'efficacité et l'impact (GC vs E0-6 et le GC vs E7-12), de même que l'évolution dans le temps du concept de synergie (E0-6 vs E7-12). En dernier lieu, si possible, la réflexion pourrait être poussée, afin de vérifier la signification et l'intensité des corrélations entre les différentes variables dépendantes à l'étude d'une même cohorte de sujets.

3.10 Considérations éthiques

Dans cette étude, certaines conditions particulières ont été considérées, afin de respecter les droits des participantes impliquées. En élaborant la partie méthodologique, la responsable de l'étude a tenu compte des considérations éthiques suivantes :

1. Assurer une participation volontaire des femmes à l'étude en sollicitant un accord verbal et écrit par l'entremise d'un formulaire de consentement.
2. Procurer à la clientèle ciblée les connaissances nécessaires à un consentement éclairé, de même que l'assurance de l'aspect sécuritaire de l'étude.
3. Garantir la confidentialité des informations recueillies en identifiant les questionnaires par le numéro de dossier de la personne et non par son nom.
4. Favoriser la liberté d'expression chez la participante en utilisant une assistante de recherche provenant de l'extérieur du milieu clinique, une personne qui ne fait pas partie du personnel soignant des unités impliquées;
5. Acquérir l'engagement de la confidentialité de l'assistante de recherche;
6. Obtenir l'approbation du comité d'éthique du centre hospitalier et celui de l'Université Laval.

179

4 PRÉSENTATION DES RÉSULTATS

Le présent chapitre se subdivise en quatre parties distinctes. En premier lieu, on trouvera une brève description des participantes à l'étude, afin de mettre en évidence les similitudes et les différences qui caractérisent les trois cohortes de sujets au point de départ. Dans un second temps, les résultats obtenus seront présentés pour chacune des trois variables dépendantes à l'étude : la conformité au protocole (CAP) du personnel soignant, le rétablissement postopératoire et la satisfaction de la clientèle. Viendront ensuite les résultats d'analyses complémentaires, afin de préciser davantage le rétablissement postopératoire et de vérifier s'il existe des relations entre les différentes caractéristiques du rétablissement postopératoire et la satisfaction de la clientèle. Pour terminer, on tentera de répondre aux cinq questions de recherche proposées dans cette étude.

Il importe de se rappeler que le devis proposé demande le concours de trois cohortes de sujets. La première, tout en servant de groupe de comparaison (GC), permettra d'acquérir de l'information relative à l'approche *classique* (ACL) de soins utilisée par le centre hospitalier. La seconde et la troisième cohorte constitueront les groupes expérimentaux (E) et permettront d'obtenir des données relatives à l'approche *concertée* (ACO) de soins multidisciplinaires. La seconde cohorte procurera les renseignements relatifs aux six premiers mois (E0-6) suivant la mise en oeuvre de l'approche concertée (ACO) de soins, alors que la troisième cohorte permettra de suivre l'évolution des résultats de sept à douze mois (E7-12) après l'implantation de l'approche concertée (ACO) de soins.

Le recours à deux cohortes expérimentales se justifie par le besoin d'explorer l'influence de l'expérience acquise par l'équipe de soignants. Entre la seconde et la troisième cohorte, les membres de l'équipe de travail ont été rencontrés par la responsable de l'étude afin de leur communiquer certains résultats préliminaires relatifs à la première et à la seconde cohorte. Ce partage d'information a permis, entre autres, de sensibiliser les gynécologues et les autres membres du personnel soignant à la nécessité d'apporter certains ajustements à leur pratique professionnelle, principalement en ce qui a trait au respect et à l'utilisation adéquate des protocoles d'interventions de l'approche concertée. À titre d'exemple, bien que l'usage de laxatifs légers et d'un lavement évacuant était indiqué au protocole d'interventions en période postopératoire immédiate, ces derniers étaient rarement prescrits à la patiente pendant son hospitalisation, au cours des six premiers mois qui ont suivi l'implantation de l'approche concertée. Prenant connaissance que près de la moitié des participantes de la seconde cohorte soient demeurées hospitalisées plus de trois jours dû à la présence de gaz intestinaux, il a donc été recommandé qu'un usage plus soutenu de laxatifs légers au jour 2 et d'un lavement évacuant au matin du jour 3 soient valorisés chez la femme hystérectomisée. Par ailleurs, la prise de conscience des faits saillants relatifs à la gestion de la douleur a également favorisé l'utilisation plus judicieuse d'un anti-inflammatoire et de l'acétaminophène en période postopératoire, tel que suggéré au protocole d'interventions, mais peu prescrits jusqu'à ce moment-là.

Comme le prévoit le protocole de recherche proposé, les observations (O) ont été effectuées à six moments distincts durant l'épisode périopératoire des femmes hystérectomisées. Cette série d'observations représente la chaîne des résultats telle que décrite par Saucier et Brunelle (1995) et permet de suivre l'évolution de l'état de santé de la clientèle cible tout au long du continuum de soins. Les trois cohortes de sujets ont été soumises à la même mesure avant la chirurgie, lors de la visite à la clinique de préanesthésie (CPA), puis à cinq étapes différentes suite à l'intervention chirurgicale : le jour de l'opération (J0); le lendemain de la chirurgie (J1); le deuxième jour postopératoire (J2); le jour du congé (JC), ce dernier pouvant varier selon les participantes; et finalement, 30 jours après le congé du centre hospitalier (J30).

Suivant le plan méthodologique, les données amassées ont été codées, puis saisies à l'aide du logiciel statistique SPSS, version 15.0, pour ensuite être soumises à une double vérification par la responsable de l'étude. Les énoncés inversés de l'*Échelle de satisfaction de la clientèle* (ÉSC) ont été recodés. Le numéro de dossier clinique de la personne soignée

181

a servi de point de référence pour chaque participante à l'étude. Les données liées au nombre de retours à l'urgence et à la réadmission, ainsi que la durée de séjour attendue ont été calculées, puis récupérées à partir du logiciel *Mediteck* 30 jours après le congé de l'unité de la patiente.

4.1. Analyses préliminaires : équivalence des trois cohortes au point de départ selon huit variables sociodémographiques

La collecte des données auprès des femmes hystérectomisées s'est déroulée sur une période de seize mois, du 6 janvier 2003 au 30 avril 2004. Durant cette période, 132 femmes ont subi une hystérectomie à l'HRE au Nouveau-Brunswick, dont 129 répondaient aux critères d'inclusion. De ce nombre, une personne a refusé de participer à l'étude évoquant des raisons personnelles et une autre s'est retirée au début du parcours clinique affirmant ne plus être intéressée. La présente étude regroupait donc un total de 127 participantes, réparties en trois cohortes de sujets selon la date de leur chirurgie. Ainsi, les femmes ayant subi l'hystérectomie entre le 6 janvier et le 28 mars 2003 (n = 37) faisaient partie de la première cohorte de sujets. Ce premier groupe de participantes a subi l'*approche classique* (ACL) de soins utilisée jusque-là au centre hospitalier d'Edmundston. Cette première cohorte de participantes a servi de groupe de comparaison. La formation du personnel soignant et l'implantation de l'ACO se sont déroulées du 29 mars au 27 avril 2003, après que tous les membres du personnel soignant impliqués eurent complété leur formation au SSCH. Durant cette période, la responsable de l'étude a procédé à la pré-expérimentation du plan méthodologique proposé. Au cours de ces six semaines, les 13 femmes qui ont subi une hystérectomie ont été inscrites au SSCH et présentaient un profil sociodémographique similaire à celui des participantes de la cohorte précédente. Toutefois, certains ajustements ont été nécessaires afin d'assurer la distribution adéquate de la documentation préopératoire et l'enseignement à la clientèle. De plus, étant donné l'état de

182

somnolence chez certaines femmes hystérectomisées le jour de la chirurgie, certaines informations pertinentes ont été récupérées au dossier clinique permanent de la patiente.

Toutes les femmes qui ont subi une hystérectomie entre le 28 avril 2003 et le 30 avril 2004 ont été inscrites à l'ACO. Tout d'abord, la seconde cohorte de participantes, qui représente le premier groupe expérimental, est composée de femmes hystérectomisées (n = 47) ayant vécu l'ACO dans les six premiers mois qui ont suivi son implantation (E0-6), soit du 28 avril au 31 octobre 2003. Ensuite, la troisième cohorte de participantes (n = 43) est considérée comme le second groupe expérimental et permet de suivre l'évolution des résultats du septième au douzième mois (E7-12) après l'implantation de l'approche concertée (ACO), soit du 3 novembre 2003 au 30 avril 2004.

Puisque la vérification de la conformité aux protocoles du personnel soignant s'adresse exclusivement à l'ACO, la collecte des données au dossier clinique de la clientèle a débuté avec son instauration et s'est poursuivie jusqu'au mois de juin 2004. Par ailleurs, les données disponibles par l'entremise du logiciel *Mediteck* ont également été acheminées à la responsable de l'étude en septembre 2004.

Pour le besoin de cette étude, la vérification de l'équivalence entre les trois cohortes de sujets a été effectuée par l'entremise de l'analyse de variance unidimensionnelle (Anova) dans le cas de l'âge après s'être assurée de l'homogénéité des variances vu les nombres de sujets inégaux. Comme le suggèrent Sidney et Castellan (1988), le test Jonckheere-Terpstra a été utilisé pour comparer les variables catégorielles ordinales, telles que le nombre d'accouchements, le nombre de personnes qui habitent avec la patiente, le niveau de scolarité et la classification du risque préopératoire, ainsi que le test du Khi-deux pour les variables catégorielles comme le type d'hystérectomie, l'état civil et l'expérience antérieure d'une chirurgie gynécologique. La relation de ces variables avec l'expérience d'une hystérectomie a été documentée dans la littérature. Le Tableau 4.1 présente les renseignements sociodémographiques selon le groupe de sujets, ainsi que les résultats des tests statistiques.

Tableau 4.1 Données sociodémographiques et l'équivalence des trois cohortes

Variable	Résultats par cohorte			Test utilisé	Signification
	1 n=37	2 n=47	3 n=43		
Âge moyen (Écart type)	42,35 (10,26)	39,53 (8,81)	41,12 (9,44)	Anova	0,394
Type d'hystérectomie (%)					
1 = Hystérectomie abdominale totale	34 (92%)	44 (94%)	38 (88%)	Khi-deux	0,676
2 = Hystérectomie vaginale	3 (8%)	3 (6%)	5 (12%)		
Nombre d'accouchement (%)					
0 = Aucun	2 (5%)	5 (11%)	5 (12%)	Jonckheere- Terpstra	0,712
1 = Un accouchement	11 (30%)	6 (13%)	11 (25%)		
2 = Deux accouchements	16 (43%)	25 (53%)	18 (42%)		
3 = Trois accouchements et plus	8 (22%)	11 (23%)	9 (21%)		
État civil (%)					
1 = Ne vivant pas en couple	7 (19%)	7 (15%)	14 (33%)	Khi-deux	0,117
2 = Vivant en couple	30 (81%)	40 (85%)	29 (67%)		
No. de personnes qui habitent avec elle (%)					
0 = Aucune	2 (6%)	2 (4%)	4 (9%)	Jonckheere- Terpstra	0,328
1 = Une personne	12 (32%)	10 (22%)	17 (40%)		
2 = Deux personnes	11 (30%)	9 (19%)	10 (23%)		
3 = Trois personnes et plus	12 (32%)	26 (55%)	12 (28%)		
Niveau de scolarité (%)					
1 = Études secondaires ou moins	27 (73%)	27 (57%)	27 (64%)	Jonckheere- Terpstra	0,465
2 = Études collégiales et plus	10 (27%)	20 (43%)	15 (36%)		
Classification du risque préopératoire (%)					
1 = Aucun risque	13 (35%)	30 (64%)	18 (42%)	Jonckheere- Terpstra	0,604
2 = Risque léger	20 (54%)	15 (32%)	22 (51%)		
3 = Risque modéré	4 (11%)	2 (4%)	3 (7%)		
Chirurgie gynécologique antérieure (%)					
0 = Non	15 (41%)	11 (23%)	6 (14%)	Khi-deux	0,023*
1 = Oui	22 (59%)	36 (77%)	37 (86%)		

*La différence est statistiquement significative à $p < 0.05$

Les résultats présentés au Tableau 4.1 montrent que l'âge moyen des femmes hystérectomisées faisant partie de la première cohorte de participantes apparaît légèrement plus élevé ($\overline{X}$ = 42,35 ans; s = 10,26) que celui de la seconde ($\overline{X}$ = 39,53 ans; s = 8,81) et celui de la troisième ($\overline{X}$ = 41,12 ans; s = 9,44) cohorte de sujets à l'étude. Toutefois, la différence de l'âge moyen entre les cohortes de sujets n'est pas significative du point de vue statistique ($p > 0,05$). Dans cette étude, l'hystérectomie abdominale totale est l'intervention chirurgicale la plus souvent pratiquée chez les trois groupes de sujets (92 %,

94 % et 88 %[1]). Une majorité de femmes hystérectomisées ayant participé à cette étude vivent en couple (81 %, 85 % et 67 %), ont eu au moins un accouchement (95 %, 89 % et 88 %), habitent avec plus d'une autre personne (94 %, 96 % et 91 %) et possèdent un niveau de scolarité équivalent ou inférieur au secondaire (73 %, 57 % et 64 %).

Le pourcentage de femmes chez lesquelles la chirurgie gynécologique ne représente aucun risque est plus élevé chez les participantes de la seconde cohorte (64 %), que celles de la première cohorte (35 %) et celles de la troisième cohorte (42 %). Toutefois, cette différence n'est pas significative sur le plan statistique. De fait, la seule différence significative observée (p = 0,023) est qu'un pourcentage plus élevé de femmes de la troisième cohorte de sujets affirment avoir déjà vécu une chirurgie gynécologique (86 %) auparavant, comparativement à la première cohorte de participantes (59 %). Il découle des résultats ci-dessus qu'il est permis de croire que les trois cohortes de sujets sont équivalentes pour toutes les variables sociodémographiques examinées, à l'exception de l'expérience antérieure d'une chirurgie gynécologique.

4.2. Analyses principales : les trois variables dépendantes à l'étude

Cette section présente les résultats obtenus aux trois variables dépendantes à l'étude : la CAP du personnel soignant, le rétablissement postopératoire et la satisfaction de la clientèle. Il faut se rappeler que cinq instruments de mesure et quatre indicateurs ont été utilisés pour amasser les données : 1) la *Grille de vérification du dossier clinique* (GVDC); 2) l'*Index du recouvrement postopératoire* (IRP); 3) le niveau de dépendance dans les *Activités de vie quotidiennes fondamentales* (AVQF); 4) la *Prédisposition face au congé* (PC); 5) la *Durée de séjour réelle* (DS); 6) le *Taux de retour à l'urgence* (RU); 7) le *Taux de réadmission* (RÉA); 8) la *Durée de séjour attendue* (DSA); et finalement, 9) l'*Échelle de*

---

[1] Les nombres entre parenthèses concernent respectivement les cohortes 1, 2 et 3.

satisfaction de la clientèle (ÉSC). Tel que précisé antérieurement, les instruments IRP, AVQF et ÉSC ont été traduits selon la méthode de retraduction alors que les instruments PC et GVDC ont été élaborés par la responsable de l'étude.

Le niveau de consistance interne (Alpha de Cronbach, α) a servi à la détermination du degré de fidélité des différents instruments de mesure utilisés dans cette recherche. Il importe de préciser que le nombre restreint de sujets doit être considéré dans l'interprétation des résultats. Par conséquent, l'interprétation des résultats devra s'effectuer avec prudence.

La comparaison des résultats enregistrés chez les divers groupes de participantes selon l'ACL vécue et l'ACO expérimentée, a été effectuée à l'aide de l'analyse de variance sur des mesures répétées (IRP, gestion de la douleur et AVQF), le Test *t* sur des groupes appariés (DS et DSA) et des groupes indépendants (Anova) (PC, RP et ÉSC), ainsi que le test du Khi-deux (χ^2) dans le cas de variables catégorielles (GVDC, RU et RÉA). En présence d'une différence statistiquement significative, la procédure de comparaisons multiples de Sheffe a servi à déterminer entre quels groupes de sujets se situait la distinction, après que l'on se soit assuré de l'homogénéité des variances, étant donné le nombre de sujets inégaux dans les cohortes.

4.2.1.   Conformité aux protocoles de soins (CAP) du personnel soignant.

La GVDC, élaborée par la responsable de cette étude, a servi à recueillir les renseignements nécessaires pour documenter le niveau de CAP du personnel soignant. Cette variable s'associe à la description du concept de la synergie interdisciplinaire, l'une des quatre dimensions de la qualité examinée dans la présente étude, et s'attarde uniquement à l'examen des dossiers cliniques permanents de la clientèle ayant subi l'ACO. La GVDC sert, entre autres, à recueillir les renseignements relatifs à l'usage documenté des actions du personnel soignant impliqué dans la démarche de soins relativement à son degré

186

d'engagement à se conformer et à respecter les plans d'interventions prédéterminés, tels qu'énoncés par le régime thérapeutique du SSCH.

La collecte des données a débuté à la suite de l'implantation du SSCH en avril 2003 et s'est poursuivie sur une période d'une année, plus précisément du 28 avril 2003 au 30 avril 2004. La totalité des 90 femmes qui ont subi une hystérectomie à l'HRE durant cette période ont suivi le parcours de l'ACO, tel que dicté par le SSCH. L'étude de l'usage documenté des protocoles de soins multidisciplinaires a été effectuée par un examen rétrospectif du dossier médical permanent de la clientèle hystérectomisée ayant vécu exclusivement l'ACO. La sélection des dossiers cliniques destinés à être examinés s'est effectuée de manière aléatoire, alors que la date de la chirurgie de la participante a servi de référence à la distinction entre les dossiers appartenant à la deuxième (E0-6) et la troisième cohorte de participantes (E7-12). La vérification aléatoire des dossiers cliniques (chart audit) est une pratique courante en milieu hospitalier, ce qui réduit la lourdeur que représente cette tâche. De cette manière, 21 dossiers (45 %) ont été sélectionnés au hasard parmi les sujets de la Cohorte 2 (n = 47) et 18 (42 %) dossiers ont été sélectionnés parmi les participantes de la Cohorte 3 (n = 43).

Pour l'occasion, les outils développés et les protocoles d'interventions pré et postopératoires ont servi de canevas à la conception de cet instrument de mesure. Compte tenu du nombre élevé de sections (54) que contient la GVDC et du nombre restreint de dossiers examinés dans l'ensemble (n = 39), la vérification du degré de consistance interne n'a pu être déterminée en raison d'un nombre insuffisant de données dans plusieurs catégories.

Les résultats obtenus aux 54 sections examinées selon les étapes du parcours clinique et la période de temps désignée sont présentés intégralement à l'Annexe H. Un pourcentage moyen a été calculé et indiqué à chaque étape du parcours clinique de la clientèle ciblée, de même que pour l'ensemble des sections examinées, afin de faciliter la reconnaissance des zones critiques pouvant éventuellement bénéficier d'améliorations.

187

Durant les six premiers mois qui ont suivi l'implantation de l'ACO (Temps 1), les résultats présentés à l'Annexe H indiquent que **11** des 54 sections du SSCH ont été complétées adéquatement par tous les membres du personnel soignant impliqués (100 %). Entre le septième et le douzième mois suivant la mise en oeuvre du SSCH (Temps 2), le nombre de sections complétées adéquatement par tout le personnel soignant passe à **21** des 54 sections, soit une augmentation de plus de 18 %, ce qui laisse entrevoir que le degré de CAP du personnel soignant s'améliore avec une plus grande expérience des différentes composantes de l'ACO. La plus forte concentration de **sections complétées** par tout le personnel soignant (100 %) se retrouve au jour 2 postopératoire au Temps 1 (4/12 sections) et au Temps 2 (7/12 sections). Parmi les sections complétées figurent les *prélèvements*, l'*alimentation / hydratation*, les *activités* et les *signatures*.

En période préopératoire, le pourcentage le plus élevé de sections ayant obtenu la mention d'**incomplet mineur** se situe au niveau de la politique et des procédures, à la fois au Temps 1 et au Temps 2, plus précisément pour la *signature du consentement* (respectivement 90,5 % et 94 %). Dans la plupart des dossiers examinés, le consentement a été signé lors de la visite à la clinique de préanesthésie et non au bureau du chirurgien, comme le précise la procédure à suivre. En période postopératoire, le pourcentage le plus élevé d'incomplet mineur se trouve à la section des *traitements et des soins dictés* au jour 1, soit de 86 % au Temps 1 et de 94 % au Temps 2, de même qu'au jour du congé, soit de 90,5 % au Temps 1 et 100 % au Temps 2. La plupart des erreurs relevées dans ces sections sont liées à l'omission de détails jugés pertinents, mais mineurs, comme de ne pas spécifier le niveau de la douleur ressentie au moment de l'évaluation, d'omettre d'indiquer le niveau du soulagement suite à l'intervention, ou encore de préciser la couleur et la quantité de saignement sur le pansement lors de son retrait.

Durant les premiers six mois (Temps 1) qui ont suivi l'implantation de l'approche concertée, on dénombre parmi les 54 sections, **sept** sections ayant reçu la mention d'incomplet majeur. On retrouve en ordre décroissant du pourcentage les sections suivantes : l'*enseignement / planification du congé* le jour du congé (14 %), l'évaluation des *résultats attendus* au moment du congé (14 %) et au jour 2 (9,5 %), ainsi que les notes cliniques (10 %) au jour 1 postopératoire. Dans la plupart des cas, il s'agissait d'informations importantes jugées essentielles qui ont été omises ou encore étaient absentes, comme ce fut le cas de l'absence de la signature de la personne d'autorité. Entre le septième et le douzième mois qui ont suivi l'implantation de l'approche concertée (Temps 2), on dénombre **deux** sections ayant reçu la mention d'incomplet majeur, dont l'une relève de l'absence de la signature de l'infirmière lors des *interventions préopératoires* et l'autre de l'absence d'information liée à l'*enseignement* en prévision du congé le premier jour postopératoire. Cette diminution du nombre de sections (7 versus 2) ayant reçu la mention d'incomplet majeur entre le premier et le second temps constitue une autre manifestation que le degré de CAP par le personnel soignant peut s'améliorer avec une plus grande expérience.

Le Tableau 4.2 présente le niveau de CAP du personnel soignant selon les étapes du cheminement clinique de la clientèle hystérectomisée. En se référant aux résultats obtenus sur l'instrument total (54 sections proposées), présentés à la dernière ligne du tableau, le pourcentage moyen estimé des sections *complétées* par le personnel soignant durant les six premiers mois qui ont suivi la mise en oeuvre de l'approche concertée s'élevait à près de 74 %, à 25 % d'*incomplet mineur* et à 1 % d'*incomplet majeur*. Les résultats observés s'améliorent entre le septième et le douzième mois après son implantation, en enregistrant une augmentation à 78 % du nombre de sections *complétées*, une réduction à 21 % des sections ayant reçu la mention d'*incomplet mineur* et 0,2 % d'*incomplet majeur*. Les écarts observés entre les résultats inscrits au Temps 1 et au Temps 2 affichent une différence statistiquement significative ($\chi^2(2) = 11,077$, p = 0,0039), ce qui témoigne que les améliorations remarquées sont substantielles. Toutefois, ce résultat doit être interprété avec précaution puisque la catégorie *incomplet majeur* au Temps 2 comporte moins de 5 sujets.

Tableau 4.2 Niveau de conformité aux protocoles de soins (CAP) du personnel soignant selon les sections complétées à chaque étape du parcours clinique et la période de temps examinée

Étapes de la démarche (nombre de sections)	Niveau de conformité	Temps 1 (0 à 6 mois post implantation) n = 21	Temps 2 (7 à 12 mois post implantation) n = 18	% d'écart	Khi-deux
Politique et procédure (2 sections)	complet	22/42 (52%)	18/36 (50%)	-2%	
	incomplet mineur	20/42 (48%)	18/36 (50%)	+2%	
	incomplet majeur	(0%)	(0%)		
Interventions préopératoires (4 sections)	complet	51/84 (61%)	38/72 (53%)	-8%	
	incomplet mineur	31/84 (37%)	33/72 (46%)	+9%	
	incomplet. majeur	2/84 (2%)	1/72 (1%)	-1%	
Interventions postopératoires Jour 0 (12 sections)	complet	206/252 (82%)	180/216 (83%)	+1%	
	incomplet mineur	46/252 (18%)	35/216 (16%)	-2%	
	incomplet majeur	(0%)	1/216 (0,5%)		
Interventions postopératoires Jour 1 (12 sections)	complet	162/252 (64%)	159/216 (74%)	+10%	
	incomplet mineur	86/252 (34%)	57/216 (26%)	-8%	
	incomplet majeur	3/252 (1,2%)	(0%)	-1,2%	
Interventions postopératoires Jour 2 (12 sections)	complet	206/252 (82%)	186/216 (86%)	+4%	
	incomplet mineur	44/252 (17%)	30/216 (14%)	-3%	
	incomplet majeur	2/252 (0,8%)	(0%)	-0,8%	
Interventions postopératoires Jour du congé (12 sections)	complet	192/252 (76%)	181/216 (84%)	+8%	
	incomplet mineur	53/252 (21%)	35/216 (16%)	-5%	
	incomplet majeur	7/252 (3%)	(0%)	-3%	
Instrument TOTAL (54 sections)	complet	839/1134 (74%)	762/972 (78%)	+4%	
	incomplet mineur	280/1134 (25%)	208/972 (21%)	-4%	$\chi^2 (2) = 11,07$ $p = 0.0039$
	incomplet majeur	14/1134 (1%)	2/972 (0,2%)	-0,8%	

Plus spécifiquement, c'est au jour 0 et au jour 2 durant les premiers six mois suivant l'implantation (Temps 1) que l'on obtient le pourcentage moyen de sections complétées le plus élevé avec 82 %, ce qui met évidence que l'engagement du personnel soignant se relâche quelque peu au jour 1 (64 %) et au jour du congé (76 %). Toutefois, entre le septième et le douzième mois après son implantation (Temps 2), le pourcentage de sections complétées par le personnel soignant a été à la fois plus élevé et plus constant tout au long de la durée du séjour hospitalier, passant de 83 % de sections complétées au jour 0, à 74 % au jour 1, à 86 % au jour 2 et 84 % au jour du congé.

Sur le plan horizontal, la comparaison des résultats enregistrés à chaque étape du parcours entre le Temps 1 et le Temps 2 permet de constater qu'une augmentation du

190

pourcentage de sections complétées par le personnel soignant est également remarquée au jour 0 (+1 %), au jour 1 (+10 %), au jour 2 (+4 %) et au jour du congé (+8 %). Certaines diminutions du nombre de sections complétées sont observées aux étapes qui précèdent l'intervention chirurgicale au Temps 2, soit la section politique et procédures (-2 %) et interventions préopératoires (-8 %), laissant entrevoir que les acquis ne sont pas toujours constants dans le temps et que les efforts doivent être constamment maintenus.

4.2.2. Rétablissement postopératoire de la clientèle hystérectomisée

Selon les prémisses de cette recherche, il importe de se rappeler que le rétablissement postopératoire des femmes hystérectomisées est défini comme représentant *la femme hystérectomisée qui reçoit son congé le troisième jour et dont le recouvrement de l'état de santé ne nécessite aucune consultation subséquente au service d'urgence, ni réadmission dans les 30 jours suivant son congé du milieu hospitalier.* Toutefois, pour être autorisée à recevoir son congé, la femme hystérectomisée doit atteindre certains objectifs cliniques précis qui témoignent d'une récupération favorable de son état de santé en période postopératoire. La présente étude s'attarde à quatre groupes de manifestations spécifiques du rétablissement postopératoire chez la femme hystérectomisée : 1) le recouvrement des états physiologiques et psychologiques; 2) le niveau d'autonomie fonctionnelle; 3) la préparation au congé; et 4) l'évolution de l'état de santé postopératoire. Les trois premiers aspects se réfèrent à l'état de santé de la personne soignée pendant l'hospitalisation, soit durant la période postopératoire immédiate. Le dernier aspect, quant à lui, rend compte de l'évolution de l'état de santé de la femme hystérectomisée en période postopératoire à moyen terme, c'est-à-dire jusqu'au trentième jour après le congé du milieu hospitalier. C'est plus spécifiquement à ce dernier groupe de manifestations que la définition du rétablissement postopératoire fait référence.

Afin de faciliter la compréhension du lecteur, le contenu présenté dans cette partie du texte sera limité aux éléments spécifiques retrouvés dans la définition du rétablissement postopératoire : la DS, la DSA, le RU, le RÉA et le RP, tel qu'établi dans cette étude. La description du recouvrement postopératoire, de l'autonomie fonctionnelle et de la préparation au congé sera abordée plus en détail à la section des *Analyses complémentaires*. Suivent maintenant les résultats obtenus aux indicateurs du rétablissement postopératoire des femmes hystérectomisées.

4.2.2.1. L'évolution de l'état de santé de la femme hystérectomisée en période postopératoire à moyen terme (jusqu'à 30 jours après le congé).

Le rétablissement postopératoire se prolonge sur une période qui excède la durée du séjour en milieu hospitalier. Il importe de se rappeler que certaines conditions de santé ou complications peuvent survenir durant la période postopératoire à court et à moyen terme chez la femme hystérectomisée. Il s'agit ici de rendre compte de certains effets négatifs potentiels pouvant influencer l'évolution du rétablissement postopératoire des participantes impliquées. Dans le cadre de cette étude, la DS, la DSA, le RU et le RÉA postopératoire sont les quatre indicateurs utilisés pour documenter l'évolution de l'état de santé de la femme hystérectomisée sur une période de trois à 30 jours suivant le congé du centre hospitalier.

Le Tableau 4.3 présente l'étendue du séjour hospitalier selon le moment du congé des participantes pour chaque cohorte de sujets à l'étude. Sur le plan horizontal, 24 des 37 (**64,9 %**) participantes ayant vécu l'ACL (Cohorte 1) ont reçu leur congé le troisième jour après la chirurgie. Parmi les 13 autres participantes de cette cohorte, 11 (**29,7 %**) sont retournées à la maison une journée plus tard pour les raisons suivantes : six présentaient une instabilité de leur état de santé (anémie, nausée, absence de gaz intestinaux, hyperthermie), aucune raison médicale n'était précisée pour trois d'entre elles et le congé a été retardé d'une journée dû à l'absence d'une personne ressource à domicile pour deux participantes.

De ce groupe de sujets, une personne (**2,7 %**) a quitté le sixième jour postopératoire en raison d'une anémie sévère qui a nécessité l'administration de transfusions sanguines et des tests diagnostiques supplémentaires, alors qu'une autre personne (**2,7 %**) est demeurée à l'hôpital sept jours suite à une infection pour laquelle elle a reçu un traitement d'antibiotique intraveineux et des tests diagnostiques supplémentaires.

Tableau 4.3 La durée de séjour hospitalier spécifique des participantes à l'étude selon la cohorte de sujets

COHORTE	Durée du séjour hospitalier									
	3 jours		4 jours		5 jours		6 jours		7 jours	
	n	%	n	%	n	%	n	%	n	%
Cohorte 1 (GC) n = 37	24 (64,9 %)		11 (29,7 %)		0		1 (2,7 %)		1 (2,7 %)	
Cohorte 2 (E0-6) n = 47	30 (63,9 %)		15 (31,9 %)		1 (2,1 %)		1 (2,1 %)		0	
Cohorte 3 (E7-12) n = 43	36 (83,8 %)		6 (13,9 %)		1 (2,3 %)		0		0	

Durant les six premiers mois qui ont suivi l'implantation de l'ACO, 30 des 47 participantes (**63,9 %**) de la Cohorte 2 ont quitté le troisième jour. Parmi les 17 autres participantes de cette cohorte, 15 (**31,9 %**) ont prolongé leur séjour hospitalier à quatre jours pour diverses raisons. Ainsi, l'absence de gaz intestinaux était la raison principale évoquée chez huit d'entre elles (plus de la moitié), aucune raison médicale n'avait été précisée pour trois autres, deux participantes habitaient seules au moment du retour à la maison, et pour deux autres personnes il s'agissait de l'instabilité de leur état de santé (anémie, nausée ou pour subir des tests diagnostics additionnels). Une personne de ce groupe (**2,7 %**) est demeurée à l'hôpital pendant cinq jours en raison d'une hémorragie postopératoire, alors qu'une autre (**2,7 %**) a reçu son congé le sixième jour postopératoire

193

parce que son niveau de douleur demeurait trop élevé pour permettre un congé sécuritaire plus tôt, sachant également que cette personne vivait seule à la maison.

Entre le septième et le douzième mois suivant l'implantation de l'approche concertée, 36 des 43 (**83,8 %**) participantes de la Cohorte 3 ont reçu leur congé le troisième jour de leur hospitalisation. Parmi les sept autres participantes de ce groupe, six (**13,9 %**) sont demeurées une journée supplémentaire pour les raisons suivantes : deux parce qu'elles vivaient seules à domicile, deux pour des malaises non contrôlés (nausées persistantes, absence de gaz intestinaux et douleur peu soulagée) et deux sans raison médicale précisée. Une personne de ce groupe (**2,3 %**) a quitté l'hôpital le cinquième jour postopératoire en raison des nausées qui persistaient, de l'absence de gaz intestinaux et du besoin de subir des tests diagnostiques supplémentaires.

En examinant les résultats de plus près sur le plan vertical, on remarque que l'étendue de la durée d'hospitalisation diminue selon l'approche de soins utilisée. En effet, la durée maximale du séjour hospitalier observée fut de sept jours chez le groupe de participantes ayant vécu l'ACL. Elle diminue à six jours chez le second groupe de sujets ayant expérimenté l'ACO durant les premiers six mois suivant son implantation, alors qu'elle est réduite à cinq jours chez les participantes de la troisième cohorte. Cette réduction graduelle de l'étendue du séjour hospitalier permet de croire que les efforts conjugués soutenus par une pratique professionnelle harmonisée, telle que valorisée dans l'ACO, s'améliore avec l'expérience. Toutefois, la différence observée ne peut être statistiquement démontrée compte tenu du faible nombre de sujets concernés dans chaque cohorte.

La Figure 4.1 illustre la comparaison du pourcentage de participantes qui quittent le troisième jour et celles qui reçoivent leur congé dans les jours suivants, selon la cohorte de sujets à l'étude. La faible diminution observée du pourcentage de participantes à l'étude qui ont quitté au jour 3 durant les six premiers mois suivant l'implantation de l'approche concertée (63,9 %), comparativement au groupe de participantes ayant vécu l'approche classique (64,9 %), peut s'expliquer par un processus d'adaptation nécessaire de la part de la clientèle et du personnel soignant, lors de l'introduction d'une nouvelle approche de soins. D'ailleurs, l'augmentation remarquée du pourcentage de femmes hystérectomisées qui quittent trois jours après l'intervention chirurgicale (83,8 %), durant la période de sept à douze mois qui a suivi l'implantation, vient appuyer cette hypothèse. Toutefois, la différence remarquée d'environ 19 % entre le pourcentage de la Cohorte 3 et celui des deux autres groupes de sujets s'est avérée insuffisante pour être significative ($\chi^2 = 5,214$; dl :1; $p = 0,074$), possiblement dû à un échantillon de petite taille dans chaque cohorte.

Durée de 3 jours comparée à 4 jours et plus

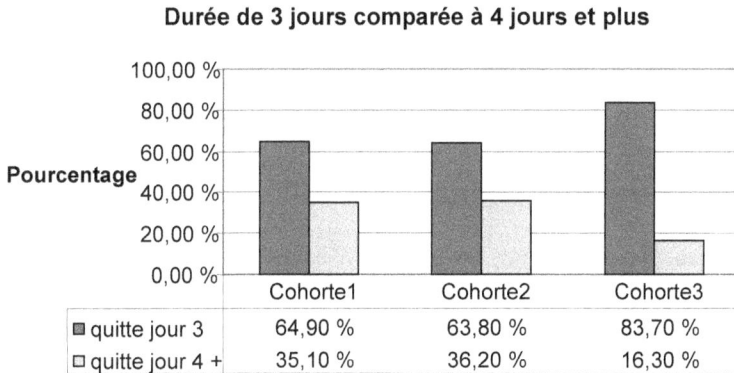

	Cohorte1	Cohorte2	Cohorte3
quitte jour 3	64,90 %	63,80 %	83,70 %
quitte jour 4 +	35,10 %	36,20 %	16,30 %

Figure 4.1 Pourcentage de participantes qui quittent le 3ᵉ jour comparé à celui des participantes qui quittent les jours suivants, selon la cohorte de sujets à l'étude.

Les situations qui engendrent une prolongation du séjour hospitalier représentent un intérêt particulier dans cette recherche, puisqu'elles constituent les pistes d'actions potentielles qui alimentent le processus d'amélioration continue de la qualité. Lorsqu'on s'intéresse de plus près à ce qui motive un séjour hospitalier au-delà de trois jours, certaines raisons se répètent d'un groupe de sujets à l'autre. Les plus fréquemment mentionnées pour

195

justifier un séjour hospitalier au-delà de trois jours sont répertoriées au Tableau 4.4, selon les groupes de sujets à l'étude.

Les raisons évoquées qui occupent les trois premières positions au classement sont identiques chez tous les groupes de sujets à l'étude. En effet, les nausées persistantes et l'absence de gaz intestinaux représentent la principale raison de prolongation du séjour hospitalier chez les participantes de la première et de la seconde cohorte de sujets, alors que cette raison vient au second rang chez la troisième cohorte. L'absence d'une personne ressource au moment du retour au domicile de la femme hystérectomisée constitue la principale raison d'un séjour hospitalier prolongé chez la troisième cohorte de sujets, alors qu'elle figure au second rang chez les participantes de la première et la seconde cohorte. L'absence d'une raison médicale indiquée au dossier clinique pour justifier un séjour hospitalier au-delà de trois jours arrive *ex æquo* en deuxième position chez tous les groupes de sujets à l'étude, peu importe l'approche de soins expérimentée. Les autres raisons évoquées sont variées et reliées à l'instabilité de l'état de santé telle que l'hyperthermie, l'anémie, l'hémorragie et un niveau élevé de douleur.

Tableau 4.4 Raisons les plus fréquemment rapportées lors d'une durée d'hospitalisation de quatre jours et plus, selon la cohorte de participantes à l'étude

RAISONS MENTIONNÉES	Nausées persistantes et l'absence de gaz intestinaux n %	L'absence d'une personne ressource au moment du retour à la maison n %	Hospitalisation prolongée sans raison médicale indiquée n %	Autres raisons n %
Cohorte 1 (GC) n = 13	4 (31%)	3 (23%)	3 (23%)	3 (23%)
Cohorte 2 (E0-6) n = 17	10 (59%)	3 (18%)	3 (18%)	1 (6%)
Cohorte 3 (E7-12) n = 7	2 (29%)	3 (43%)	2 (29%)	0

D'une part, la comparaison de la durée moyenne de séjour observée (DS) et, d'autre part, la durée moyenne attendue (norme nationale) (DSA) des trois groupes de sujets, permettent de mieux apprécier les efforts déployés pour soutenir le rétablissement postopératoire de la femme hystérectomisée dans chaque approche de soins vécue. La comparaison de la durée moyenne de séjour observée (DS) et la durée de séjour attendue (DSA) propre à chaque cohorte de sujets à l'étude figure au Tableau 4.5. En effet, sur le plan horizontal se trouve la comparaison entre la durée de séjour observé (DS) et la durée de séjour attendue (DSA) pour chaque cohorte de participantes à l'étude, alors que le plan vertical présente la comparaison du résultat entre les trois cohortes.

Tableau 4.5 Comparaison entre la durée moyenne de séjour observée (DS) et la durée de séjour attendue (DSA) de chaque cohorte de sujets

DURÉE DE SÉJOUR	Durée moyenne de séjour observée (DS) $\overline{X}$ (s)	Durée moyenne de séjour attendue (DSA) $\overline{X}$ (s)	Test t apparié (bilat.) Valeur p
Cohorte 1 (GC) (n = 37)	3,49 (0,870)	3,32 (0,370)	$t(36) = 1,535$; 0,134
Cohorte 2 (E0-6) (n = 47)	3,43 (0,651)	3,16 (0,258)	$t(46) = 2,973$; 0,005*
Cohorte 3 (E7-12) (n = 43)	3,19 (0,450)	3,15 (0,112)	$t(42) = 0,558$; 0,580
Analyse de variance Valeur p	$F(2, 124) = 2,35$; 0,100	$F(2, 124) = 5,27$; 0,006*	

*La différence est statistiquement significative à $p < 0,01$

Sur le plan horizontal, la comparaison entre la durée moyenne de séjour observée (DS) et la durée moyenne de séjour attendue (DSA) pour chaque cohorte de sujets a été effectuée à l'aide du Test t pour groupes appariés. Chez le groupe de sujets ayant vécu l'approche classique (Cohorte 1), l'absence d'une différence significative ($t(36) = 1,535$; p = 0,134) indique que la DS ($\overline{X}$ = 3,49; s = 0,87) est similaire à la norme nationale (DSA $\overline{X}$ = 3,32; s = 0,370). Toutefois, durant les six premiers mois qui ont suivi la mise en oeuvre de l'ACO (Cohorte 2), une différence significative sur le plan statistique

(t(46) = 2,973; p = 0,005) est remarquée entre la DS ($\overline{X}$ = 3,43; s = 0,651) et la DSA ($\overline{X}$ = 3,16; s = 0,258), ce qui fait ressortir que la DS enregistrée chez les sujets de la Cohorte 2, bien que diminuée, est significativement plus élevée que la norme nationale.

Néanmoins, entre le septième et le douzième mois suivant l'implantation de l'ACO, la DS observée chez les participantes de la Cohorte 3 ($\overline{X}$ = 3,19; s = 0,450) atteint le seuil d'équivalence de la DSA ($\overline{X}$ = 3,15; s = 0,112) (t(42) = 0,558; p = 0,580), ce qui laisse entendre que les efforts collectifs déployés par les participantes de ce groupe et le personnel soignant s'améliorent dans le temps avec une plus grande expérience de l'ACO.

Sur le plan vertical, l'analyse de variance révèle que l'approche de soins vécue n'a pas influencé la DS puisqu'elle est demeurée stable chez les participantes des trois cohortes de sujets (F(2, 124) = 2,35; p = 0,100). Cependant, une différence statistiquement significative de la durée moyenne attendue (DSA) est observée entre les groupes de sujets (F(2, 124) = 5,27; p = 0,006), plus précisément entre la première et la seconde cohorte (Scheffe, p = 0,024), ainsi qu'entre la première et la troisième cohorte de sujets (Scheffe, p = 0,016). Cette différence montre une réduction constante de la norme nationale durant la période d'observation.

La surveillance des consultations au service d'urgence et les raisons qui motivent cette visite constituent une information pertinente de l'évolution de l'état de santé de la femme hystérectomisée en période postopératoire à moyen terme. L'observation sur une période de 30 jours suivant le congé du milieu hospitalier s'est révélée suffisante pour détecter les situations problématiques et les complications postopératoires chez les participantes à l'étude, puisque les cas qui se sont présentés après cette période ne pouvaient pas être directement reliés à l'intervention chirurgicale subie. Le Tableau 4.6 affiche le RU des participantes selon la cohorte de sujets à l'étude. Une comparaison valable des résultats entre les trois cohortes de sujets s'est avérée impossible compte tenu d'un nombre insuffisant de sujets dans certaines catégories.

198

Dans le groupe de sujets de la Cohorte 1, cinq des 37 (**13,51 %**) participantes ayant vécu l'ACL ont consulté le service d'urgence après leur congé. Lors de leur visite, elles ont reçu un traitement particulier pour les raisons suivantes : une personne a reçu une prescription d'un anti-inflammatoire pour soulager une douleur pelvienne constante, une autre a obtenu une prescription pour un broncho-dilatateur et un antibiotique pour traiter une bronchite, une troisième a reçu une prescription d'antibiotique et une référence à la polyclinique pour le suivi d'une infection urinaire, une autre a obtenu une prescription d'un anti-inflammatoire pour atténuer une douleur persistante aux épaules, alors qu'une personne a reçu un analgésique et une prescription d'un anti-inflammatoire suite à l'investigation de sa plaie.

Tableau 4.6 Taux de retour à l'urgence (RU) selon la cohorte de sujets à l'étude

RETOUR À L'URGENCE	Aucun retour		Retour en 30 jours et moins	
	n	%	n	%
Cohorte 1 (GC); n = 37	32 (86,5 %)		5 (13,51 %)	
Cohorte 2 (E0-6); n = 47	40 (85,1 %)		7 (14,89 %)	
Cohorte 3 (E7-12); n = 43	40 (93,0 %)		3 (6,98 %)	

Dans les six premiers mois qui ont suivi l'implantation de l'ACO, sept des 47 (**14,89 %**) participantes de la seconde cohorte ont consulté le service d'urgence : deux personnes désiraient faire examiner leur plaie, deux se plaignaient de constipation, une s'inquiétait de l'évolution du rétablissement postopératoire, une consultait pour de la rougeur et une inflammation de l'incision, alors qu'une autre désirait faire évaluer la présence d'un hématome au site de la plaie. Seulement trois des sept personnes qui se sont présentées à l'urgence ont dû recevoir une attention médicale : un lavement évacuant, une prescription d'un anti-inflammatoire, ainsi qu'un drainage de la plaie et un pansement chez la troisième personne.

199

Seulement trois des 43 (**6,98 %**) participantes de la troisième cohorte se sont rendues au service d'urgence dans les 30 jours qui ont suivi leur congé du milieu hospitalier. Elles ont consulté pour les raisons suivantes : l'une a reçu un onguent anti-fongique pour traiter une infection vaginale, une personne a reçu une prescription d'un anti-inflammatoire pour soulager un processus inflammatoire pelvien chronique suspecté et une autre a obtenu un onguent antibiotique accompagné d'un pansement sur son incision infectée.

En examinant de plus près les résultats du Tableau 4.6, on remarque que le nombre de participantes qui retournent à l'urgence augmente de 1,4 % chez les participantes de la Cohorte 2 comparativement à la Cohorte 1. Toutefois, entre le septième et le douzième mois après la mise en oeuvre de l'approche concertée, le nombre de retour à l'urgence des participantes de la Cohorte 3 diminue de 7,91 % comparativement à la seconde cohorte et de 6,53 % comparativement à la première cohorte. La comparaison entre les cohortes de sujets n'a pu être démontrée statistiquement en raison d'un nombre insuffisant de sujets par catégorie. Toutefois, la réduction observée du pourcentage de retour à l'urgence chez les participantes de la Cohorte 3 suggère une meilleure gestion de l'épisode de soins avec une plus grande expérience de l'approche concertée.

Le nombre et les raisons qui motivent une réadmission en milieu hospitalier suite au retour à domicile après avoir subi une hystérectomie est également une source d'information importante au rétablissement postopératoire de la personne soignée. Le RÉA des participantes à l'étude selon la cohorte de sujets est présenté au Tableau 4.7. Le nombre de participantes à l'étude qui ont dû être réadmises dans les 30 jours suivant le congé de l'hôpital est infime et demeure stable peu importe l'approche de soins adoptée.

Tableau 4.7 Taux de réadmission selon les cohortes de sujets à l'étude

RÉADMISSION	Aucune réadmission		Réadmission en moins de 30 jours	
	n	%	n	%
Cohorte 1 (GC); n = 37	36 (97,3 %)		1 (2,7 %)	
Cohorte 2 (E0-6); n = 47	47 (100,0 %)		0	
Cohorte 3 (E7-12); n = 43	42 (97,7 %)		1 (2,3 %)	

Maintenant que les diverses manifestations de la récupération post-chirurgicale des femmes hystérectomisées ont été analysées, le moment est venu d'examiner les données relatives au rétablissement postopératoire de la femme hystérectomisée proprement dit, tel qu'il est défini dans cette étude. Le Tableau 4.8 expose la comparaison du nombre de participantes de chaque cohorte qui ont répondu aux **trois** critères du rétablissement postopératoire de la femme hystérectomisée, c'est-à-dire que la participante *quitte le jour 3* et alors que l'évolution de son état de santé ne nécessite *aucune consultation au service d'urgence, ni de réadmission* dans les 30 jours suivant son congé du milieu hospitalier.

Tableau 4.8 Nombre de participantes de chaque cohorte qui quittent le jour 3, sans revenir à l'urgence et sans être réadmises dans les 30 jours suivant le congé

RÉTABLISSEMENT POSTOPÉRATOIRE	Quitte au jour 3 sans revenir à l'urgence ni être réadmise		Autre	
	n	%	n	%
Cohorte 1 (GC); n = 37	22 (59,5 %)		15 (40,5 %)	
Cohorte 2 (E0-6); n = 47	26 (55,3 %)		21 (44,7 %)	
Cohorte 3 (E7-12); n = 43	32 (74,4 %)		11 (25,6 %)	
Khi-deux (bilatéral) Valeur p	$\chi^2(2) = 3,79; 0,150$			

Tout d'abord, les résultats inscrits au Tableau 4.8 indiquent que 22 des 37 participantes (**59,5 %**) ayant vécu l'ACL (Cohorte 1) ont quitté le jour 3 et n'ont pas eu recours au service de l'urgence et n'ont pas été réadmises dans les 30 jours suivant leur congé. Dans les six premiers mois qui ont suivi l'implantation de l'ACO, 26 des 47 participantes (**55,3 %**) de la Cohorte 2 ont répondu aux mêmes critères du rétablissement postopératoire de la femme hystérectomisée.

Entre le septième et le douzième mois suivant l'implantation de l'ACO, 32 des 43 participantes de la Cohorte 3 ont rencontré les trois critères du rétablissement (**74,4 %**). L'augmentation de près de 15 % du nombre de participantes rétablies chez les sujets de la Cohorte 3 comparativement aux deux groupes précédents semble démontrer que davantage de femmes hystérectomisées se rétablissent sans problème en présence d'une expérience plus vaste avec l'ACO. Cependant, la différence de 14,9 % enregistrée entre le pourcentage observé chez les participantes de la Cohorte 3 (74,4 %) et celui de la Cohorte 1 (59,5 %) ne s'est pas avérée significative sur le plan statistique ($\chi^2(2) = 3,79$; $p = 0,150$). Un tel résultat pourrait être attribuable au nombre relativement faible de sujets.

4.2.3.   Satisfaction de la clientèle hystérectomisée

L'*Échelle de satisfaction de la clientèle* (ÉSC) est l'instrument utilisé pour amasser les renseignements concernant l'appréciation de la qualité des services et des soins reçus durant l'épisode périopératoire des femmes hystérectomisées. Cet outil comporte vingt-cinq énoncés qui s'attardent aux habiletés professionnelles, aux habiletés en enseignement et aux habiletés en relation d'aide du personnel soignant. L'analyse de consistance interne a révélé la présence de trois énoncés problématiques qui ont été retirés : deux énoncés de la sous-dimension des habiletés professionnelles et un énoncé de la sous-dimension des habiletés en enseignement. Le comportement inapproprié des résultats de ces trois énoncés est possiblement relié à une mauvaise interprétation par la clientèle à l'étude, puisque la formulation des énoncés était inversée. Par conséquent, la version finale de l'ÉSC retenue dans cette étude comporte 22 énoncés au total ($\alpha = 0,91$), dont cinq décrivent les habiletés professionnelles ($\alpha = 0,57$), six abordent les habiletés en enseignement ($\alpha = 0,67$) et 11 explorent les habiletés en relation d'aide ($\alpha = 0,88$). Il importe de se rappeler que pour chaque énoncé, la participante se prononce sur une échelle à six niveaux, permettant d'obtenir un résultat total pouvant varier de **22** à **132** points. De ce fait, plus le score total s'approche de la valeur maximale, plus le niveau de satisfaction de la personne soignée est élevé.

L'ensemble des résultats moyens obtenus aux énoncés de chaque sous-dimension selon les trois cohortes de sujets à l'étude, ainsi que le pourcentage de participantes ayant indiqué être *en accord* et *totalement en accord* sont présentés à l'Annexe I. La méthode de collecte des données utilisée a permis d'assurer un taux de réponses de 97 % chez les participantes de la Cohorte 1, de 98 % chez les participantes de la Cohorte 2 et de 100 % chez celles de la Cohorte 3. De manière générale, tous les résultats moyens enregistrés aux énoncés par les trois cohortes de sujets sont supérieurs à la valeur de cinq, ce qui explique que 95,5 % des participantes de la Cohorte 1, 96,5 % des participantes de la Cohorte 2 et 95,4 % des particpantes de la Cohorte 3 se disent être satisfaites des soins et des services reçus du personnel soignant. Dans la sous-dimension des habiletés professionnelles, l'énoncé *L'infirmière est trop lente pour faire des choses pour moi* est celui qui a recueilli le résultat moyen le plus faible chez l'ensemble des participants ($\overline{X} = 5,58$; s = 1,101). L'énoncé *L'infirmière m'explique la raison des tests prescrits* a reçu le score le moins élevé dans la sous-dimension des habiletés en enseignement ($\overline{X} = 5,66$; s = 1,027). Dans la sous-dimension des habiletés en relation d'aide, *L'infirmière est trop occupée pour passer du temps à parler avec moi* est l'énoncé qui a obtenu le score moyen le plus bas de tous les énoncés et qui a suscité la plus grande divergence d'opinion autant chez les participantes de la Cohorte 1 ($\overline{X} = 5,38$; s = 1,349), que celles de la Cohorte 2 ($\overline{X} = 5,06$; s = 1,538) et celles la Cohorte 3 ($\overline{X} = 5,14$; s = 1,627).

Le Tableau 4.9 affiche la comparaison des résultats moyens enregistrés à chaque sous-dimension de l'instrument, ainsi que la moyenne globale pour l'ensemble des énoncés selon les trois cohortes de sujets à l'étude. Comme les résultats le démontrent, la somme partielle des scores moyens obtenus aux sous-dimensions de l'instrument se situe très près des valeurs maximales recherchées chez les trois cohortes de participantes à l'étude. De plus, la somme totale des scores moyens pour l'ensemble des 22 énoncés est supérieure à 127 sur une possibilité de 132 chez les trois groupes de sujets, ce qui indique un niveau de satisfaction très élevé chez les participantes à l'étude. Par conséquent, l'absence d'une différence significative à la sous-dimension des habiletés professionnelles ($F_{(2,123)} = 0,127$; $p = 0,881$), des habiletés en enseignement ($F_{(2,123)} = 0,536$; $p = 0,587$) et des habiletés en relation d'aide ($F_{(2,123)} = 0,116$; $p = 0,891$), de même qu'à l'échelle totale ($F_{(2,123)} = 0,009$; $p = 0,991$), indique que le score moyen global est demeuré élevé de manière constante chez les trois cohortes de sujets à l'étude. L'équivalence entre les trois cohortes de participantes soutient également l'idée que l'approche de soins expérimentée n'a aucunement influencé le niveau de satisfaction des femmes hystérectomisées.

Tableau 4.9 Comparaison de la moyenne estimée aux sous-dimensions et à l'*échelle* totale *de la satisfaction de la clientèle* (ÉSC) pour chaque cohorte de sujets à l'étude

SATISFACTION DE LA CLIENTÈLE (sous-dimensions et globale)	Habiletés professionnelles (comprend 5 énoncés pour une valeur maximale de 30)	Habiletés en enseignement (comprend 6 énoncés pour une valeur maximale de 36)	Habiletés en relation d'aide (comprend 11 énoncés pour une valeur maximale de 66)	TOTAL (comprend 22 énoncés pour une valeur maximale de 132)
	$\overline{X}$ (s)	$\overline{X}$ (s)	$\overline{X}$ (s)	
Cohorte 1 (GC); n = 36	29,26 (1,92)	34,86 (2,71)	63,61 (3,90)	127,69 (7,90)
Cohorte 2 (E0-6); n = 46	29,27 (2,14)	35,32 (1,70)	63,04 (6,50)	127,66 (9,68)
Cohorte 3 (E7-12); n = 43	29,07 (1,99)	35,28 (2,26)	63,09 (6,33)	127,43 (9,26)
Analyse de variance	$F_{(2, 123)}= 0,127$	$F_{(2, 123)}= 0,536$	$F_{(2, 123)}= 0,116$	$F_{(2, 123)}= 0,009$
Valeur p	0,881	0,587	0,891	0,991

4.3. Analyses complémentaires : description du rétablissement postopératoire et étude des relations

Certaines informations recueillies lors de la collecte des données n'ont pas encore été examinées. La présente étude s'intéresse à quatre groupes de manifestations spécifiques du rétablissement postopératoire chez la femme hystérectomisée : 1) le recouvrement des états physiologiques et psychologiques; 2) le niveau d'autonomie fonctionnelle; 3) la préparation au congé; et, 4) l'évolution de l'état de santé postopératoire. Le dernier aspect ayant été abordé dans la section précédente, il convient de s'attarder aux trois premiers aspects énoncés qui se réfèrent à l'état de santé de la personne soignée pendant l'hospitalisation, i.e. durant la période postopératoire immédiate. De plus, il serait intéressant de vérifier la présence de relations entre les différents aspects du rétablissement postopératoire et la satisfaction de la clientèle à l'étude.

4.3.1. État physiologique et psychologique de la clientèle hystérectomisée

L'*Index du recouvrement postopératoire* (IRP) a été utilisé dans l'examen de l'état physiologique et psychologique des femmes hystérectomisées. Cet instrument de mesure comporte huit énoncés. La participante indique son choix de réponse sur une échelle à 6 niveaux, permettant d'obtenir un score total pouvant varier de **8** à **48** points. Par conséquent, plus le résultat global s'approche de la valeur maximale, plus la personne soignée ressent que sa condition physique et psychologique s'améliore. De plus, deux énoncés relatifs à la gestion de la douleur ont été ajoutés : le premier s'intéresse au niveau de douleur éprouvée par la personne soignée durant une période donnée et le second l'interroge sur le degré de soulagement ressenti après la prise d'analgésiques pour cette même période d'observation. Dans les deux situations, la participante indique son choix de réponse sur une échelle à dix niveaux.

205

Afin de mieux circonscrire l'évolution de l'état de santé de la clientèle à l'étude, l'IRP a été administré à cinq moments différents qui correspondent aux diverses étapes du parcours clinique : 1) lors de la visite à la clinique préanesthésie (CPA), avant la chirurgie; 2) la journée de l'intervention chirurgicale (Jour 0); 3) la première journée postopératoire (Jour 1); 4) la seconde journée postopératoire (Jour 2); et, 5) lors du jour du congé (JC). L'analyse de consistance interne de l'IRP a révélé un Alpha de Cronbach qui varie entre 0,77 (n = 127, CPA) et 0,85 (n = 123, JC) aux différentes étapes du parcours clinique.

Le Tableau 4.10 présente la comparaison du score moyen de l'IRP de chaque cohorte de sujets aux différentes étapes du parcours clinique. Ce tableau et les tableaux suivants seront analysés en premier lieu sur le plan horizontal (étapes du parcours clinique) et, en second lieu, sur le plan vertical (cohortes). Sur le plan horizontal, il importe de préciser que les quatre tableaux suivants présentent les résultats d'une mesure qui a été répétée à plusieurs reprises durant l'épisode périopératoire de la femme hystérectomisée. Le test multivarié de la trace de Pillai a servi à la comparaison des résultats dans le temps. Premièrement, le test multivarié de la trace de Pillai compare le résultat moyen global des trois cohortes combinées d'une étape à l'autre dans le temps : CPA et J0; J0 et J1; J1 et J2; J2 et JC. Deuxièmement, le test compare entre eux le profil de chaque cohorte. Lorsque la comparaison s'effectue sur le plan vertical et qu'il y a présence d'une différence statistiquement significative, la procédure de comparaisons multiples de Sheffe sert à déterminer entre quels groupes de sujets se situe la distinction, après s'être assuré de l'homogénéité des variances étant donné le nombre de sujets inégaux dans les cohortes.

Tableau 4.10 Score moyen de l'*Index du recouvrement postopératoire* (IRP) de chaque cohorte selon l'étape du parcours clinique

COHORTE	Clinique préanesthésie $\overline{X}$ (s)	Jour 0 (J0) $\overline{X}$ (s)	Jour 1 (J1) $\overline{X}$ (s)	Jour 2 (J2) $\overline{X}$ (s)	Jour congé (JC) $\overline{X}$ (s)
Cohorte 1 (GC) n = 37	42,11 (4,87)	14,06 (4,79)	23,97 (6,30)	33,43 (4,14)	39,60 (5,12)
Cohorte 2 (E0-6) n = 47	41,73 (5,08)	13,93 (4,59)	23,06 (6,57)	31,78 (5,68)	36,31 (6,31)
Cohorte 3 (E7-12) n = 43	39,44 (6,14)	11,07 (2,96)	18,83 (4,67)	27,60 (5,44)	33,46 (4,09)
TOTAL n = 124	41,05 (5,51)	12,98 (4,36)	21,86 (6,26)	30,81 (5,69)	36,28 (5,78)
Analyse de variance Valeur p	$F_{(2,124)}=2,93$ 0,057	$F_{(2,122)}=6,99$ 0,001*	$F_{(2,124)}=8,95$ 0,000*	$F_{(2,124)}=13,10$ 0,000*	$F_{(2,123)}=13,39$ 0,000*

*La différence est statistiquement significative à $p \leq 0,001$

Sur le plan horizontal, la Figure 4.2 et les résultats présentés au Tableau 4.10 mettent en évidence de manière générale que le score moyen à l'*Index du recouvrement postopératoire* (IRP) chute brusquement le jour de la chirurgie (Jour 0) chez tous les groupes de sujets, pour ensuite remonter graduellement et de manière constante dans les trois jours qui ont suivi l'intervention chirurgicale. En se basant sur la moyenne globale estimée de l'ensemble des participantes à chaque étape du parcours, le test multivarié de la trace de Pillai confirme qu'effectivement il y a une différence statistiquement significative dans le temps ($F_{(4,118)} = 780,798$; $p = 0,000$) et que cette différence est similaire dans le temps chez les trois cohortes, puisqu'elles possèdent le même profil ($F_{(8,238)} = 1,602$; $p = 0,125$). Cette évolution progressive de l'IRP indique un progrès favorable de la capacité de récupération de la personne soignée, lequel correspond à l'un des critères de l'autorisation du congé de la femme hystérectomisée. Toutefois, même si la récupération physique et psychologique des participantes est évolutive, le recouvrement postopératoire se fait plus lentement chez les participantes de la troisième cohorte comparativement aux participantes des deux autres groupes, comme le montre la Figure 4.2.

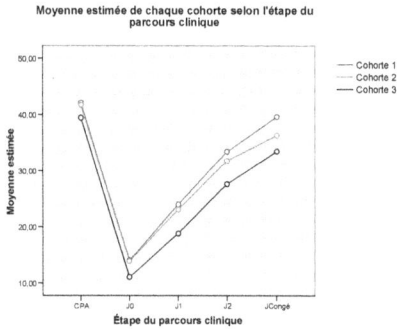

Figure 4.2 Index du recouvrement postopératoire

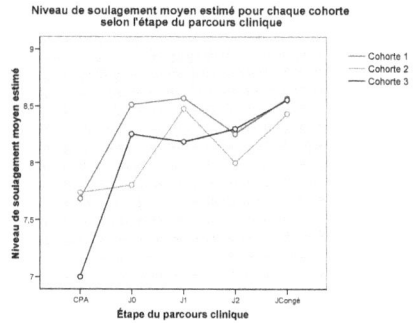

Figure 4.3 Intensité de la douleur verbalisée

Sur le plan vertical du Tableau 4.10, le score moyen calculé à l'IRP avant l'intervention chirurgicale chez les participantes de la Cohorte 1 ($\overline{X}$ = 42,11; s = 4,88) est légèrement plus élevé que celui de la Cohorte 2 ($\overline{X}$ = 41,73; s = 5,08) et celui de la Cohorte 3 ($\overline{X}$ = 39,44; s = 6,13). Ce résultat indique également qu'avant l'intervention chirurgicale, les participantes de la Cohorte 3 affirmaient se sentir en moins bonne condition physique et psychologique que les sujets des deux autres groupes. Par ailleurs, même si la différence remarquée entre les trois cohortes de sujets est statistiquement non significative, elle se situe tout près du seuil de signification (CPA, $F(2,124)$ = 2,93; p = 0,057).

Toujours sur le plan vertical du Tableau 4.10, la comparaison des résultats observés entre les trois cohortes de sujets souligne également la présence d'une différence statistiquement significative aux étapes subséquentes à la chirurgie. En effet, comme il est mentionné au Tableau 4.10 et illustré la Figure 4.2, la différence observée initialement par rapport au niveau moyen à l'IRP entre les participantes de la Cohorte 3 et celles de la Cohorte 1 au moment de la visite à la clinique de préanesthésie (CPA, $F(2,124)$ = 2,93 p = 0,057) s'est accentuée le jour de la chirurgie (J0, $F(2,122)$ = 6,99; p = 0,001) et s'est maintenue au jour 1 (J1, $F_{(2,124)} = 8,95$; $p = 0,000$), au jour 2 (J2, $F_{(2,124)} = 13,1$; $p = 0,000$) et au jour du congé (JC, $F_{(2,123)} = 13,39$; $p = 0,000$). Par conséquent, compte tenu de la présence de cette distinction observée initialement lors de la visite à la clinique préanesthésie (CPA), la progression ralentie du recouvrement postopératoire observée chez les participantes de la Cohorte 3 est vraisemblablement davantage liée à un état de santé plus faible préexistant au moment de la chirurgie, plutôt qu'à l'influence de l'approche de soins expérimentée.

Le niveau de douleur ressentie est également une caractéristique importante du rétablissement postopératoire, puisqu'elle influe sur la vitesse de récupération physique, psychologique et fonctionnelle de la femme hystérectomisée. Dans le cas présent, on s'intéresse davantage au niveau moyen de douleur ressentie par la personne soignée sur *une période de temps* plutôt qu'à un moment ponctuel précis dans le temps. Il faut préciser que la douleur dont il est question ici est celle exprimée par la personne soignée et directement reliée à sa condition de santé pour laquelle elle subit une hystérectomie. Plus spécifiquement, on demande à la personne soignée de faire une appréciation personnelle du niveau le plus élevé de douleur qu'elle a ressentie durant une période donnée et de l'indiquer sur une échelle de **0** (aucune douleur) à **10** (douleur la plus sévère). Par conséquent, il importe de préciser que le niveau de douleur indiqué par la personne lors de sa visite à la clinique préanesthésie (CPA) réfère au niveau de douleur le plus élevé perçu *au cours des derniers jours*, alors que le niveau de douleur indiqué au Jour 0 (J0), au Jour 1 (J1), au Jour 2 (J2) et au Jour du congé (JC) réfère à un bilan des *dernières 24 heures* effectué quotidiennement par la patiente au cours de son hospitalisation. Le niveau moyen de douleur indiqué par la personne soignée servira de référence au moment de déterminer l'éligibilité de la femme hystérectomisée à recevoir son congé du centre hospitalier. Habituellement, le niveau de douleur ressentie par la personne soignée doit être inférieur à 6 (faible - modéré) pour que le congé de l'hôpital soit envisagé.

Le Tableau 4.11 présente le niveau moyen de douleur ressentie chez les participantes de chaque cohorte aux diverses étapes du parcours clinique. Sur le plan horizontal, comme l'illustre la Figure 4.3 présentée antérieurement et le précisent les résultats du Tableau 4.11, on peut observer que le niveau moyen de douleur ressentie augmente brusquement de manière générale chez toutes les cohortes de sujets le jour de la chirurgie (Jour 0), pour ensuite diminuer graduellement durant les trois jours qui suivent l'intervention chirurgicale. En s'appuyant sur le niveau moyen global estimé de la douleur ressentie chez l'ensemble des participantes à chaque étape du parcours, le test multivarié de la trace de Pillai soutient qu'effectivement une différence statistiquement significative est observée dans le temps ($F(4,119) = 52,69$; $p = 0,000$) et que cette différence est similaire chez les trois cohortes, puisqu'elles possèdent un profil similaire ($F(8,240) = 1,92$; $p = 0,058$).

Tableau 4.11 Niveau moyen de douleur ressentie pour chaque cohorte selon l'étape du parcours clinique

COHORTE	Clinique préanesthésie $\overline{X}$ (s)	Jour 0 (J0) $\overline{X}$ (s)	Jour 1 (J1) $\overline{X}$ (s)	Jour 2 (J2) $\overline{X}$ (s)	Jour congé (JC) $\overline{X}$ (s)
Cohorte 1 (GC) n = 35	6,09 (3,26)	8,49 (1,91)	7,31 (1,74)	6,37 (1,91)	4,69 (2,16)
Cohorte 2 (E0-6) n = 47	4,96 (3,41)	8,72 (1,89)	6,68 (2,50)	6,19 (2,31)	4,89 (2,55)
Cohorte 3 (E7-12) n = 43	6,07 (3,18)	8,40 (1,74)	7,77 (2,04)	7,37 (2,23)	5,60 (2,56)
TOTAL n = 125	5,66 (3,31)	8,54 (1,84)	7,23 (2,19)	6,65 (2,23)	5,08 (2,46)
Analyse de variance	$F(2,124)=1,66$	$F(2,123) = 0,36$	$F(2,124)=3,01$	$F(2,124)=3,49$	$F(2,123)=1,37$
Valeur p	0,195	0,699	0,053	0,034*	0,257

*La différence est statistiquement significative à $p \leq 0,05$

La Figure 4.3 révèle également qu'une réduction du niveau moyen de douleur ressentie survient plus lentement chez les participantes de la Cohorte 3, ce qui vient appuyer le processus de recouvrement postopératoire ralenti observé durant la même période chez les sujets de ce groupe. Ces deux phénomènes sont considérés congruents avec l'état physique et psychologique rapporté au départ par ce même groupe de sujets. Toutefois, il est rassurant de constater qu'au moment du congé, peu importe l'approche de soins vécue, le niveau moyen de douleur ressentie est inférieur à celui enregistré avant la chirurgie chez toutes les cohortes de sujets (Cohorte 1 : 4,69 (2,16) vs 6,09 (3,26); Cohorte 2 : 4,89 (2,55) vs 4,96 (3,41); Cohorte 3 : 5,60 (2,56) vs 6,07 (3,18). Par ailleurs, le résultat moyen obtenu chez les trois cohortes de sujets au jour du congé est inférieur à six, ce qui supporte également le critère d'autorisation au congé.

Sur le plan vertical du Tableau 4.11, il s'avère que la plupart des sujets des différentes cohortes à l'étude éprouvaient déjà un niveau modéré de douleur (entre 4 et 6) avant la chirurgie. En effet, au moment de la visite à la clinique de préanesthésie (CPA), les participantes de la Cohorte 2 ont indiqué un niveau moyen de douleur ressentie ($\overline{X}$ = 4,96; s = 3,41) inférieur à celui des participantes de la Cohorte 1 ($\overline{X}$ = 6,09; s = 3,26) et à celui de la Cohorte 3 ($\overline{X}$ = 6,07; s = 3,18). Toutefois, cette différence du niveau moyen de douleur ressentie entre les cohortes de sujets n'est pas significative sur le plan statistique (CPA, F(2,124) = 1,66; p = 0,195). Le seul moment où l'on observe une différence statistiquement significative du niveau moyen de la douleur entre les trois cohortes est au Jour 2 (F(2,124) = 3,49; p = 0,034), plus précisément entre le résultat de la Cohorte 2 et celui de la Cohorte 3 (Sheffe, p = 0,041).

Sachant qu'un niveau élevé de douleur tend à freiner l'évolution du rétablissement postopératoire, un plus grand soulagement, quant à lui, valorise l'effet inverse. Tout comme le niveau de douleur ressentie, la présente étude s'intéresse davantage au niveau de soulagement de la douleur tel que perçu par la personne soignée par rapport aux interventions appliquées (médication, visualisation, méditation, etc.) durant *une période de temps donnée*, plutôt qu'à un moment précis. Il faut préciser que le soulagement, dont il est question ici, ne fait pas référence à une équation mathématique où l'écart du niveau de la douleur entre deux moments équivaut au degré de soulagement, mais bien au niveau de

211

soulagement de la douleur, tel qu'il est perçu et exprimé par la personne soignée en relation avec sa condition de santé pour laquelle elle subit une hystérectomie. Plus spécifiquement, on demande à la personne soignée de faire une appréciation personnelle globale du niveau de soulagement de la douleur qu'elle a ressentie suite aux interventions effectuées durant une période donnée et d'indiquer le niveau moyen le plus élevé de soulagement sur une échelle de **0** (aucun soulagement) à **10** (soulagement total). Ainsi, plus le nombre indiqué sur l'échelle par la personne soignée se rapproche de la valeur 10, plus le soulagement qu'elle perçoit durant la période donnée est grand.

Il importe également de signaler que le niveau moyen de soulagement de la douleur indiqué par la personne au moment de sa visite à la clinique préanesthésie (CPA) réfère au niveau moyen de soulagement de la douleur le plus élevé perçu par celle-ci suite *aux interventions personnelles* qu'elle a appliquées *au cours des derniers jours*. Quant au niveau moyen soulagement indiqué au Jour 0 (J0), au Jour 1 (J1), au Jour 2 (J2) et au Jour du congé (JC), il réfère à un bilan des *dernières 24 heures* effectué quotidiennement par la patiente au cours de son hospitalisation, par rapport aux interventions prescrites par le régime thérapeutique en place en période postopératoire immédiate. En termes simples, la femme hystérectomisée se prononce quotidiennement sur la capacité du régime thérapeutique en place à lui procurer un niveau de soulagement acceptable. Cette information servira de référence au moment de déterminer l'éligibilité de la femme hystérectomisée à recevoir son congé du centre hospitalier. Un niveau de soulagement élevé (supérieur à 7) est requis pour recevoir l'autorisation du congé. Le niveau moyen de soulagement de la douleur éprouvé par les participantes des trois cohortes de sujets aux diverses étapes du parcours clinique est présenté au Tableau 4.12.

Sur le plan horizontal du Tableau 4.12, les résultats présentés suggèrent que le niveau moyen de soulagement de la douleur augmente graduellement chez tous les groupes de sujets dès le jour de la chirurgie (J0). Cependant, comme l'illustre la Figure 4.4, le niveau moyen de soulagement diminue quelque peu au Jour 2 chez les sujets des Cohortes

1 et 2, alors que ce dernier maintient son ascension jusqu'au jour du congé chez les participantes de la Cohorte 3.

Il importe de préciser que le deuxième jour postopératoire coïncide avec l'accumulation des gaz intestinaux à l'origine de crampes abdominales douloureuses, qui sont peu soulagées par la prise d'analgésiques. Par conséquent, une progression constante du niveau moyen de soulagement chez les participantes de la Cohorte 3 indique une gestion mieux ciblée de la douleur de ce groupe de sujets. En s'appuyant sur le niveau moyen global estimé de soulagement perçu chez l'ensemble des participantes à chaque étape du parcours, le test multivarié de la trace de Pillai soutient qu'effectivement une différence statistiquement significative est observée dans le temps ($F_{(4,118)} = 4,149$; $p = 0,004$) et que cette différence est similaire chez les trois cohortes puisqu'elles possèdent un profil similaire ($F_{(8,238)} = 1,016$; $p = 0,424$).

Tableau 4.12 Niveau moyen de soulagement de la douleur de chaque cohorte selon l'étape du parcours clinique

COHORTE	Clinique préanesthésie $\overline{X}$ (s)	Jour 0 (J0) $\overline{X}$ (s)	Jour 1 (J1) $\overline{X}$ (s)	Jour 2 (J2) $\overline{X}$ (s)	Jour congé (JC) $\overline{X}$ (s)
Cohorte 1 (GC) n = 35	7,69 (1,77)	8,50 (1,78)	8,57 (1,63)	8,26 (1,83)	8,57 (1,52)
Cohorte 2 (E0-6) n = 46	7,74 (2,19)	7,80 (2,03)	8,48 (1,09)	8,00 (1,39)	8,43 (1,61)
Cohorte 3 (E7-12) n = 43	7,00 (2,98)	8,26 (1,91)	8,19 (1,38)	8,30 (1,59)	8,56 (1,63)
TOTAL N = 124	7,47 (2,41)	8,16 (1,93)	8,40 (1,36)	8,18 (1,59)	8,52 (1,59)
Analyse de variance	$F_{(2,123)}=1,19$	$F_{(2,123)}=1,31$	$F_{(2,124)}=0,85$	$F_{(2,124)}=0,53$	$F_{(2,123)}=0,09$
Valeur p	0,308	0,272	0,432	0,591	0,917

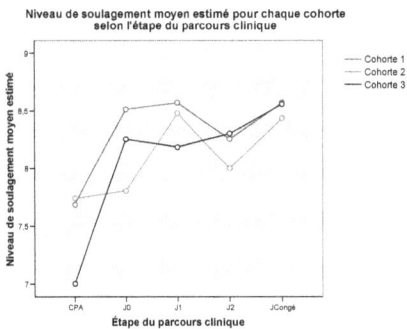

Figure 4.4 Soulagement de la douleur

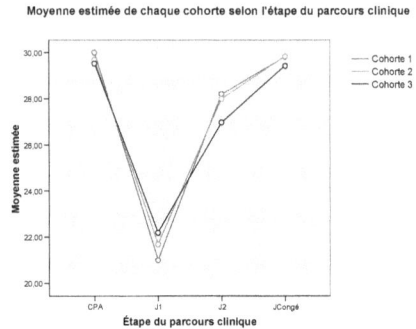

Figure 4.5 Activités de vie quotidiennes fondamentales

Toujours sur le plan horizontal du Tableau 4.12, on constate également que le niveau moyen de soulagement de la douleur observé est plus élevé lors du congé comparativement au moment de la visite à la clinique de préanesthésie, chez les trois groupes de participantes (Cohorte 1 : 8,57 (1,52) vs 7,69 (1,77); Cohorte 2 : 8,43 (1,61) vs 7,74 (2,19); Cohorte 3 : 8,56 (1,63) vs 7,00 (2,98), ce qui témoigne de la pertinence et des bienfaits du régime thérapeutique instauré par l'une ou l'autre des approches de soins expérimentées. Tout comme le contrôle de la douleur, le niveau de soulagement moyen observé chez les trois groupes de sujets à l'étude est supérieur à la valeur 7, ce qui confirme l'atteinte de ce critère d'autorisation au congé.

Sur le plan vertical, les résultats présentés au Tableau 4.12 montrent que les interventions personnelles effectuées par les participantes chez les trois cohortes de sujets avant la chirurgie leur procurent un niveau moyen de soulagement de la douleur supérieur à 7 (CPA). L'absence de différence significative entre les résultats chez les trois groupes de participantes à l'étude aux différentes étapes du parcours clinique nous permet de croire que le niveau moyen de soulagement perçu est le même chez les trois cohortes de sujets. Ce

214

constat fait ressortir que les régimes thérapeutiques proposés dans les deux approches de soins, *classique* et *concertée*, contribuent équitablement à favoriser le soulagement de la douleur chez les femmes hystérectomisées.

4.3.2. Niveau d'autonomie fonctionnelle

Le niveau d'autonomie fonctionnelle de la clientèle hystérectomisée a été observé par l'entremise de la mesure des AVQF. Cet instrument de mesure comporte six énoncés qui décrivent la reprise des activités de vie quotidienne élémentaires de la clientèle à l'étude, pour lesquels la participante se prononce sur une échelle à cinq niveaux, permettant d'obtenir un indice total pouvant varier de **6** et **30** points. Par conséquent, plus le résultat global s'approche de la valeur optimale, plus la personne soignée ressent que ses capacités fonctionnelles s'améliorent. La reprise des activités de vie quotidiennes à un niveau similaire à celui d'avant l'intervention chirurgicale constitue l'un des critères de l'autorisation du congé.

L'analyse de la consistance interne de l'instrument AVQF révèle un Alpha de Cronbach (α) variant entre 0,60 (N = 120 au Jour 1) et 0,82 (N = 127 au Jour du congé). L'absence quasi totale de variabilité chez les trois groupes de participantes lors de la visite à la clinique de préanesthésie n'a pas permis de vérifier la consistance interne de l'instrument à cette étape du parcours. De plus, les données recueillies la journée de la chirurgie (Jour 0) se sont également avérées insuffisantes, puisque seulement trois des six activités ont pu être observées (s'habiller, faire ses soins d'hygiène et se mobiliser) chez les participantes, les autres étant restreintes par le régime thérapeutique ce jour-là (s'alimenter, utiliser la toilette et éliminer). Le Tableau 4.13 indique le score moyen obtenu à l'AVQF pour chaque cohorte de sujets selon les étapes du parcours clinique suivi.

Sur le plan horizontal, les résultats présentés au Tableau 4.13 suggèrent que le niveau d'autonomie très élevé avant la chirurgie chez tous les groupes de sujets diminue brusquement le jour suivant la chirurgie (Jour 1), pour ensuite s'améliorer assez rapidement

215

les jours suivants. Tel qu'illustré à la Figure 4.5, présentée antérieurement, la reprise des AVQF s'effectue de manière similaire chez les trois cohortes de sujets à l'étude.

Ainsi, en se basant sur la moyenne globale estimée de l'AVQF chez l'ensemble des participantes à chaque étape du parcours, le test multivarié de la trace de Pillai soutient qu'effectivement une différence statistiquement significative est observée dans le temps $(F(3,116) = 497,010;\ p = 0,000)$. Toutefois, cette différence observée n'est pas similaire chez les trois cohortes, puisqu'elles possèdent un profil statistiquement différent $(F(6,234) = 2,754;\ p = 0,013)$. Plus précisément, la différence observée se situe entre les résultats enregistrés à la CPA et le Jour 1 (J1) $(F(2,118) = 4,616;\ p = 0,012)$, ainsi que le Jour 1 (J1) et le Jour 2 (J2) $(F(2,118) = 7,315;\ p = 0,001)$. De plus, un score moyen supérieur à 29 sur une possibilité de 30 observé chez les trois cohortes de sujets au moment du congé indique un niveau d'autonomie équivalent à celui d'avant la chirurgie et affiche également l'atteinte d'un autre critère qui vient soutenir l'autorisation du congé. Sur le plan vertical, la comparaison des scores enregistrés par les trois cohorte de sujets indique une différence statistiquement significative au moment de la visite à la clinique préanesthésie (CPA) $(F(2,124) = 5,02;\ p = 0,008)$, plus précisément entre la Cohorte 1 et la Cohorte 3 (Sheffe, $p = 0,008$), ainsi qu'au jour 2 $(F(2,123) = 3,40;\ p = 0,036)$ et se situe également entre ces deux mêmes cohortes (Sheffe, $p = 0,026$).

216

Tableau 4.13 Moyenne estimée des *Activités de vie quotidiennes fondamentales* (AVQF) de chaque cohorte selon l'étape du parcours clinique

COHORTE	Clinique préanesthésie $\overline{X}$ (s)	Jour 1 (J1) $\overline{X}$ (s)	Jour 2 (J2) $\overline{X}$ (s)	Jour congé (JC) $\overline{X}$ (s)
Cohorte 1 (GC) n = 34	30,00 (0,00)	21,00 (2,42)	28,21 (2,24)	29,82 (0,72)
Cohorte 2 (E0-6) n = 45	29,69 (0,85)	21,69 (2,47)	28,00 (1,92)	29,84 (0,60)
Cohorte 3 (E7-12) n = 42	29,52 (0,86)	22,19 (1,98)	26,98 (2,30)	29,42 (1,35)
TOTAL N = 121	29,72 (0,74)	21,67 (2,33)	27,70 (2,20)	29,69 (0,96)
Analyse de variance	$F_{(2,124)}=5,02$	$F_{(2,118)}=2,53$	$F_{(2,123)}=3,40$	$F_{(2,124)}=1,69$
Valeur p	0,008**	0,084	0,036*	0,190

*La différence est statistiquement significative à $p \leq 0,05$
**La différence est statistiquement significative à $p \leq 0,01$

4.3.3. Prédisposition au congé (PC)

L'échelle de PC comporte un total de huit énoncés, dont quatre se réfèrent aux connaissances acquises en vue du retour à domicile et quatre sont reliés à la perception qu'a la personne soignée de l'évolution de son état de santé en période postopératoire. La participante indique son choix de réponse sur une échelle à six niveaux permettant le calcul d'un résultat partiel entre 4 et 24 points par sous-dimension de l'échelle et d'un score total qui se situe entre **8** et **48** points. Ainsi, plus le résultat final s'approche de la valeur optimale, plus la personne soignée se sent prête et engagée à son retour à domicile. L'échelle de PC, élaborée par la personne responsable de cette étude, a servi à recueillir les renseignements nécessaires pour décrire le degré de préparation de la clientèle au moment de son retour à la maison. La préparation au congé est le troisième aspect qui caractérise le rétablissement postopératoire de la clientèle hystérectomisée et représente également un élément conditionnel au congé hospitalier.

L'analyse de consistance interne de l'instrument PC révèle un Alpha de Cronbach de 0,69 (N = 116) à la sous-dimension des connaissances et de 0,62 (N = 125) à la sous-dimension des perceptions. À la faveur de conditions optimales, l'instrument aurait pu faire l'objet d'analyses supplémentaires plus approfondies et subir des transformations additionnelles, afin d'en améliorer la fidélité et la validité. Toutefois, des démonstrations plus exhaustives ont été considérées comme un procédé assez complexe qui surpasse les visées de cette étude. Par conséquent, dans le contexte actuel où d'autres mesures viendront se joindre à celle de la PC dans la description du rétablissement postopératoire des participantes, les indices de la consistance interne présentés ont été jugés satisfaisants pour répondre aux besoins de la présente étude.

Le Tableau 4.14 révèle le score moyen obtenu à chaque sous-dimension et à l'échelle totale de la PC selon les trois cohortes de participantes à l'étude. Sur le plan horizontal, le résultat moyen enregistré à la sous-dimension des *connaissances* se joint à celui de la sous-dimension des *perceptions* pour donner un résultat moyen à l'échelle totale de la PC de chaque cohorte de participantes à l'étude.

Sur le plan vertical, il y a une progression constante du résultat moyen obtenu à l'échelle totale entre les participantes ayant vécu l'approche classique (Cohorte 1 $\overline{X}$ = 44.94; s = 2,81), celles ayant expérimenté l'approche concertée durant les six premiers mois (Cohorte 2 $\overline{X}$ = 46.36; s = 1,87) et celles ayant vécu l'approche concertée du septième au douzième mois suivant son implantation (Cohorte 3 $\overline{X}$ = 46,70; s = 2,13). L'existence d'une différence statistiquement significative du résultat moyen global entre les trois cohortes (F(2,122) = 6,53; p = 0,002) en faveur de l'ACO confirme la supériorité de cette approche à mieux préparer la clientèle au congé hospitalier. Par ailleurs, un examen plus approfondi révèle que cette distinction se situe plus précisément entre la Cohorte 1 et la Cohorte 2 (Sheffe, p = 0,022) et qu'elle s'accentue davantage entre la première cohorte et la troisième cohorte (Sheffe, p = 0,003). Par conséquent, la différence significative observée montre que l'ACO procure une meilleure préparation au retour à domicile que l'approche classique. De plus, son résultat moyen s'améliore à mesure que le personnel soignant acquiert une plus grande expérience avec l'ACO. Les résultats présentés au Tableau 4.14 rencontrent également ce critère d'autorisation au congé.

Tableau 4.14 Comparaison du résultat moyen de la *Prédisposition au congé* (PC) obtenu à l'échelle totale et aux sous-dimensions selon la cohorte de participantes

PRÉDISPOSITION AU CONGÉ	Connaissances (4 items) $\overline{X}$ (s)	Perceptions (4 items) $\overline{X}$ (s)	TOTAL (8 items) $\overline{X}$ (s)
Cohorte 1 (GC) n = 36	22,79 (2,01)	22,14 (1,82)	44,94 (2,81)
Cohorte 2 (E0-6) n = 46	23,50 (1,11)	22,87 (1,51)	46,36 (1,87)
Cohorte 3 (E7-12) n = 43	23,87 (0,61)	22,84 (2,02)	46,70 (2,13)
Analyse de variance	$F(2, 122) = 6,73;$	$F(2, 122) = 6,05;$	$F(2, 122) = 6,53;$
Valeur p	0,002*	0,134	0,002*

*La différence est statistiquement significative à $p < ,01$

Toujours sur le plan vertical, lorsqu'on s'attarde davantage aux résultats partiels présentés à chaque sous-dimension, la plus importante amélioration remarquée se situe au niveau des *connaissances* ($F(2,122) = 6,73$; $p = 0,002$), plus précisément entre le résultat partiel moyen des participantes de la Cohorte 1 et celui de la Cohorte 3 (Scheffe, $p = 0,002$). Il est à noter que le résultat moyen obtenu dans la sous-dimension des *connaissances* a atteint un score quasi parfait de 24 points ($\overline{X} = 23,87$ s = 0,605) chez les participantes de la troisième cohorte de sujets, ce qui témoigne de la qualité de l'information transmise et de l'enseignement reçu dans les sept à douze mois qui ont suivi l'implantation de l'ACO.

219

4.3.4. Vérification de la présence de relations entre les caractéristiques du rétablissement postopératoire et la satisfaction de la clientèle à l'étude.

Jusqu'à présent, l'analyse des données recueillies n'a abordé de façon successive qu'une seule variable à la fois. De fait, l'univers dans lequel les variables évoluent est plus complexe. Tel est le cas de l'expérience périopératoire des femmes hystérectomisées, alors que certains résultats montrent la présence de variations parallèles qui suggèrent l'existence d'une relation potentielle entre certaines d'entre elles. La présence, la direction et l'intensité des relations qui unissent les différentes manifestations du rétablissement postopératoire, le rétablissement postopératoire en soi, ainsi que la satisfaction de la clientèle ont été vérifiées à l'aide du coefficient de corrélation (r) de Pearson et sa valeur p.

D'une part, l'intérêt à explorer davantage cette avenue relève du désir de vérifier la pertinence et la congruence des éléments constitutifs du rétablissement postopératoire, et d'autre part, de valider le cadre de référence proposé dans cette étude, tout en procurant un appui supplémentaire à sa validité. Les résultats présentés au Tableau 4.15 exposent les coefficients de corrélation (r) de Pearson observés pour l'ensemble des participantes à l'étude entre l'*Index du recouvrement postopératoire* (IRP), les *Activités de vie quotidiennes fondamentales* (AVQF), la *Prédisposition au congé* (PC), la *Durée de séjour observée* (DS), le *Retour à l'urgence* (RU), le *Rétablissement postopératoire* (RP) tel que défini dans cette étude et la *Satisfaction de la clientèle* (SC). Il importe de préciser que les résultats enregistrés au moment du congé ont servi à vérifier l'existence de corrélations de l'IRP et de la reprise des AVQF.

Dumas (2000) explique qu'une relation est positive lorsque les écarts à la moyenne des deux variables sont dans la même direction et qu'elle est négative lorsque les écarts à la moyenne vont dans des sens opposés. En outre, comme le rapporte Fortin (2006), plus le coefficient de corrélation s'approche d'une relation parfaite (± 1), plus la relation entre les deux variables est forte, alors qu'une corrélation est considérée nulle lorsqu'elle se situe

220

près de la valeur 0,00. Le coefficient de corrélation est également utilisé dans le calcul du coefficient de régression linéaire simple (r^2) qui informe sur la contribution de la première variable (indépendante, antécédente ou explicative) à l'interprétation de la variation chez la seconde variable (dépendante, subséquente ou expliquée).

Les résultats présentés au Tableau 4.15 indiquent la présence de **huit** relations significatives sur le plan statistique ($p < 0,05$) sur une possibilité de 49 associations examinées. En premier lieu, une forte relation négative très significative se dégage de la matrice des corrélations présentée au Tableau 4.15. Il s'agit du lien entre (**1**) la DS et le RP ($r = -0,837$; $p = 0,000$). Ce résultat indique que l'avènement d'un changement chez la première variable (variable explicative) accompagne un changement dans une direction opposée chez la seconde variable (variable expliquée). Par conséquent, ce résultat indique que plus la durée de séjour se prolonge, moins il y a des femmes hystérectomisées qui se rétablissent selon les critères préétablis. Dans le cas présent, la durée de séjour prédit environ 70 % de la variance chez le rétablissement postopératoire ($r^2 = 0,701$), ce qui fait d'elle un facteur intéressant de prédiction du rétablissement postopératoire.

Les deux autres relations à avoir attiré l'attention sont négatives et atteignent un seuil de signification très élevé ($p > 0,001$). En effet, une relation négative d'intensité modérée est remarquée entre (**2**) le retour à l'urgence (RU) et le rétablissement postopératoire (RP) ($r = -0,477$; $p = 0,000$), ce qui signifie que moins il y a de femmes hystérectomisées qui ont besoin de venir à l'urgence, plus le taux de rétablissement postopératoire augmente. Dans la réalité, le rétablissement postopératoire ($r^2 = 0,227$) prédit 23 % de la variation du retour à l'urgence. De plus, une relation positive très significative d'intensité modérée se dégage entre (**3**) la PC et l'ÉSC ($r = 0,425$; $p = 0,000$). En effet, cette relation suggère que, plus les femmes hystérectomisées se sentent prêtes au retour à la maison (variable explicative), plus leur niveau de satisfaction s'élève (variable expliquée). Toutefois, le coefficient de régression montre que, dans les faits, seulement

18 % de la variation de la satisfaction de la clientèle est prédite par la PC ($r^2 = 0,181$; p = 0,000).

Tableau 4.15 Coefficients de corrélation (*r*) de Pearson entre l'*Index du recouvrement physique et psychologique* (IRP) au congé, les *Activités de vie quotidiennes fondamentales* (AVQF) au congé, la *Prédisposition au congé* (PC), la durée de séjour observée (DS), le retour à l'urgence (RU), le *Rétablissement postopératoire* (RP) et la *Satisfaction de la clientèle* (SC)

MANIFESTATIONS OBSERVÉES		IRP	AVQF	PC	DS	RU	RP	SC
Index de recouvrement postopératoire (IRP)	*r* de Pearson	1	**0,234****	**0,189***	0,167	0,053	-0,104	**0,212***
	Valeur p		0,008	0,035	0,062	0,559	0,246	0,017
	N	126	126	126	126	126	126	126
Activités de vie quotidiennes fondamentales (AVQF)	*r* de Pearson		1	**0,194***	-0,047	-0,001	0,039	0,126
	Valeur p			0,030	0,603	0,992	0,663	0,160
	N		127	127	125	127	127	126
Prédisposition au congé (PC)	*r* de Pearson			1	-0,174	0,041	**0,197***	**0,425*****
	Valeur p				0,052	0,648	0,028	0,000
	N			125	125	125	125	125
Durée du séjour observé (DS)	*r* de Pearson				1	0,088	**-0,837*****	0,016
	Valeur p					0,328	0,000	0,860
	N				127	127	127	126
Retour à l'urgence (RU)	*r* de Pearson					1	**-0,477*****	0,113
	Valeur p						0,000	0,208
	N					127	127	126
Rétablissement postopératoire (RP)	*r* de Pearson						1	-0,018
	Valeur p							0,838
	N						127	126
Satisfaction de la clientèle (SC)	*r* de Pearson							1
	Valeur p							
	N							126

*La corrélation est statistiquement significative à p < 0,05 (bilatérale)
**La corrélation est statistiquement significative à p < 0,01 (bilatérale)
***La corrélation est statistiquement significative à p < 0,001 (bilatérale)

Cinq des huit relations significatives identifiées sont positives et considérées comme étant faibles (r < 0,40). En effet, il existe un lien positif faible entre (**4**) l'IRP et la PC

222

(r = 0,189; p = 0,035), (**5**) l'AVQF et la PC (r = 0,194; p = 0,030), (**6**) l'IRP et les AVQF (r = 0,234; p = 0,008), (**7**) l'IRP et l'ÉSC (r = 0,212; p = 0,017), et (**8**) la PC et le RP tel que défini dans cette étude (r = 0,197; p = 0,028).

Ces résultats indiquent que l'avènement d'un changement chez la première variable (variable explicative) accompagne un changement dans la même direction chez la seconde variable (variable expliquée). À titre d'exemple, la quatrième, la cinquième et la sixième relation identifiées suggèrent que plus le recouvrement physique et psychologique s'améliore chez les femmes hystérectomisées (variable explicative dans les relations 4 et 6), plus elles ont tendance à avoir de l'autonomie fonctionnelle (variable explicative dans la relation 5 et expliquée dans la relation 6) et plus elles indiquent être prêtes au retour à la maison (variable expliquée dans les relations 4 et 5). Toutefois, une relation d'intensité faible signifie également que la variable explicative ne contribue que faiblement à la prédiction de la variation de la variable. La quatrième relation identifiée précédemment suggère que plus la récupération physique et psychologique de la femme hystérectomisée s'améliore (variable explicative), plus son niveau de satisfaction augmente (variable expliquée) (r = 0,212; p = 0,017). Toutefois, le coefficient de régression linéaire simple montre que le recouvrement physique et psychologique ne prédit en réalité qu'environ 4 % de la variation de la satisfaction de la clientèle (r^2 = 0,045; p = 0,017).

La PC est concernée dans la moitié des relations significatives identifiées, puisqu'elle se retrouve liée à quatre des sept variables examinées. Le Tableau 4.16 présente la matrice des corrélations des trois cohortes de participantes entre la PC et l'IRP au moment du congé, les AVQF lors du congé, le RP et l'ÉSC.

La présence de la troisième cohorte de participantes contribue de manière significative à l'établissement des relations entre la PC et les quatre autres variables examinées. En effet, parmi les relations significatives observées chez les participantes de la Cohorte 3, on note que la force de la corrélation s'intensifie dans toutes les relations, améliorant, par la même occasion, la capacité de prédiction de la variable.

223

Tableau 4.16 Coefficients de corrélation *r* de Pearson de chaque cohorte entre la
Prédisposition au congé (PC) et l'*Index de recouvrement physique et psychologique* au
congé (IRP), les *Activités de vie quotidiennes fondamentales* (AVQF) au congé, le
Rétablissement postopératoire (RP) et l'*Échelle de satisfaction de la clientèle* (ÉSC)

PRÉDISPOSITION AU CONGÉ		Recouvrement physique et psychologique au congé	Activités de vie quotidiennes fondamentales au congé	Rétablissement postopératoire	Satisfaction de la clientèle
Cohorte 1	*r* de Pearson	0,418*	0,170	0,111	0,325
	Valeur p	0,011	0,320	0,519	0,053
	n	36	36	36	36
Cohorte 2	*r* de Pearson	0,290	0,042	0,141	0,372*
	Valeur p	0,051	0,780	0,350	0,011
	n	46	46	46	46
Cohorte 3	*r* de Pearson	0,460**	0,469**	0,323*	0,593***
	Valeur p	0,002	0,002	0,035	0,000
	n	43	43	43	43

*La corrélation est statistiquement significative à p < 0,05 (bilatérale)
**La corrélation est statistiquement significative à p < 0,01 (bilatérale)
***La corrélation est statistiquement significative à p < 0,001 (bilatérale)

À titre d'exemple, en tenant compte de la totalité des participantes à l'étude
(Tableau 4.15), un lien significatif positif faible est remarqué entre les AVQF et la PC
($r = 0,194$; $p = 0,030$). Toutefois, en subdivisant les participantes en trois cohortes de sujets,
on remarque, avant tout, que l'existence de cette relation est justifiée par la contribution
unique des participantes de la Cohorte 3, alors que la force de ce lien s'intensifie à un
niveau modéré et que l'intervalle de confiance se précise davantage à près de 99 %
($r = 0,469$; $p = 0,002$), augmentant ainsi ses capacités de prédiction.

Malgré tout, une incertitude persiste par rapport aux analyses effectuées et aux
résultats obtenus. Compte tenu du fait que les participantes de la troisième cohorte se
distinguent de la première et de la seconde en ce qui a trait à l'expérience antérieure d'une
chirurgie gynécologique, il y a lieu de s'interroger si cette différence a pu avoir une
influence sur la relation entre la PC et le résultat du RP de la clientèle hystérectomisée. En

effectuant une vérification de la corrélation entre la PC et le RP, tout en contrôlant pour l'expérience antérieure d'une chirurgie gynécologique auprès de la totalité des participantes, une faible relation positive significative est toujours présente (r = 0,193; p = 0,032). En examinant de plus près les résultats selon les trois cohortes de sujets, on observe à nouveau la contribution de la troisième cohorte de sujets (r = 0,326; p = 0,035). Ainsi, le résultat de cette analyse paraît indiquer que, même si le fait d'avoir vécu une expérience antérieure d'une chirurgie gynécologique peut avoir influencé la PC et le RP de certaines femmes hystérectomisées, sa contribution est négligeable puisque la force de la relation est demeurée similaire, à la fois dans l'ensemble de la population examinée (r = 0,197; p = 0,028), et auprès des participantes de la Cohorte 3 (r = 0,323; p = 0,035).

4.4. Interprétation des résultats selon les cinq questions de recherche

La vérification des similitudes et des distinctions entre les trois groupes de participantes à l'étude a permis de constater une équivalence statistique entre les trois cohortes de femmes hystérectomisées sur le plan de l'âge moyen, du nombre d'accouchements, de l'état civil, du nombre de personnes qui demeurent avec la personne soignée, du niveau de scolarité et de la classification du risque préopératoire. De plus, l'absence d'une différence significative entre les groupes de sujets lors de la visite à la clinique de préanesthésie montre également l'équivalence des trois cohortes de participantes selon le niveau de douleur éprouvée, le niveau de soulagement ressenti et celui de l'autonomie fonctionnelle. Par conséquent, l'équivalence démontrée entre les groupes de sujets à l'étude augmente ainsi les chances que les effets observés soient principalement attribuables à l'approche de soins expérimentée plutôt qu'à une caractéristique confondante. Il faut se rappeler que la comparaison des résultats enregistrés chez les divers groupes de participantes selon l'ACL vécue et l'ACO expérimentée a été effectuée à l'aide du Test t pour groupes appariés, de l'analyse de variance (F) pour groupes indépendants et du Khi-deux (χ^2) pour les variables catégorielles. Les réponses aux cinq questions de recherche découlent des résultats apparaissant dans les tableaux et les figures présentés antérieurement.

Question no. 1) **Quel est le degré de conformité aux protocoles (CAP) de soins du personnel soignant engagé dans la mise en oeuvre de l'ACO nouvellement implantée?**

Cette première question s'adresse exclusivement aux participantes ayant vécu l'ACO, soit celles des Cohortes 2 et 3. Plus spécifiquement, cette question s'intéresse à l'adhésion du personnel soignant, directement impliqué dans la mise en œuvre du SSCH, à utiliser les différentes composantes destinées à répondre aux besoins spécifiques de la clientèle au Temps 1 (E0-6) et au Temps 2 (E7-12). Il s'agit d'examiner l'usage documenté des protocoles de soins par l'entremise de la GVDC. L'expression « conformité aux protocoles (CAP) par le personnel soignant » se réfère aux manifestations comportementales des intervenants de la santé concernés, qui témoignent de l'intégration des protocoles de soins dans l'exercice de leurs fonctions. Une meilleure connaissance du degré de conformité aux protocoles par le personnel soignant permet de déterminer si les membres de l'équipe soignante ont bien intégré les éléments de cette nouvelle approche de soins dans leur pratique clinique journalière en documentant leur conduite.

Dans un premier temps, il est bon de rappeler que la totalité des femmes qui ont subi une hystérectomie après l'implantation de l'ACO (28 avril 2003) ont été inscrites au SSCH. En se référant aux résultats présentés à l'Annexe H et au Tableau 4.2, il est estimé que durant les six premiers mois (Temps 1) qui ont suivi la mise en oeuvre du SSCH, un résultat partiel moyen de sections complétées aux différentes étapes du parcours clinique varie entre 52 % à 82 %, alors que le résultat moyen pour l'ensemble des sections de soins multidisciplinaires préétablis aux différentes étapes montre que 73,9 % des protocoles ont été complétés adéquatement par les membres du personnel soignant. Durant les six mois suivants (Temps 2), soit du septième au douzième mois après l'implantation du nouveau procédé, le résultat partiel moyen varie entre 50,0 % à 86,0 %, alors que le résultat moyen pour l'ensemble des sections des protocoles s'élève à 78,4 %.

Question no. 2)   **Est-ce que le degré de conformité aux protocoles (CAP) de soins prédéterminés dans l'approche concertée nouvellement implantée varie dans le temps au sein du personnel soignant?**

Toujours en référence aux résultats présentés au Tableau 4.2, un écart positif ou négatif des pourcentages moyens enregistrés entre le Temps 1 et le Temps 2 a été observé à chaque étape du parcours clinique, de même qu'au résultat global pour l'ensemble du procédé. Cette différence indique que le degré de conformité aux protocoles (CAP) du personnel soignant est dynamique et qu'il semble évoluer dans le temps au gré des expériences vécues. Toutefois, son évolution ne suit pas toujours la direction souhaitée, comme en témoigne une légère dégradation du pourcentage moyen des sections complétées à la première (réduction de 2 %) et la seconde étape (réduction de 8 %) du parcours clinique. Néanmoins, tout n'est pas négatif puisqu'on note, par la même occasion, une augmentation du pourcentage moyen des sections complétées qui varient de très légère (augmentation de 1 % au jour 0), à légère (augmentation de 4 % au jour 2), jusqu'à devenir plus importante notamment au jour 1 (augmentation de 10 %) et au congé (augmentation de 8 %). Tout porte à croire qu'il est toujours possible d'améliorer le pourcentage de sections complétées avec une plus grande expérience.

L'observation de l'augmentation globale de 4 % du pourcentage moyen de toutes les sections *complétées*, la réduction de 4 % d'*incomplet mineur* et la diminution de 0,8 % d'*incomplet majeur* entre le Temps 1 et le Temps 2, affiche une différence significative sur le plan statistique, ce qui laisse croire que les améliorations observées sont suffisamment importantes pour que les écarts notés soient signifiants. Parallèlement, il importe de souligner que la réduction remarquée du pourcentage moyen des sections ayant reçu la mention d'*incomplet mineur*, qui varie entre 2 % (Jour 0) et 8 % (Jour 1), de même que la diminution du pourcentage moyen des sections ayant reçu la mention d'*incomplet majeur*,

227

qui fluctue entre 0,8 % (Jour 2) et 3 % (Jour du congé), semblent être des gains importants. Ce constat signifie, entre autres, que l'amélioration des résultats peut s'effectuer à différents niveaux et pas uniquement selon le pourcentage moyen des sections complétées adéquatement. Par conséquent, le degré de CAP fluctue effectivement avec le temps et l'expérience. Par ailleurs, même si la tendance du pourcentage moyen à s'améliorer est observable actuellement dans la plupart des différentes étapes de la nouvelle démarche de soins et de façon globale, ces gains peuvent être considérés comme étant passagers, puisqu'ils n'assurent pas que les acquis antérieurs soient nécessairement maintenus avec une plus grande expérience. De plus, le gain modéré d'environ 4 % enregistré avec une plus grande expérience à l'utilisation des protocoles de soins par le personnel soignant laisse entrevoir qu'il y a toujours place à l'amélioration continue.

Question no. 3   Existe-t-il une différence favorable à l'approche concertée comparativement à l'approche classique quant au niveau des manifestions du rétablissement postopératoire de la clientèle étudiée?

L'ACO est considérée comme étant efficace dans la mesure où elle produit des résultats qui témoignent de l'atteinte des finalités énoncées au départ. Par conséquent, dans cette étude, les objectifs visés sont directement liés au rétablissement postopératoire des femmes hystérectomisées. Dans ce but, sept différentes manifestations cliniques ont été retenues pour témoigner du rétablissement postopératoire des femmes hystérectomisées. Chaque manifestation observée est examinée à la fois chez la clientèle ayant vécu l'ACL et chez celles ayant expérimentée l'ACO. En considérant au départ que l'approche de soins traditionnellement utilisée par le centre hospitalier était efficace, les résultats enregistrés par le groupe de sujets ayant vécu l'ACL (Cohorte 1) ont servi de référence lorsqu'ils sont comparés à ceux enregistrés par le groupe de participantes ayant expérimenté l'ACO. Ainsi, l'efficacité de l'ACO se justifie par sa capacité à produire des résultats similaires ou supérieurs à ceux observés chez le groupe de participantes ayant vécu l'ACL.

228

Il importe de se rappeler que dans cette étude on considère qu'il y a un rétablissement postopératoire lorsque la femme hystérectomisée quitte le troisième jour, n'a pas besoin de consulter le service d'urgence et dont l'évolution de l'état de santé ne nécessite pas de réadmission. Examinée sous cet angle, l'absence d'une différence significative démontrée par les résultats présentés au Tableau 4.8 indique l'équivalence de l'efficacité entre l'approche classique (Cohorte 1) et l'ACO (Cohorte 2 et Cohorte 3) ($\chi^2(2) = 3,79$; p = 0,150). On peut donc croire que l'approche concertée est aussi efficace que l'approche classique en ce qui concerne le rétablissement des femmes hystérectomisées. Toutefois, l'augmentation de près de 15 % du nombre de sujets répondant aux critères de définition du rétablissement postopératoire observée chez les participantes de la Cohorte 3 suggère tout de même une tendance à la hausse, ce qui alimente la perspective que ce résultat tend à s'améliorer au gré de l'expérience acquise.

Par ailleurs, d'autres manifestations du rétablissement postopératoire de la personne soignée montrent également l'efficacité de l'ACO. En effet, l'absence d'une différence significative observée par rapport aux nombreux résultats présentés antérieurement laisse entrevoir que l'ACO a atteint un niveau d'efficacité équivalent à l'ACL. Parmi les résultats observés qui témoignent de l'efficacité de cette approche, on peut noter un contrôle adéquat de l'intensité de la douleur postopératoire ressentie (Tableau 4.11), un niveau de soulagement élevé (Tableau 4.12), un retour graduel de l'autonomie fonctionnelle (Tableau 4.13), une durée de séjour mieux circonscrite (Tableau 4.3), une durée moyenne de séjour similaire (Tableau 4.5), une réduction du nombre de retours à l'urgence (Tableau 4.6) et un taux de réadmission stable (Tableau 4.7).

Toutefois, il importe de préciser que certains résultats ont atteint le seuil de signification que plusieurs mois après l'implantation de l'ACO, comme ce fut le cas de la durée moyenne de séjour observée (DS). En effet, durant les six premiers mois qui ont suivi la mise en oeuvre de l'ACO (Tableau 4.5, Cohorte 2), une différence significative ($t(46) = 2,973$; p = 0,005) a été remarquée entre la DS ($\overline{X} = 3,43$; s = 0,651) et la DSA

229

($\overline{X}$ = 3,16; s = 0,258), ce qui montre que la DS enregistrée chez les sujets de la Cohorte 2 est statistiquement plus élevée que la DSA (norme nationale), soulignant ainsi une efficacité déficiente de l'ACO à ce moment-là. Néanmoins, pendant la période du septième au douzième mois qui a suivi l'implantation de cette approche, l'absence d'une différence significative entre la durée moyenne de séjour observée (DS) et la durée moyenne de séjour attendue (DSA) chez la troisième cohorte de sujets (t(42) = 0,558; p = 0,580) va dans le sens de l'établissement de l'efficacité de cette approche de soins.

Question no. 4   Existe-t-il une différence de satisfaction à l'égard des soins et des services reçus, entre les clientes ayant vécu l'ACL et celles ayant vécu l'ACO?

En ce qui concerne le niveau de satisfaction de la clientèle ciblée, comme le suggère les résultats présentés au Tableau 4.9, l'absence d'une différence significative entre le résultat moyen global observé des participantes de la Cohorte 1 ($\overline{X}$ = 127,69; s = 7,90), de la Cohorte 2 ($\overline{X}$ = 127,66; s = 9,68) et de la Cohorte 3 ($\overline{X}$ = 127,44; s = 9,26) indique que le niveau élevé de satisfaction globale de la clientèle hystérectomisée est demeuré stable et équivalent, peu importe l'approche de soins expérimentée (F(2,123) = 0,009; p = 0,991). Par ailleurs, le résultat moyen partiel enregistré dans la sous-dimension des habiletés professionnelles   (F(2,123) = 0,127;   p = 0,881),   des   habiletés   en   enseignement (F(2,123) = 0,536; p = 0,587) et des habiletés en relation d'aide (F(2,123) = 0,116; p = 0,891), montre que le niveau de satisfaction de la clientèle est également demeuré constant entre les trois cohortes de sujets à l'étude dans chaque sous-dimension.

Question no. 5   La mise en oeuvre de l'ACO permet-elle d'améliorer les effets observés sur le rétablissement postopératoire (efficacité) chez les clientes dont le niveau de satisfaction (impact) n'a pas diminué?

L'ACO atteindrait le seuil de signification de l'efficience au moment où les résultats cliniques qu'elle produit surpassent ou sont meilleurs que ceux enregistrés par l'ACL. Ainsi, l'efficience de l'ACO s'explique par sa capacité à produire des résultats cliniques statistiquement supérieurs à ceux observés antérieurement auprès du groupe de participantes ayant vécu l'ACL.

Même si la réponse à la troisième question de recherche rend compte de l'efficacité et des nombreux bienfaits observés suite à l'instauration de l'ACO, très peu d'entre eux ont atteint le seuil de l'efficience durant la période de douze mois qu'a duré l'observation. En se référant au Tableau 4.14, le résultat global de la PC indique une différence significative sur le plan statistique $(F(2,122) = 6,53; p = 0,002)$ en faveur des participantes ayant expérimenté l'ACO. En effet, la différence significative observée entre les participantes ayant vécu l'ACL (Cohorte 1) et celles ayant expérimenté l'ACO (Cohorte 2) (Scheffe, $p = 0,022$) incite à croire que cette approche innovatrice prépare mieux la clientèle hystérectomisée au congé puisque le résultat enregistré chez la seconde cohorte surpasse le résultat obtenu antérieurement. Cette distinction signifie également que l'ACO est non seulement efficace, mais qu'elle a atteint le seuil de l'efficience en surpassant, là aussi, le résultat moyen antérieur et ce, dès les premiers six mois qui ont suivi son implantation. De plus, la différence significative observée entre la première cohorte et la troisième cohorte (Scheffe, $p = 0,003$) montre que cette distinction devient davantage évidente, puisque les résultats enregistrés entre le septième et le douzième mois surpassent également ceux observés durant la période précédente et, par la même occasion, témoignent d'une plus grande efficience de l'ACO concernant la préparation de la clientèle à son retour à la maison. Il s'agit-là de l'unique démonstration reconnue à ce moment-ci de l'efficience de l'approche concertée, puisque malgré l'amélioration des résultats observés, plusieurs autres manifestations n'ont pas atteint le seuil de signification permettant de confirmer l'efficience de cette approche.

Parmi les autres bienfaits observés en présence d'une plus grande expérience de l'ACO (Cohorte 3) par rapport aux deux autres cohortes de participantes, il est possible de souligner : une augmentation de 18,8 % du nombre de femmes hystérectomisées qui quittent le jour 3 (durée de séjour), une réduction de l'étendue de la durée d'hospitalisation de 7 à 5 jours et une augmentation de 14,9 % des femmes hystérectomisées rétablies, tel que défini dans cette étude (rétablissement postopératoire). D'autres bienfaits de l'ACO n'ont pu être démontrés statistiquement dû vraisemblablement à un faible nombre de sujets par catégorie, telle une augmentation de 6,5 % du nombre de participantes qui n'ont pas eu besoin de recourir au service d'urgence dans les 30 jours suivant leur congé (retour à l'urgence).

5. DISCUSSION DES RÉSULTATS

Le présent chapitre discute des résultats présentés précédemment, selon trois principaux volets. Dans un premier temps, le profil sociodémographique des participantes à l'étude sera examiné et comparé aux caractéristiques de femmes hystérectomisées prenant part à des études récentes répertoriées dans la littérature. Ensuite, les résultats présentés aux diverses questions de recherche seront examinés à la lumière d'études similaires consultées. En dernier lieu, un retour sur le but premier visé par cette étude sera proposé, afin d'en apprécier les retombées sur la démarche évaluative encourue et les pratiques professionnelles d'approches complexes de soins dans le domaine de la santé.

À notre connaissance, il n'existe pas d'études connues qui impliquent un examen simultané des quatre dimensions de la qualité sélectionnées, de deux modalités d'une approche de soins auprès de femmes hystérectomisées, et tout particulièrement, du concept de la synergie interdisciplinaire dans le cadre d'une ACO. Par ailleurs, dans le cas du concept de l'efficacité, de l'impact et de l'efficience, les résultats de la présente étude seront comparés, en premier lieu, à ceux obtenus dans des recherches effectuées auprès de femmes hystérectomisées et, ensuite, à ceux des études similaires menées dans d'autres secteurs de soins.

Toutefois, en l'absence de recherches connues abordant le concept de la synergie dans le domaine de la chirurgie gynécologique, les résultats observés seront comparés à ceux provenant de recherches évaluatives impliquant des approches concertées de soins multidisciplinaires appliquées à une clientèle plus diversifiée, comme celle de la chirurgie vasculaire, de la chirurgie intestinale ou abdominale, ainsi que de l'infarctus du myocarde.

5.1 Profil sociodémographique des participantes à l'étude

Le profil sociodémographique des participantes à cette étude présenté au Tableau 4.1 ressemble en plusieurs points à celui des femmes hystérectomisées ailleurs au

Canada, aux États-Unis, en Europe, en Asie et en Australie. En effet, l'âge moyen observé chez les participantes des Cohortes 1 et 3 ($\overline{X}$ = 42,35 et 41,12 ans respectivement) est aussi identifié comme étant le groupe plus important mentionné dans d'autres travaux (Abenheim et al., 2001; Chang et al., 2003; Davis & Magos, 2001; Donaghue et al., 2003; Kraus & Fanning, 2000; Lefebvre et al., 2002; Møller et al., 2001; Moreira, 2000; Parikh & Lesseps, 2000; Pearson et al., 2001; Wade et al., 2000). Toutefois, le fait que l'âge moyen enregistré chez les participantes appartenant à la seconde cohorte de sujets ($\overline{X}$ = 39,53 ans) reflète aussi la tendance actuelle des femmes à subir une hystérectomie de plus en plus jeunes. En effet, une étude récente conduite par DiLuigi et ses collègues (2004) auprès de femmes qui ont subi une hystérectomie (n = 400) enregistre la plus forte concentration des participantes (70 %) dans ce groupe d'âge.

Tel que mentionné précédemment, une majorité des femmes qui ont participé à l'étude vivaient en couple (67 % à 88 %) et avaient un enfant ou plus (88 % à 95 %) demeurant avec elle (91 % à 96 %). Cette situation familiale est également la plus fréquemment rapportée dans les écrits recensés se rapportant à la chirurgie gynécologique (Donaghue et al., 2003; Møller et al., 2001; Wade et al., 2000). Comme certains auteurs (Harlow & Barbieri, 1999; Snider & Beauvais, 1998) l'ont souligné, la décision de subir une hystérectomie survient plus souvent chez les femmes moins scolarisées. En effet, une majorité des participantes à cette recherche possédaient un niveau d'instruction équivalent ou inférieur au niveau secondaire (57 % à 73 %). Toutefois, ce phénomène n'est pas constant chez les femmes hystérectomisées, puisque certaines études révèlent une proportion de sujets étant majoritairement plus scolarisés (76 %, DiLuigi et al., 2004; 80 %, Wade et al., 2000). Par ailleurs, la distinction statistiquement significative observée entre les participantes de la Cohorte 1 et celles de la Cohorte 3, à l'égard de l'expérience antérieure d'une chirurgie gynécologique, ne semble pas avoir fait l'objet d'une attention particulière, puisque cette information n'a pu être trouvée parmi les écrits consultés par rapport à la chirurgie gynécologique.

Même si de nombreux auteurs dans le domaine de la gynécologie (Broder & Bovone, 2002; Chang et al., 2003; Ghosh et al.,2001; Møller et al., 2001; Pearson et al., 2001) et d'autres secteurs chirurgicaux (Delaney et al., 2003; Ferri et al., 2006; Reed et al., 2004; Santamaria et al., 2003) considèrent les conditions de santé préexistantes (comorbidité) comme étant un facteur important de prédiction du rétablissement postopératoire, peu d'entre eux ont publié des données relatives à la classification du risque préopératoire dans leur article de recherche. En fait, plusieurs chercheurs ont utilisé la comorbidité comme un critère de sélection des participantes (Chang et al., 2003; Ghosh et al., 2001; Møller et al., 2001) ou comme une caractéristique déterminante dans la démonstration de l'équivalence entre les groupes de sujets à l'étude (Broder & Bovone, 2002; Cooney et al., 2001; Delaney et al., 2003; Ferri et al., 2006; Pearson et al., 2001; Santamaria et al., 2003), sans toutefois préciser le résultat du classement.

Encore aujourd'hui, l'hystérectomie par voie abdominale constitue l'approche chirurgicale la plus pratiquée à l'HRE (88 % à 94 % des cas), par rapport à l'hystérectomie par voie vaginale (6 % et 12 %). Sur ce point, l'établissement de santé accuse un certain retard sur la tendance actuelle à atteindre un rapport plus équilibré entre la méthode par voie abdominale et celle par voie vaginale, observée dans les études contemporaines (66:34, Abenheim et al., 2001; 60:40, DiLuigi et al., 2004; 45:55, Donaghue et al., 2003; 47:53, Graesslin et al., 2002; 75:25, Møller et al., 2001). Certains gynécologues de la région du Nord-Ouest du Nouveau-Brunswick hésitent à pratiquer l'hystérectomie par la voie vaginale compte tenu du faible taux de femmes admissibles à ce type d'intervention et de la complexité de cette procédure chirurgicale.

5.2   Discussion des résultats liés aux questions de recherche

Il importe de se rappeler que quatre dimensions de la qualité présélectionnées ont été examinés dans cette étude. La section suivante met en évidence les similarités et les distinctions notées entre les résultats obtenus dans la recherche actuelle et ceux inscrits dans d'autres travaux.

5.2.1 Synergie de l'ACO : le degré de *Conformité aux protocoles de soins (CAP)* par le personnel soignant et sa variabilité.

Le concept de synergie de l'ACO nouvellement instaurée constitue la première dimension de la qualité à laquelle s'intéressait la présente étude. La variable dépendante CAP a été sélectionnée pour décrire ce concept. La première question de recherche concernait l'identification du degré de CAP par le personnel soignant impliqué dans la mise en oeuvre de l'ACO, alors que la seconde avait pour but l'examen de la variabilité du degré de CAP dans le temps, à mesure que le personnel soignant acquérait une plus grande expérience avec les composantes de la nouvelle approche de soins. Étant donné le lien étroit qui relie la première et la seconde question de recherche, elles seront traitées successivement à l'intérieur de ce même point de discussion.

Au départ, il faut souligner que la totalité (100 %) des femmes admissibles à l'hystérectomie ont été inscrites au SSCH, ce qui témoigne de la réceptivité, de la volonté et de l'engagement de l'équipe médicale à se conformer aux politiques et procédures préétablies. Dans le secteur de la chirurgie gynécologique, et plus spécifiquement auprès de femmes ayant subi une hystérectomie, ce résultat est comparable au pourcentage d'adhésion (99 %) enregistré dans l'étude menée par Veltman & Loppnow (1999) et celle (94 %) conduite par Pearson et al. (2001). Toutefois, ce pourcentage surpasse de beaucoup le pourcentage d'inscriptions (< 44 %) trouvé dans certaines recherches effectuées auprès d'une clientèle similaire (Broder, 1998; Broder & Bovone, 2002), tout comme dans les écrits relatifs à la mise en œuvre d'approches concertées de soins dans d'autres secteurs de soins aigus ou chirurgicaux (< 75 %) (Hempling & Adhikari, 2005; Kinsman, 2004; Kinsman & James, 2001; Mynors-Wallis et al., 2004; Pritts et al., 1999; Soria et al., 2005; Talyor et al., 2006; Vandamme et al., 2006).

236

Les résultats présentés à l'Annexe H et au Tableau 4.2 révèlent que le degré global moyen de *Conformité aux protocoles* (CAP) de soins par le personnel soignant se situait à proximité de 74 % au cours des premiers six mois suivant l'implantation de l'approche concertée (Temps 1). Ce niveau de CAP a certes contribué favorablement à l'acquisition d'une plus grande cohésion des pratiques interdisciplinaires au sein de l'équipe de soignants. Parmi les études évaluatives d'approches concertées de soins en chirurgie gynécologique, très peu se sont intéressées à la détermination du degré de CAP du personnel soignant. Néanmoins, dans le cadre d'une recherche qualitative, Moody et ses collègues (2001) ont affirmé que durant les huit mois qui ont suivi l'implantation de la nouvelle approche de soins, l'examen des 111 dossiers cliniques des participantes a révélé un degré *peu élevé* de CAP par le personnel soignant impliqué, ce qui les a incité à effectuer des modifications aux protocoles de soins et à instaurer des sessions de formation aux membres du personnel soignant concerné.

Cependant, c'est en comparant le degré moyen de CAP observé initialement (74 %) à ceux d'études de ce genre effectuées dans le cadre de l'application d'une ACO dans d'autres secteurs de soins qu'il est permis de croire que le pourcentage enregistré se situe à un niveau très acceptable. En effet, le résultat observé initialement (74 %) abonde dans le même sens que celui (73,6 %) enregistré dans l'étude de Grant et ses collègues (2005) auprès d'une clientèle en santé mentale, mais il se situe bien au-delà des résultats rapportés (< 68 %) dans plusieurs autres recherches contemporaines (Foy et al., 2005; Hall et al., 2005; Hempling & Adhikari, 2005; Kinsman et al., 2004; Lewis, 2000; Miller & Nugent, 2003; Mynors-Wallis et al., 2004; Soria et al., 2005). Toutefois, il faut préciser que la durée d'observation des études consultées variait entre trois mois (Hempling & Adhikari, 2005; Miller & Nugent, 2003) et douze mois (Kinsman et al., 2004), suite à l'implantation de l'ACO, ce qui peut avoir influencé le résultat observé. Par ailleurs, au cours de la période d'hospitalisation, le relâchement du degré de CAP du personnel soignant noté entre le jour 0 et le jour 1 (diminution de 18 % de sections complétées), ainsi qu'entre le jour 2 et le jour du congé (diminution de 6 %), est un phénomène qui a également été observé dans l'étude conduite par Grant et ses collègues (2005), qui ont enregistré une diminution constante du CAP jusqu'à 25 % entre le moment de l'admission (90 % des actions complétées) et le troisième jour d'hospitalisation (65 %).

Comme le soutiennent Kinsman & James (2001), ce n'est que lorsque le degré de CAP par le personnel soignant atteint un niveau satisfaisant que l'on peut se prononcer sur la qualité des soins et des services dispensés à la clientèle ciblée par l'ACO. Même si le degré moyen de CAP observé au Temps 1 (74 %) est considéré comme étant satisfaisant, il importe de souligner que cet intervalle d'observation coïncide avec la période de vacances (mai à octobre) la plus active chez le personnel soignant, ce qui implique que l'on retrouve une plus forte concentration d'intervenants occasionnels à l'unité de gynécologie durant cette période. La présence d'un nombre accru de personnel occasionnel peut engendrer un certain niveau d'instabilité au sein du personnel soignant et, de ce fait, ralentir le processus d'adaptation du personnel soignant et ainsi, avoir eu des répercussions sur le degré de CAP durant cette période. Comme le rapportent certains chercheurs consultés (Broder & Bovone, 2002; Hall et al., 2005; Hyett et al., 2007; Miller & Nugent, 2003; Lewis , 2000), la stabilité du personnel soignant est considérée comme l'un des facteurs prédisposant la réceptivité du personnel et, par la même occasion, peut influencer leur niveau d'engagement à se conformer aux protocoles de soins nouvellement implantés.

Néanmoins, toujours en référence aux résultats présentés à l'annexe H et au Tableau 4.2, on remarque que le degré global moyen de CAP s'est chiffré à 78 % entre les septième et douzième mois qui ont suivi la mise en oeuvre de l'ACO (Temps 2). En effet, il est permis de croire qu'une plus grande stabilité du personnel soignant et l'expérience acquise lors de la seconde période d'observation peut possiblement avoir joué un rôle dans l'augmentation de 4 % perçue au degré du CAP au Temps 2. La différence statistiquement significative observée dans les résultats pour l'ensemble de la démarche de soins entre le Temps 1 et le Temps 2 révèle que les améliorations observées ont été substantielles, tout en conservant les mêmes investissements.

238

Par ailleurs, des progrès ont aussi été remarqués à d'autres niveaux, notamment une augmentation de 18 % du nombre total de sections *complétées* par la totalité du personnel soignant impliqué, passant de 11 (Temps 1) à 21 (Temps 2) des 54 sections examinées et une diminution de 4 % du nombre total de sections ayant reçu la mention d'*incomplet mineur*. Plusieurs gains se sont également manifestés aux différentes étapes du parcours clinique, dont une augmentation entre 1 % à 10 % des sections *complétées* entre le jour de la chirurgie (Jour 0) et le moment du congé (JC), d'une diminution de 2 % à 8 % du nombre de sections *incomplet mineur* et une réduction qui se situe entre 0,8 % à 3 % des sections *incomplet majeur*. On peut ainsi en déduire que plusieurs facteurs semblent avoir contribué à ces améliorations durant la seconde période d'observation. Parmi ceux-ci figurent : un personnel soignant plus stable, une plus grande familiarité avec l'usage des outils développés, une meilleure connaissance des différentes composantes de l'ACO et, en dernier lieu, le suivi des résultats au personnel soignant de l'unité de gynécologie au début du second cycle d'observation. La comparaison de ces résultats avec ceux provenant d'autres recherches s'avère difficile, puisque la grande majorité des études évaluatives du degré de CAP se sont limitées à une observation pré et post implantation de l'approche concertée, ce qui diffère de la démarche actuelle.

Puisque la présente étude s'inscrit dans la foulée d'une démarche d'amélioration continue de la qualité, il s'avère propice de souligner également les résultats enregistrés aux diverses étapes du parcours clinique ayant obtenu un moins bon rendement. À cet égard, les résultats présentés au Tableau 4.2 montrent certaines zones déficientes qui méritent une attention particulière. En effet, durant la seconde période d'observation (Temps 2), les résultats observés aux *étapes préopératoires* du parcours clinique présentent une réduction de 8 % du nombre de sections *complétées* et une augmentation de 9 % du nombre de sections ayant reçu la note d'*incomplet mineur*.

Ces résultats indiquent une détérioration du degré de CAP entre le premier et le second moment d'observation, montrant ainsi que les gains précédents ne sont pas

239

nécessairement garantis. Ce constat vient soutenir les propos de Kinsman et James (2001) qui sont d'avis que les efforts doivent être constamment renouvelés afin d'assurer le maintien des acquis antérieurs à tous les niveaux. Il y a donc lieu de croire que l'exercice de sensibilisation aux résultats, présenté initialement au personnel soignant de l'unité gynécologique uniquement, aurait possiblement été également bénéfique aux membres de l'équipe soignante des autres unités de soins impliquées dans l'ACO et ce, même si la clientèle soignée n'y séjourne que quelques heures.

5.2.2 Efficacité de l'ACO : le *Rétablissement postopératoire* de la femme hystérectomisée.

Dans cette étude, le concept d'efficacité de l'approche de soins sélectionnée présente une définition spécifique du rétablissement postopératoire de la femme hystérectomisée, comportant trois critères précis. En effet, il a été déterminé que la femme qui subit une hystérectomie est considérée comme étant rétablie lorsqu'elle *quitte la troisième journée postopératoire* et que son état de santé ne nécessite *aucun recours au service d'urgence, ni réadmission* au centre hospitalier dans les trente jours suivant son congé. De ce fait, la comparaison des résultats obtenus à ceux d'études similaires, que ce soit en chirurgie gynécologique ou autres secteurs de soins chirurgicaux, s'est avérée difficile compte tenu qu'aucune des études comparatives ne comportait la combinaison des trois critères dans la définition du rétablissement postopératoire adoptée dans cette recherche. Or, dans la plupart des travaux consultés, les auteurs discutent du rétablissement postopératoire de leur clientèle selon des critères distincts qu'ils examinent séparément, parmi lesquels figurent entre autres, la durée moyenne du séjour hospitalier, le RU et le RÉA. Ainsi, dans cette section du texte, le rétablissement postopératoire sera discuté à la lumière de la définition adoptée et ensuite, chacun des trois critères sera examiné séparément à la lumière des rapports existants.

5.2.2.1 Rétablissement postopératoire

Les résultats présentés au Tableau 4.8 révèlent que le pourcentage de femmes hystérectomisées considérées comme rétablies, de 59,5 % chez les participantes ayant vécu l'ACL (Cohorte 1) et de 55,3 % chez les participantes ayant expérimenté l'ACO durant les six premiers mois (Cohorte 2), a ensuite été augmenté à 74,4 % entre le septième et le douzième mois post implantation (Cohorte 3).

L'absence d'une différence significative entre les résultats enregistrés chez les trois cohortes de sujets laisse entrevoir que l'ACO nouvellement implantée est aussi efficace que l'ACL, en ce qui a trait à sa capacité d'atteindre les objectifs cliniques de soins visés pour la femme hystérectomisée. Bien que l'écart noté entre la Cohorte 1 et la Cohorte 3 n'ait pas atteint le seuil de signification statistique, il révèle néanmoins une hausse de près de 15 % du nombre de femmes hystérectomisées rétablies. Cette augmentation souligne ainsi que le niveau d'efficacité de l'ACO tend à s'améliorer avec le temps, à mesure que le personnel soignant acquière davantage d'expérience avec les diverses composantes de ce nouveau procédé.

Cependant, comme le mentionnent Ghosh et ses collègues (2001), l'implantation de tout nouveau procédé nécessite une certaine période d'adaptation avant d'en percevoir les premières retombées positives. D'ailleurs, certains chercheurs dans le domaine de la chirurgie gynécologique (Broder & Bovone, 2002, Ghosh et al., 2001), tout comme ceux des autres secteurs de soins (Ferri et al., 2006; Mynors-Wallis et al., 2004; Panella et al., 2005; Pitt et al., 1999), sont d'avis que les effets recherchés (l'efficacité) peuvent se manifester plus de six mois après la mise en oeuvre de l'ACO. En effet, la réduction de 4,2 % du nombre de participantes rétablies (qui quittent le 3ième jour après la chirurgie, sans revenir à l'urgence ni être réadmises) enregistrée au cours des premiers six mois qui ont suivi l'implantation de l'ACO vient renforcir cette hypothèse.

Tout en étant statistiquement non significatif (l'efficacité étant maintenue), un léger déclin des résultats observés durant cette période s'est également manifesté à d'autres niveaux, dont le pourcentage de femmes hystérectomisées qui quittent l'hôpital au jour 3 présenté au Tableau 4.3 et le RU affiché au Tableau 4.6. Ce faible recul enregistré chez certaines manifestations observées pendant les premiers mois suivant l'implantation de la nouvelle ACO coïncide avec l'intégration et l'application de nouvelles connaissances, tant chez le personnel soignant que chez la clientèle, et vient mettre en évidence la période d'adaptation nécessaire pour se familiariser et intégrer les différentes composantes de tout nouveau procédé dans ses pratiques quotidiennes de soins.

Toutefois, comme l'indiquent les résultats exposés à la Figure 4.1 et aux Tableaux 4.6 et 4.8, les manifestations associées à cette période de transition sont temporaires, comme en témoignent les progrès réalisés auprès des sujets de la troisième cohorte. En effet, entre le septième et le douzième mois suivant l'implantation de l'ACO, certaines différences importantes ont été notées concernant les participantes de la Cohorte 3 et celles de la Cohorte 1 (approche classique). Parmi les améliorations remarquées figurent entre autres, une augmentation de près de 19 % du nombre de femmes hystérectomisées qui ont quitté l'hôpital le jour 3 (Figure 4.1, 83,7 % versus 64,9 %), une diminution d'environ 7 % du nombre de retours à l'urgence (Tableau 4.6, 6,98 % versus 13,51 %) et dans le même ordre d'idées, une augmentation de près de 15 % de femmes hystérectomisées considérées comme étant rétablies (Tableau 4.8, 74,4 % versus 59,5 %).

Le pourcentage de plus en plus élevé de participantes qui quittent l'hôpital au moment prévu (jour 3) par le SSCH constitue un élément déterminant du succès de l'approche concertée. Peu d'études recensées ont documenté cet aspect de la durée du séjour prédéterminée par le régime de soins en gynécologie. Néanmoins, le pourcentage observé de sujets qui quittent le centre hospitalier au moment convenu chez les participantes de la Cohorte 3 (83,7 %) est nettement supérieur à celui identifié (66,7 %) dans l'étude de Soria et ses collaborateurs (2005) auprès de 140 participants ayant subi l'extraction de la vésicule biliaire et qui ont expérimenté l'ACO durant une année.

Cette performance de l'efficacité en forme de dents de scie à la suite de l'introduction d'une ACO est peu documentée dans les écrits recensés se rapportant à la chirurgie gynécologique, compte tenu que la plupart des auteurs se sont limités presque exclusivement à une étude évaluative de type pré et post implantation. Néanmoins, il est justifié de croire que l'on puisse attribuer à ce type d'approche, du moins en partie, les résultats peu probants obtenus dans plusieurs études évaluatives de l'efficacité, dont la durée d'observation n'a pas tenu compte de la période d'adaptation au cours des premiers mois qui ont suivi l'implantation de l'ACO (Broder, 1998; Broder & Bovone, 2002, De Luc, 2000b; Delaney et al., 2003; Mynors-Wallis et al., 2004; Saint et al., 2004; Santamaria et al., 2003; Stephen & Berger, 2003; Taylor et al., 2006).

Considérant séparément les trois critères du rétablissement postopératoire des femmes hystérectomisées, il est possible d'apporter quelques précisions supplémentaires au portrait clinique du rétablissement postopératoire de celles impliquées dans l'étude actuelle, par rapport aux expériences de clientèles similaires, documentées dans les écrits. À cet égard, des renseignements relatifs à la DS, au RU et au RÉA ont été notés concernant quelques recherches impliquant des femmes ayant subi une hystérectomie ou se rapportant à d'autres études issues du secteur chirurgical.

En se référant aux résultats présentés au Tableau 4.3, on note qu'environ 84 % des participantes de la Cohorte 3 ont quitté le jour 3, 14 % au jour 4 et 2 % ont séjourné cinq jours et plus. Ces résultats diffèrent quelque peu de ceux affichés dans l'étude menée par DiLuigi et al. (2004) auprès de 400 femmes hystérectomisées, sur une période d'observation similaire, dont les résultats révèlent que 34,5 % des participantes ont quitté en deux jours et moins, 56,5 % ont quitté entre le troisième et le quatrième jour, alors que 9 % sont demeurées à l'hôpital cinq jours et plus. Toutefois, il importe de souligner que dans l'étude de DiLuigi et ses collègues (2004), les proportions de femmes à avoir subi une hystérectomie par voie abdominale (60 %) et par voie vaginale (40 %) diffèrent grandement des proportions enregistrées dans l'étude actuelle, qui s'élevaient à 88 % par voie abdominale et 12 % par voie vaginale. Par conséquent, les durées de deux jours et moins d'hospitalisation rapportées par ces derniers peuvent avoir été obtenues en grande partie (dans 70 % des cas) grâce à ce dernier type d'hystérectomie. Toutefois, lorsque l'on regroupe les résultats des deux premières catégories, le pourcentage des participantes de la Cohorte 3 qui ont quitté au jour 4 et moins (98 %) est légèrement supérieur à celui rapporté (91 %) dans l'étude de DiLuigi et al. (2004).

Considérant davantage la durée du séjour hospitalier des participantes ayant vécu l'ACO illustrée à la Figure 4.1, on constate qu'un peu plus de 36 % des participantes (Cohorte 2) n'ont pu quitter l'hôpital au moment convenu (jour 4 et plus) au cours des premiers six mois qui ont suivi l'implantation du SSCH. Ce pourcentage rejoint celui de 33 % rapporté dans l'étude de Soria et al. (2005), dans les mois qui ont suivi l'implantation d'une ACO. En examinant de plus près les raisons associées au délai du congé, Soria et ses collaborateurs (2005) expliquent qu'environ 41 % des séjours hospitaliers prolongés étaient directement reliés à la non conformité des protocoles de soins prescrits dans l'ACO par le personnel soignant. Ces chercheurs précisent que dans la moitié des cas, le personnel soignant avait prescrit des traitements différents de ceux préautorisés dans l'ACO, alors que dans l'autre moitié des cas, il s'agissait du non respect des critères du congé.

Leurs constats diffèrent des raisons documentées dans la présente étude. En effet, l'information contenue au Tableau 4.4 indique que les malaises gastro-intestinaux incontrôlés constituaient la principale cause de la prolongation du séjour hospitalier chez les participantes de la Cohorte 2. De plus, l'examen des dossiers cliniques durant cette même période (Temps 1) a permis de mettre en évidence qu'il s'agissait non pas d'une dérogation au protocole de soins, mais bien d'une sous-utilisation de certains traitements préautorisés par le SSCH. En effet, une meilleure compréhension des faits, suite à l'exercice de sensibilisation aux résultats, a incité le personnel soignant à apporter les modifications nécessaires à sa pratique de soins, afin de rectifier rapidement la situation. Par conséquent, au cours des six mois suivants, on note une réduction de la moitié du nombre de cas de malaises gastro-intestinaux rapportés chez les participantes de la Cohorte 3. En vérité, il s'agirait-là d'une démonstration réelle des ajustements possibles aux pratiques de soins, comme le préconise la démarche participative d'amélioration continue de la qualité. Une situation similaire a également été rapportée dans l'étude en chirurgie intestinale menée par Stephen et Berger (2003) qui ont observé une réduction de moitié du nombre de réadmissions suite à un changement de la diète au moment du retour à domicile.

À la lumière des résultats présentés au Tableau 4.4, on remarque que la principale cause du délai au congé chez les participantes de la Cohorte 3 est associée à une certaine déficience au niveau de la planification du congé. En effet, l'absence d'une personne ressource au moment du retour à la maison (43 %) est principalement responsable d'un séjour prolongé chez ce groupe de participantes (Cohorte 3). Ce constat soulève le besoin d'accorder davantage d'attention à cet aspect de la planification des soins tôt dans le parcours clinique, de préférence au cours de la visite à la clinique de préanesthésie, afin d'assister la personne soignée à identifier les sources de soutien formelles et informelles à sa disposition qui lui seront nécessaires lors du retour à domicile après la chirurgie. De plus, le pourcentage élevé d'hospitalisations prolongées sans raison médicale (29 %) vient souligner également le besoin de poursuivre les efforts de sensibilisation du personnel soignant à cet égard.

Comme l'indiquent les résultats présentés sur le plan vertical du Tableau 4.5, l'introduction de l'ACO a permis de réduire d'environ 2 % la durée moyenne du séjour (DS) postopératoire observée chez les participantes de la Cohorte 2 ($\overline{X}$ = 3,43) durant les six premiers mois qui ont suivi son implantation comparativement aux participantes de la Cohorte 1 ($\overline{X}$ = 3,49). Entre le septième et le douzième mois (Cohorte 3), la DS enregistrée a poursuivi sa diminution d'environ 7 % ($\overline{X}$ = 3,19). Cette réduction progressive et constante de la DS possède une double signification. En premier lieu, l'absence d'une différence significative entre les trois cohortes de sujets nous permet de croire que l'ACO a

245

atteint un niveau d'efficacité comparable à celui enregistré dans l'approche classique et que, en second lieu, son efficacité va en s'améliorant une plus grande expérience et une exposition accrue.

Sur le plan horizontal du même Tableau 4.5, les résultats présentés indiquent une durée moyenne du séjour (DS) observée chez les participantes ayant vécu l'approche classique (Cohorte 1, $\overline{X}$ = 3,49) équivalente à la durée moyenne de séjour attendue (DSA, $\overline{X}$ = 3,32) au cours de cette même période. Ce résultat montre que le niveau d'efficacité de l'approche classique était équivalent à la norme nationale pour ce type de chirurgie et ce, avant même que soit introduite la nouvelle approche de soins multidisciplinaires. Cette information s'avère d'une importance fondamentale, puisqu'elle vient appuyer l'utilisation des résultats obtenus chez les participantes de la Cohorte 1 comme source de comparaison dans la détermination du niveau d'efficacité. De plus, entre le septième et le douzième mois post implantation (Cohorte 3), la DS enregistrée ($\overline{X}$ = 3,19) a de nouveau rejoint le seuil d'équivalence avec la norme nationale (DSA, $\overline{X}$ = 3,15) au cours de cette même période. De ce fait, l'ACO nouvellement implantée bénéficie également d'une double reconnaissance, soit celle d'être efficace sur le plan organisationnel comme sur le plan national, ce qui signifie que son niveau d'efficacité est comparable à celui enregistré dans d'autres hôpitaux canadiens inscrits dans la même catégorie.

Il est bon d'apporter certaines précisions susceptibles d'expliquer une telle performance de l'approche classique à ce moment-là. Il importe de rappeler que la collecte des données de la première cohorte de participantes a eu lieu dans les semaines qui ont précédé immédiatement l'implantation de l'approche concertée, c'est-à-dire au moment où la grande majorité des travaux de l'équipe de travail étaient complétés. Ainsi, certains professionnels de la santé (gynécologues, anesthésistes et infirmières) ont possiblement transformé graduellement leurs pratiques de soins durant les mois précédant l'implantation de l'ACO. En effet, il y a lieu de croire que la prise de conscience des déficiences existantes du procédé déjà en place et l'acquisition de nouvelles connaissances lors de

246

l'élaboration de cette approche ont certes incité les professionnels de la santé concernés à adapter leur pratique aux savoirs actualisés. D'ailleurs, ce phénomène a également été rapporté dans certaines études évaluatives d'ACO en chirurgie gynécologique (Morris et al., 1997; Pearson et al., 2001), comme dans d'autres secteurs de soins chirurgicaux (Delaney et al., 2003; Gagnon et al., 2004).

Tout compte fait, la diminution de la durée moyenne du séjour (DS) observée chez les trois cohortes de participantes va dans le même sens de celle observée (< 3,5 jours) dans une majorité d'études effectuées auprès de femmes hystérectomisées (DiLuigi et al., 2004; Fanning & Andrews, 2001; Ghosh et al., 2001; Kraus & Fanning, 2000; Pearson et al., 2001; Schilder et al., 1997), mais elle se situe nettement en deçà des résultats rapportés (4 jours et plus) dans un certain nombre d'autres recherches impliquant une clientèle similaire (Abenheim et al., 2001; Chang et al., 2003; Chang & Lin, 2003; Pearl et al., 1998). De plus, l'absence d'une différence significative de la DS entre les participantes du groupe témoin (Cohorte 1) et celles des deux groupes expérimentaux (Cohortes 2 et 3) a également été mentionnée dans certaines recherches impliquant des femmes hystérectomisées (Broder, 1998; Broder & Bovone, 2002; Møller et al., 2001).

En examinant les résultats présentés aux Tableau 4.6 et Tableau 4.7, on observe une réduction d'environ 7 % des participantes de la Cohorte 3, comparativement à la Cohorte 1, qui ont eu recours au service d'urgence (6,98 % versus 13,51 %), ainsi qu'un faible taux de réadmission qui est demeuré stable chez les trois cohortes de sujets (2,7 %, 0 % et 2,3 %). Ces résultats représentent deux manifestations complémentaires venant appuyer l'efficacité de l'ACO, puisqu'ils sont considérés comme des indicateurs sentinelles des effets négatifs à surveiller. Par ailleurs, la réduction du nombre de retour à l'urgence et la stabilité du taux de réadmission enregistré ont également été observées dans plusieurs autres recherches évaluatives contemporaines de l'efficacité d'approches concertées de soins, autant en chirurgie gynécologique (Chang et al., 2003; Ghosh et al., 2001; Møller et al., 2001;

247

Pearson et al., 2001), qu'en d'autres secteurs de soins chirurgicaux (Delaney et al., 2003; Gagnon et al., 2004; Reed et al, 2004; Stephen & Berger, 2003).

5.2.3   Impact de l'ACO : la *Satisfaction de la clientèle* ciblée

Un taux élevé de réponses à cette question a été enregistré dans la présente étude (> 97 %) chez les trois cohortes de participantes. Ce taux de réponses est supérieur à ceux enregistrés (< 90 %) dans diverses études de la satisfaction de la clientèle (De Luc, 2000b; Ferri et al., 2006). Le niveau de consistance interne (Alpha de Cronbach) de la version finale de l'Échelle de satisfaction de la clientèle retenue dans cette étude ($\alpha = 0,91$) à l'échelle totale est similaire à celui rapporté ($\alpha = 0,91$) dans l'étude de Lookinland & Pool (1998) et à celui enregistré ($\alpha = 0,92$) dans l'étude de Liu & Wang, 2007, ainsi que celle de Yellen & Davis (2001).

Selon les résultats présentés à l'Annexe I et au Tableau 4.9, on remarque qu'un niveau de satisfaction élevé (*en accord* (5) et *totalement en accord* (6)) pour l'ensemble de l'Échelle de satisfaction de la clientèle (ÉSC) est demeuré constant chez les trois groupes de sujets à l'étude (95,5 %, 96,5 % et 95,4 %), soutenant ainsi que le niveau d'appréciation est resté stable entre les groupes de sujets peu importe l'approche de soins vécue. L'absence d'une différence significative soutient également qu'un niveau de satisfaction déjà élevé laisse peu de place à l'amélioration. Ces résultats sont très similaires à ceux enregistrés dans l'étude de Soria et ses collègues (2005) qui rapportent un niveau de satisfaction de 97 % de la clientèle ayant subi une cholécystectomie par laparoscopie, suite à l'introduction de l'ACO, de celle menée par Ferri et ses collègues (2006) auprès de patients ayant subi une réparation d'hernie (95 %) et de celle conduite par Lewis (2000) dans laquelle la clientèle ayant subi une chirurgie vasculaire périphérique indique un score global de satisfaction entre 90 % et 100 %.

Suite à l'introduction d'une ACO, les résultats enregistrés dans plusieurs études consultées ont également montré un niveau élevé de satisfaction de la clientèle, mais ne

248

montrent pas de différence significative entre les groupes de sujets à l'étude (Delaney et al., 2003; De Luc, 2000b; Ferri et al., 2006; Santamaria et al., 2003; Soria et al., 2005). Cependant, il est nécessaire de préciser que la mesure de la satisfaction, la méthode de collecte des données, le temps de passation de l'outil, l'analyse et l'interprétation de l'information recueillie variaient considérablement d'une étude à l'autre, allant de l'entrevue téléphonique semi-structurée (Ghosh et al., 2001; Veltman & Loppnow, 1999), à une simple question globale à réponse dichotomique (Lewis, 2000; Soria et al., 2005), à un instrument de mesure développé par les auteurs pour le besoin de l'étude (Delaney et al., 2003; De Luc, 2000b; Ferri et al., 2006; Liu & Wang, 2007; Moody et al., 2001; Morris et al., 1997; Santamaria et al., 2003), ou encore, à une combinaison de plusieurs méthodes (Triolo et al., 2002). Par ailleurs, aucun résultat précis n'est présenté dans plusieurs des recherches consultées, mais plutôt une interprétation globale des résultats (satisfaisants ou très satisfaisants) rendant la comparaison difficile.

Néanmoins, l'absence d'une différence significative entre les participantes des trois cohortes à l'étude diffère du résultat enregistré dans l'étude de De Luc (2000b) qui a affiché une différence significative ($p < 0,05$) du niveau de satisfaction de la clientèle observée avant ($n = 98$) et après ($n = 100$) l'implantation de l'approche concertée en faveur de la nouvelle approche dans la sous-dimension *soutien et assistance* et celle de l'*information transmise*. Par ailleurs, l'étude conduite par Lookinland & Pool (1998) a aussi présenté une différence significative ($p < 0,001$) aux trois sous-dimensions de l'*Échelle de satisfaction de la clientèle* (ÉSC) à la faveur du groupe expérimental ayant reçu un enseignement périopératoire structuré comparativement au groupe témoin, qui a reçu un enseignement non structuré. Toutefois, ce résultat demeure questionnable, puisque les auteurs ne présentent aucune donnée spécifique, tandis que le moment de l'administration et celui de la méthode de passation de l'ÉSC ont été modifiés à maintes reprises chez plus du tiers des participantes (8 des 21 sujets) appartenant au groupe témoin, ce qui peut avoir influencé les résultats enregistrés.

249

5.2.4　Efficience de l'ACO

En examinant les résultats présentés au Tableau 4.14, on remarque, sur le plan vertical, que le résultat moyen global enregistré à la PC augmente progressivement entre les participantes de la Cohorte 1 ($\overline{X}$ = 44,94) et celles de la Cohorte 2 ($\overline{X}$ = 46,36) et de la Cohorte 3 ($\overline{X}$ = 46,70). Cette progression constante de 3 % entre la première et la seconde cohorte et de 4 % entre la première et la troisième cohorte est suffisante pour être statistiquement significative, en faveur des deux groupes expérimentaux ayant participé à l'ACO. Par conséquent, la différence des résultats enregistrés en faveur des participantes des Cohortes 2 et 3 par rapport à la Cohorte 1, indique que cette composante de l'ACO a atteint le seuil de l'efficience. De ce fait, cet écart significatif montre que les femmes hystérectomisées ayant expérimenté cette approche de soins sont d'avis que les initiatives particulières entreprises et les efforts soutenus de la part du personnel soignant impliqué, les préparent mieux à prendre en charge leurs soins et favorisent un rétablissement postopératoire sécuritaire au moment du retour à domicile. Plus spécifiquement, on remarque sur le plan horizontal de ce tableau que l'amélioration substantielle observée en faveur de l'ACO se situe plus particulièrement à la *sous-dimension des connaissances* pour laquelle le résultat partiel moyen a atteint un score quasi parfait chez les participantes de la Cohorte 3 (23,87 sur la possibilité de 24 points). Ce résultat laisse entendre que les diverses interventions éducatives effectuées, la documentation élaborée et remise, la formation prodiguée à la clientèle et l'usage du plan de soins version patient ont été très appréciés et utilisés par la clientèle ciblée.

Puisque la PC a été un outil développé spécifiquement pour le besoin de cette étude, la comparaison de ses résultats à ceux rapportés dans des recherches semblables impliquant des femmes hystérectomisées s'est avérée impossible. Néanmoins, des améliorations substantielles (augmentation du taux de satisfaction qui varie entre 17 % à 20 %), ont été rapportées dans l'étude qualitative effectuée par Moody et ses collègues (2001), auprès de 15 couples dont la femme avait subi une césarienne, notamment en ce qui a trait aux

250

besoins éducationnels en préparation au retour à la maison, avant et après l'implantation de l'ACO. Cependant, il importe de mentionner que la composante vouée à l'enseignement de la clientèle avait affiché des résultats moindres avant l'implantation de l'ACO, ce qui explique que les écarts observés soient aussi importants suite à l'introduction de l'ACO. À titre d'exemple, avant la mise en œuvre de l'ACO, seulement 76 % de la clientèle ciblée était satisfaite de l'information reçue, alors que ce taux est passé à 96 % après l'implantation de la nouvelle approche de soins.

Le succès remporté par la composante éducationnelle de la préparation au congé intégrée à l'ACO rejoint les propos avancés par plusieurs auteurs contemporains (Aruffo & Gardner, 2001; Combret, 2003; Hodgkinson et al., 2000; Lithner & Zilling, 2000) qui affirment que l'enseignement présenté et l'information transmise graduellement tout au long de l'épisode de soins par un personnel compétent facilitent grandement la compréhension, la mémorisation et l'intégration des connaissances dans les pratiques de soins quotidiens chez la personne soignée. Par ailleurs, Hanchett & O'Neal (2001) sont également de cet avis en soulignant que l'accès à de la documentation spécialisée ainsi qu'au plan de soins personnalisé en période préopératoire permet, entre autres, à la personne soignée d'anticiper les évènements cliniques, de poser des questions, de se préparer à intervenir et de participer activement à ses soins tout au long de l'épisode de soins. Par la même occasion, une meilleure préparation et une participation active accrue font en sorte que la personne soignée se sente davantage prête et confiante au moment du congé.

De plus, les résultats enregistrés chez les participantes de la Cohorte 3, présentés au Tableau 4.16, indiquent la présence de relations positives d'intensité modérée entre la PC et le IRP ($r = 0,460$; $p = 0,002$), la reprise des AVQF ($r = 0,469$; $p = 0,002$) et le RP de la femme hystérectomisée ($r = 0,323$; $p = 0,035$). Par ailleurs, une préparation adéquate contribue également au maintien d'un niveau élevé de satisfaction chez la femme hystérectomisée, comme en témoigne la présence d'une relation positive d'intensité modérée entre la PC et l'ÉSC ($r = 0,593$; $p = 0,000$). La présence de ces divers liens vient appuyer l'hypothèse que les nombreux bénéfices d'une préparation adéquate et personnalisée au congé se font également ressentir bien au-delà de la simple planification au retour à domicile. Ce phénomène corrobore les résultats présentés dans de nombreux écrits abordant les besoins éducationnels et la satisfaction de la clientèle en soins chirurgicaux (Cheung et al., 2003; Coslow & Eddy, 1998; Ferri et al., 2006; Laughlin & Colwell, 2002; Lookinland & Pool, 1998, Wade et al., 2000).

Même si la PC est l'unique manifestation reconnue de l'efficience dans cette étude, les tendances observées chez plusieurs autres indicateurs témoignent d'une orientation marquée vers le statut d'efficience. En effet, l'élévation du pourcentage de femmes hystérectomisées qui quittent l'hôpital au jour 3 (près de 19 %) illustrée à la Figure 4.1, la diminution graduelle (environ 9 %) de la durée moyenne de séjour (DS) affichée au Tableau 4.5, la réduction du nombre des participantes (plus de 6 %) qui ont nécessité un recours à l'urgence (RU) exposée au Tableau 4.6 et l'augmentation (environ 14 %) du pourcentage de femmes hystérectomisées rétablies (RP) présentée au Tableau 4.8, entre la première et la troisième cohorte de participantes, indiquent que l'ACO est non seulement efficace, mais également que son efficacité s'améliore avec le temps. Cependant, l'écart affiché n'avait pas encore atteint le seuil de signification de l'efficience au moment de l'observation. Or, il serait possible que cette distinction non significative soit liée au petit nombre de participantes par cohorte. En effet, les résultats rapportés dans l'étude menée par Pearson et ses collaborateurs (2001) auprès d'un large échantillon de femmes hystérectomisées, avant ($n = 1355$) et après ($n = 503$) l'implantation de l'ACO, indiquent une réduction similaire (environ 9 %), mais statistiquement significative ($p < 0,01$) de la DS de 3,9 jours à 3,5 jours.

Les résultats rapportés dans certaines études évaluatives de l'efficacité et de l'efficience recensées (Delaney et al., 2003 ; Ghosh et al., 2001 ; Pitt et al., 1999) révèlent que les changements perçus ont été infimes durant les premiers mois d'observation suite à l'implantation de l'ACO et que la plupart des transformations se sont opérées graduellement pour devenir statistiquement significatives qu'entre 18 mois (Ghosh et al., 2001) à 36 mois (Pitt et al., 1999) après l'implantation de l'ACO. Par conséquent, il est justifié de croire que les différences observées dans la présente étude auraient possiblement atteint le seuil de l'efficience en présence d'un nombre plus élevé de participantes dans chaque cohorte et d'une durée d'observation supérieure à 18 mois.

Comme le soulignent Broder & Bovone (2002), il est possible que la qualité des soins et des services s'améliore sans pour autant que la DS diminue significativement. En effet, les résultats enregistrés dans la présente étude indiquent plusieurs autres manifestations pouvant favoriser une réduction des coûts, notamment une plus grande uniformité dans le mode de livraison des soins, des pratiques médicales plus homogènes et une meilleure gestion des ressources tant financières, que matérielles et humaines. À titre d'exemple, le fait qu'un plus grand nombre de femmes hystérectomisées quittent au moment prévu, qu'on enregistre une diminution des consultations au service d'urgence et qu'on observe qu'un taux accru de prompts rétablissements chez celles-ci permet, entre autres, de réduire les coûts d'opération et d'économiser les ressources (humaines et matérielles). De plus, cela permet également d'accéder à des soins spécialisés en gynécologie plus rapidement, de diminuer le temps d'attente et, par la même occasion, d'assurer un roulement plus constant des chirurgies gynécologiques. Il va sans dire que ces multiples bénéfices sur les plans clinique et opérationnel engendrent des gains pouvant également être quantifiés financièrement.

Plusieurs des auteurs impliqués en chirurgie gynécologique (Broder, 1998; Ghosh et al., 2001; Morris et al., 1997) ont exploré le concept de l'efficience en termes d'économies financières suite à l'instauration de l'ACO auprès de groupes expérimentaux et témoins de femmes hystérectomisées. Cette pratique de convertir littéralement la réduction de la DS en pourcentage d'économie d'argent lié aux frais d'hospitalisation a également été suivie par plusieurs chercheurs provenant de différents secteurs de soins de santé (Cooney et al.,

2001; Cowan et al., 2006 ; Delaney et al., 2003; Lewis, 2000; Pitt et al., 1999; Pritts et al., 1999; Reed et al., 2004; Soria et al., 2005; Stephen & Berger, 2003 ; Veltman & Loppnow, 1999). Même s'il s'agit d'une pratique assez courante, il importe de mentionner que ces résultats doivent être interprétés avec prudence, puisque dans bien des cas, l'économie réalisée est une estimation approximative fondée sur un modèle de gestion financière globale qui ne tient pas compte des changements socio-économiques, de l'inflation du coût de la vie et des variations des pratiques de soins.

En outre, on remarque que plusieurs auteurs ont eu recours à certains stratagèmes pour valoriser l'ACO. Ainsi, Stephen et Berger (2003), tout comme Delaney et al. (2003) ont utilisé la durée moyenne *totale* de séjour observée (la durée du séjour hospitalier *initiale* ajoutée à la durée du séjour lors de la *réadmission*) comme indicateur pour parvenir à afficher une réduction significative de la DS en faveur du groupe expérimental ayant vécu l'ACO. Un exemple semblable et peu habituel est également présenté dans l'étude conduite par Pitt et ses collègues (1999). Ils ont subdivisé les résultats en durée moyenne de séjour *préopératoire*, *postopératoire* et la durée moyenne *totale* du séjour hospitalier (séjour préopératoire additionné au séjour postopératoire) selon la charge des chirurgiens (nombre moyen de chirurgies pratiquées) afin d'être en mesure d'enregistrer une réduction significative de la durée moyenne de séjour en faveur du groupe expérimental et plus précisément, durant la phase préopératoire. À lui seul, le chirurgien principal qui exerce le plus grand nombre d'interventions chirurgicales (34 %) est responsable d'une réduction de 4,5 jours du séjour hospitalier de sa clientèle ciblée. Cowan et ses collègues (2006) ont également manipulé les données utilisées dans le calcul de l'estimation des coûts hospitaliers afin de parvenir à une réduction significative des coûts hospitaliers suite à l'implantation de diverses ACO.

254

5.3 Contributions de l'étude et les pistes d'amélioration identifiées

Cette recherche survient au moment où de nombreux impératifs socio-économiques et politiques incitent le système des soins de santé à revoir son mode de livraison des soins et des services, en plus de s'adapter aux compressions des dépenses publiques, à faire face à une importante pénurie de la main d'œuvre spécialisée et à gérer de multiples transformations organisationnelles. De plus en plus, il devient essentiel d'orienter les pratiques de soins vers un modèle de gestion davantage axé sur l'acquisition de résultats optimaux avec un investissement restreint. Cette étude adopte une approche holistique de l'évaluation de la qualité d'un programme de courte durée en santé à laquelle viennent s'ajouter des initiatives de bonifications des performances. La présente recherche examine simultanément quatre dimensions spécifiques de la qualité transversale que l'auteure a voulu insérer dans une démarche évaluative cyclique orientée vers l'amélioration continue de la qualité. Il s'agit d'une convergence de deux grands courants idéologiques actuellement préconisés en gestion des soins et des services en santé, comme l'a proposé Leprohon (2000). En ce sens, cette étude se démarque des autres recherches évaluatives du même genre présentées dans d'autres travaux. En fait, la rareté des recherches évaluatives de la qualité des soins de santé qui examinent simultanément les concepts d'efficacité, d'impact et d'efficience combinés à un examen du concept de la synergie interdisciplinaire, témoigne de l'originalité de l'étude effectuée. Cette recherche innovatrice, soutenue par une participation proactive qui a mobilisé un engagement solidaire des experts et des acteurs à tous les niveaux organisationnels, lui a valu la reconnaissance des autorités de la RRS4. À ce jour, cette démarche structurée d'évaluation de programme dans une perspective d'amélioration continue de la qualité sert d'exemple à la révision et l'actualisation de nombreux procédés de soins, tant en milieu hospitalier qu'en milieu communautaire.

255

5.3.1 Principales contributions de l'étude

Sur le *plan théorique*, cette étude a contribué à la transposition des connaissances et des pratiques reconnues du domaine de la mesure et de l'évaluation, à une expérience d'évaluation de la qualité d'un programme des soins de santé. Entre autres, elle a mis en évidence le besoin d'un savoir plus approfondi de la notion de la qualité transversale, de mettre en place une démarche évaluative systématique appuyée par un cadre de référence reconnu et accepté, d'instaurer un système de gestion des sources d'information pertinente en mode continu et, enfin, d'évaluer en profondeur le bon comme le moins bon fonctionnement. Par ailleurs, quatre dimensions de la qualité très en vue actuellement ont été placées à l'avant-plan de cette étude, eu égard aux concepts de la synergie interdisciplinaire, de l'efficacité, de l'impact et de l'efficience qui ont été examinés simultanément par l'entremise de deux modalités d'une approche de soins. De plus, cette étude a sollicité la mobilisation d'expertises de nombreux professionnels de la santé dans la conception, l'implantation, l'utilisation et l'évaluation d'une ACO auprès d'une clientèle de femmes hystérectomisées. En outre, elle a jeté les balises d'une culture organisationnelle d'amélioration continue de la qualité des soins et des services au sein de l'établissement de soins tertiaires, où tous les intervenants impliqués, qu'ils soient gestionnaires, membres du personnel ou de la clientèle, jouent une part active dans la réussite d'un programme. Somme toute, elle a permis de faire évoluer la recherche évaluative aux initiatives multidisciplinaires et intersectorielles préconisées aujourd'hui, comme le suggèrent de nombreux auteurs dans le domaine d'évaluation de programmes en santé (Brunelle & Saucier, 1999; Campbell et al., 2000; Harrigan, 2000; Leprohon, 2000, Lipsey & Cordray, 2000; Rossi et al., 1999).

Sur le *plan méthodologique*, une meilleure synchronisation des services et l'harmonisation des activités de soins instaurées dans le cadre d'une démarche scientifique structurée et rigoureuse assurent un degré plus élevé de cohérence, non seulement entre les diverses composantes du programme de soins, mais également dans la continuité des soins et des services à la clientèle de femmes hystérectomisées. Par ailleurs, l'étude a permis de

256

confronter les idéologies actuelles liées à l'instauration d'une pratique collaborative en interdisciplinarité et d'orienter les énergies vers l'amélioration continue de la qualité des soins et des services en santé en convertissant les évidences cliniques mises à jour en pratiques quotidiennes de soins. Cette expérience a également permis d'expérimenter un nouveau système de gestion des informations. La collecte séquentielle des données, à chaque étape du parcours clinique, a assuré une surveillance accrue des effets positifs, tout comme ceux potentiellement néfastes, sur l'état de santé de la clientèle. La mise en place d'un système de gestion continue des résultats a assuré un retour ponctuel constant des informations permettant ainsi d'observer les tendances, d'identifier les problèmes et de détecter les zones déficientes tout au long du processus de soins. Cette importante source de renseignements est essentielle à la planification stratégique et la prise de décisions. Par conséquent, une plus grande facilité d'accès aux informations pertinentes a favorisé la mise en œuvre de mesures rectificatives rapidement, tôt dans le processus de rétablissement postopératoire, permettant ainsi à un plus grand nombre de femmes hystérectomisées de recevoir leur congé au moment prévu et à vivre une convalescence sécuritaire. De ce fait, l'identification précoce et une gestion immédiate des besoins de la clientèle s'insèrent dorénavant dans une démarche proactive de soins, plutôt que dans le mode réactif connu antérieurement.

Sur le *plan pratique*, les résultats présentés montrent que le processus d'élaboration de l'ACO s'est avéré, en soi, un puissant catalyseur de changements des pratiques professionnelles. En fait, pendant la durée des travaux de développement de l'ACO, la volonté et la participation des intervenants concernés ont permis d'activer cette force centripète qui canalise les énergies et les efforts collectifs au sein de l'équipe de travail vers l'atteinte des objectifs de soins communs, tout en favorisant le partage des expertises respectives. Par ailleurs, le désir et la volonté de réussir se sont rapidement transmis à tout le personnel soignant impliqué dans l'intégration du nouveau procédé, ce qui eu pour effet de libérer le potentiel synergétique d'une pratique collaborative en interdisciplinarité dans les soins, et ce, dès la mise en œuvre de la nouvelle approche de soins. L'atteinte d'un niveau suffisamment élevé de CAP par le personnel soignant s'est avérée être fondamentale à la réussite de l'ACO dont les retombées ont été ressenties à tous les niveaux organisationnels.

De plus, par l'entremise d'une documentation écrite simple et facile à comprendre, d'un enseignement pertinent et d'une formation personnalisée, la clientèle ciblée a été mieux préparée, davantage informée et plus outillée, ce qui lui a permis d'acquérir une plus grande autonomie dans l'exercice de ses soins. En vérité, la progression constante des effets positifs observés en faveur de l'ACO témoigne, non seulement de sa capacité à favoriser une pratique collaborative en interdisciplinarité (synergie) et à atteindre les objectifs de soins prédéterminés (efficacité) à toutes les étapes du parcours clinique, mais également à surpasser les résultats obtenus antérieurement (efficience) dans certaines sphères d'activités. Ces résultats furent atteints tout en maintenant un niveau élevé de satisfaction chez la clientèle ciblée (impact), sans oublier qu'aucun effet néfaste ou pervers n'a été observé durant l'épisode périopératoire chez les trois cohortes de participantes à l'étude jusqu'à 30 jours après le congé du centre hospitalier. Ainsi présentée, cette nouvelle approche de soins intitulée le SSCH peut être qualifiée d'un succès évident. Cette vision multidimensionnelle de la qualité a également permis de mettre en évidence les différents éléments qui ont contribué au succès du SSCH, tout en indiquant, cependant, les lacunes sur lesquelles il faut concentrer davantage d'efforts. En effet, les résultats enregistrés dans cette étude ont permis d'exposer certaines lacunes pouvant faire l'objet d'initiatives complémentaires pour engendrer de meilleurs résultats. À cet égard, la section suivante présente les pistes d'action proposées pour rectifier les principales lacunes identifiées dans cette étude.

5.3.2   Identification de pistes d'action pour amélioration

Afin de libérer le plein potentiel synergétique de la pratique en interdisciplinarité, il est suggéré de :

258

1) Augmenter de 5 % le nombre total de *sections complétées* par l'ensemble du personnel soignant.

En se basant sur l'augmentation de 4 % du nombre total de sections complétées par l'ensemble du personnel soignant observée entre le Temps 1 et le Temps 2, il est justifié de croire qu'il est possible d'améliorer davantage le degré de CAP, tout en maintenant les acquis actuels. À cet effet, il importe de poursuivre la vérification aléatoire des dossiers cliniques permanents de la clientèle hystérectomisée sur une base régulière biannuelle, afin de mieux cibler le personnel ayant besoin de soutien et de formation continue.

2) Augmenter de 5 % le nombre de sections complétées à l'étape des *interventions préopératoires*.

Il importe de poursuivre la vérification aléatoire des dossiers cliniques permanents de la clientèle hystérectomisée sur une base régulière biannuelle, afin de mieux cibler le personnel ayant besoin de soutien et de formation continue dans les unités de soins connexes (clinique de préanesthésie, chirurgie d'un jour, salles d'opération et de réveil). Il serait un atout pour le centre hospitalier d'assurer la formation continue et d'instaurer un processus de rétroaction constante des résultats de *tout* le personnel soignant des unités de soins impliquées dans la mise en oeuvre de l'ACO.

3) Assurer une *diffusion constante* des résultats à travers les différents réseaux médiatiques (les dirigeants, le personnel soignant des différentes unités de soins impliquées et le public visé).

Un nouveau procédé prend toujours un certain temps à atteindre un niveau de rendement optimal. Comme le suggèrent certains auteurs (De Luc, 2000b; Van Herck et al., 2004), les données recueillies par le système de gestion des informations doivent être analysées et interprétées, alors que les résultats doivent être diffusés sur une base régulière à tous les acteurs concernés. Une rétroaction soutenue des résultats permet de sensibiliser les personnes en autorité et le personnel soignant aux résultats directs de leurs efforts

259

collectifs et d'effectuer les ajustements nécessaires en cas de besoin. De nombreuses améliorations des résultats ont été enregistrées entre les participantes de la Cohorte 2 et celles de la Cohorte 3, tout comme ce fut le cas dans l'étude conduite par Pitt et ses collègues (1999).

4) Assurer une formation continue au *nouveau personnel soignant* sur l'usage approprié des protocoles de soins de l'ACO.

Les professionnels de la santé consultés lors des groupes de discussion effectués dans le cadre d'une recherche-action menée par Moody et ses collègues (2001) révèlent que les diverses composantes et les instruments utilisés dans l'exécution de l'ACO sont d'excellents outils pouvant servir à l'orientation et la formation de nouveaux membres du personnel soignant. En plus de réduire la variation des pratiques de soins et d'assurer la constance et la continuité des soins dispensés à la clientèle visée, cette pratique permet de clarifier les rôles et les responsabilités respectifs des divers intervenants (Edick & Wipple, 2001; Siercho, 2003) et ainsi, de réduire également les risques d'erreurs médico-légales (Clark, 2003; Jones et al., 2003; Napolitano, 2005). Par ailleurs, cette pratique est couramment rapportée dans les différents milieux de soins (Broder & Bovone, 2002; Delaney et al., 2003; Pitt et al., 1999; Vandamme et al., 2006).

Afin de maximiser davantage les résultats cliniques de soins des femmes hystérectomisées au moment de leur congé du centre hospitalier, il est suggéré de :

5) Débuter la planification du retour à domicile plus tôt dans le continuum de soins, préférablement au moment de la visite à la clinique de préanesthésie.

La planification du congé doit être abordée plus tôt dans son cheminement clinique. Les besoins spécifiques et les exigences de soins de la femme hystérectomisée au moment du congé doivent être discutés de préférence lors de la visite à la clinique de préanesthésie. Ainsi, il sera possible d'accompagner la personne soignée en vue d'identifier les ressources formelles et informelles à sa disposition, qui lui prêteront assistance durant les premiers jours à la maison. Plus rapidement la personne soignée prendra connaissance des exigences de soins liées à son état de santé au moment de son retour à la maison, plus tôt elle sera en mesure d'entreprendre les démarches nécessaires pour s'assurer de la présence d'une aide au moment du congé.

5.4   Limites de cette étude

Certaines dispositions ont été prises dans le but de limiter les erreurs liées à la mesure. Cependant, plusieurs contraintes associées au contexte institutionnel, à la limite de temps et au nombre restreint de sujets ont influencé les choix de l'instigatrice de cette recherche, amenant ainsi certaines limites à l'étude.

La première contrainte est issue du milieu hospitalier dans lequel l'étude prend place. Puisqu'il s'agit de comparer deux modalités d'une approche de soins auprès d'une même clientèle, alors que cette dernière se retrouve hospitalisée à l'unique unité de soins gynécologiques du centre hospitalier, il y a un risque élevé de contamination croisée. La distribution aléatoire des sujets à un groupe témoin et expérimental s'est avéré difficile à réaliser étant donné la proximité physique des sujets qui risquait d'introduire des biais en raison des contacts quotidiens entre les sujets des deux groupes et le personnel soignant. Par conséquent, l'observation consécutive de cohortes de sujets a été privilégiée à celle d'un groupe témoin et contrôle.

La deuxième contrainte est liée à la limite de temps. Au moment où les dirigeants de l'établissement de santé concerné ont donné leur accord au projet de recherche proposé, l'ACO n'existait pas encore. Diverses démarches ont été entreprises par la responsable de l'étude, de même que plusieurs rencontres ont eu lieu, afin de recruter les membres de l'équipe de travail chargée de l'élaboration du SSCH. Plusieurs semaines ont été nécessaires à l'équipe de travail pour développer les différents composants du SSCH et de mettre au point les détails de son implantation. Une période de deux semaines a été prévue pour former le personnel soignant à cette nouvelle approche de soins. Pour les besoins de la présente étude, l'observation de la première cohorte de sujets devait avoir lieu dans les trois mois qui précédaient l'implantation du SSCH et la collecte devait être complétée avant de débuter la formation du personnel soignant. De plus, une période de quatre semaines fut jugée nécessaire entre le moment de l'implantation du SSCH et le début de la collecte des données auprès de la deuxième cohorte, afin de permettre au personnel impliqué d'intégrer les principes et les modalités associés à l'ACO.

Le nombre restreint de sujets disponibles dans le laps de temps alloué constitue une autre limite non négligeable à la présente étude. Malgré le fait que l'hystérectomie demeure en première position parmi les chirurgies les plus fréquemment pratiquées à l'HRE, la réalité des dernières années témoigne d'un nombre décroissant dans sa pratique. Autrefois considérée comme la méthode privilégiée pour le traitement de la ménorragie, de la dysménorrhée et des fibromes utérins, aujourd'hui elle cède graduellement sa place dans le régime thérapeutique, au profit de méthodes plus sophistiquées et moins invasives. De plus, puisque le SSCH n'existe dans aucun autre établissement de santé francophone de la province du Nouveau-Brunswick, le recrutement de sujets à l'extérieur de la région d'Edmundston s'est avéré impossible. Par conséquent, il fut jugé opportun que la collecte des données auprès de la clientèle vivant l'ACO soit échelonnée sur une période d'une année suivant son implantation.

CONCLUSION ET RECOMMANDATIONS

L'évaluation de programme en santé représente un défi de taille qu'il a été possible de relever grâce à la transposition des connaissances et des pratiques reconnues et acceptées en mesure et évaluation, au domaine de la santé, et plus précisément, à un programme de courte durée du secteur des soins aigus. L'évaluation de programme est une importante source de renseignements qui guident la planification stratégique et la prise de décisions à tous les niveaux, que ce soit pour les concepteurs, les administrateurs, les évaluateurs et les chercheurs. Un devis quasi expérimental à séries temporelles avec trois cohortes de sujets indépendants a servi d'assise à la tenue de cette étude évaluative prospective de quatre dimensions de la qualité. Les retombées de cette étude révèlent qu'une surveillance accrue d'indicateurs de la qualité, combinée à des actions tangibles et des ajustements rectificatifs, peuvent générer des bénéfices observables et quantifiables, peu importe le domaine d'application. À ce moment, il importe de souligner les apprentissages qui se dégagent de l'expérience vécue, afin d'en faire profiter les principaux intéressés.

Initialement, déterminer la valeur et le mérite d'un programme a nécessité une vision multifocale de ce que représente la qualité. L'approche pluridimensionnelle adoptée dans cette étude a proposé une représentation contemporaine de quatre éléments constitutifs de la qualité transversale d'un programme, soutenue par une démarche structurée de bonification des performances. L'adoption de la *Théorie d'amélioration continue de la qualité* (TACQ) comme cadre de référence a permis d'entrevoir le pouvoir et la puissance de cette théorie, dans la mobilisation des forces et la canalisation des efforts collectifs orientées vers l'intégration de meilleures pratiques et l'optimisation des finalités. Les résultats présentés précédemment soutiennent que la TACQ s'est avérée un puissant générateur de changements à l'intérieur duquel le retour continu d'information alimente un processus d'améliorations des procédés en place, comme l'ont soutenu les divers experts consultés (Campbell et al., 2000; Harrigan, 2000; Leprohon, 2000). Une représentation conceptuelle contemporaine, née de la fusion de deux modèles d'évaluation de la qualité retracés dans la littérature québécoise, s'est également avérée bénéfique. Le modèle adopté illustre une conception moderne plus articulée des concepts de la synergie interdisciplinaire, de l'efficacité, de l'impact et de l'efficience, intégrée à une démarche évaluative cyclique structurée. Le retour d'information généré par l'examen simultané des quatre dimensions sélectionnées a soutenu les ajustements nécessaires à l'amélioration des résultats. Ce type d'approche en évaluation de programme assure ainsi une liberté accrue de modifier ou de multiplier les points de mire (les dimensions ciblées), permettant ainsi une plus grande flexibilité et souplesse de la démarche évaluative qui doit continuellement être ajustée aux besoins spécifiques de l'évaluation exigée, et ce, peu importe le programme visé.

En outre, l'expérience révèle que la volonté de s'améliorer, la croyance que l'on peut y arriver, la disposition de faire des changements et l'engagement dans un processus de transformations des pratiques constituent les fondements de la réussite d'un programme en santé. Non seulement il est essentiel d'y croire et de le vouloir, mais encore faut-il être réceptif et disposé à travailler en interdisciplinarité, où le partage des savoirs et de l'expertise d'autrui s'effectue dans un climat de respect réciproque, de confiance mutuelle et de solidarité. De plus, l'expérience vécue suggère qu'une implication directe et une participation active de tous les acteurs concernés dans le processus de conception, d'implantation et de gestion d'un nouveau procédé, génèrent un sentiment d'appartenance propice à la création et la libération du potentiel synergétique des partenaires concernés par le nouveau procédé. L'éducation et la formation continue du personnel soignant ont certes contribué favorablement à alimenter certains facteurs déterminants dans la réussite de la nouvelle approche adoptée soit, l'intérêt, la motivation et l'enthousiasme au sein de l'équipe d'intervenants. L'établissement d'un réseau interne de transmission des informations a assuré une meilleure fluidité de la communication entre les intervenants des divers secteurs d'activités, a facilité le travail en complémentarité et a permis d'intervenir promptement aux besoins particuliers de la clientèle. Par ailleurs, la mise en place d'infrastructures liées à la gestion des données a favorisé la responsabilisation collective envers l'amélioration continue des performances et a aussi soutenue l'engagement à des pratiques collaboratives exemplaires.

Également, l'expérience vécue soutient que les effets recherchés et les changements de pratique découlant de la mise en œuvre d'un nouveau procédé s'instaurent progressivement avec le renouvellement des connaissances, alors que les effets sont plus marqués plusieurs mois après son implantation. L'un des principaux facteurs d'influence observé a été la période d'adaptation nécessaire au personnel des différents secteurs d'activités impliqués pour se familiariser et intégrer les composantes du nouveau procédé aux pratiques journalières. En outre, l'analyse des écarts effectuée quotidiennement par le personnel concerné a permis la détection précoce d'éléments susceptibles d'influencer les finalités visées par l'apport de correctifs immédiats. Ainsi, une meilleure appropriation des résultats par l'équipe de travail assure une surveillance accrue de l'évolution de l'état de santé de la clientèle et, de ce fait, permet de prendre rapidement les rectifications appropriées.

D'autres facteurs ont également contribué au succès de l'ACO récemment implantée. Entre autres, figure la mutation des fonctions « soignant-soigné » préconisée dans l'approche de soins nouvellement implantée qui s'oriente davantage vers le partage des responsabilités et la reconnaissance des rôles respectifs de partenaire et de collaborateur dans les soins. Le partage des responsabilités a assuré à la clientèle ciblée un plus grand contrôle de l'expérience vécue et une participation intégrante à l'évolution de son état de santé. Les résultats observés révèlent également que la composante éducationnelle destinée à la clientèle, telle que soutenue par l'ACO, a certes été un facteur prédominant du succès remporté. L'enseignement dispensé et la documentation remise, le plan de soins format patient, le calendrier santé, la pratique des exercices circulatoires et respiratoires en période postopératoire sont autant d'éléments motivateurs et catalyseurs des efforts de la personne soignée à entreprendre une part active dans l'évolution de son état de santé. De fait, les résultats enregistrés chez les trois cohortes de participantes suggèrent que l'investissement et les efforts collectifs valent la peine de souscrire à l'ACO en termes de bénéfices à la clientèle ciblée, tout en valorisant la communication entre les secteurs d'activités, la pratique collaborative entre professionnels de la santé et le travail en complémentarité. Il en résulte une plus grande cohésion entre les composantes du programme, une constance des interventions et une meilleure continuité des soins dispensés. En s'appuyant sur les résultats obtenus et la comparaison de ceux-ci à des résultats d'études similaires en chirurgie gynécologie et autres secteurs de soins, l'implantation du SSCH peut être qualifiée comme étant un franc succès en ce qui a trait à la synergie interdisciplinaire au sein de l'équipe soignante, l'efficacité de l'ACO, la qualité des soins et des services perçue par la clientèle et l'efficience du nouveau procédé.

En résumé, la réussite d'une démarche évaluative de la qualité d'une ACO repose essentiellement sur quatre catégories d'éléments indispensables : 1) l'ancrage des assises conceptuelles, méthodologiques et empiriques alimenté par une volonté de s'améliorer, un désir de collaboration interprofessionnelle et un engagement collectif à tous les niveaux; 2) l'instauration d'un dispositif de collecte continue de l'information à toutes les étapes du parcours clinique qui est reconnu, compris, accepté et utilisé par tous les partis impliqués; 3) la mise en œuvre d'une démarche systématique d'évaluation soutenue par un processus d'amélioration continu de la qualité et 4) l'apport justifié de l'appréciation de la clientèle au processus d'amélioration. Il apparaît évident que les modèles de soins préconçus de type *One size fits all* doivent être considérés avec prudence lorsqu'il s'agit d'élaborer et d'implanter une nouvelle approche de soins dans le domaine de la santé.

À la lumière des résultats obtenus dans cette étude, certaines recommandations ont été émises dans le but de poursuivre la recherche dans cette voie et d'explorer davantage les dimensions de la qualité transversale de programmes en santé dans une optique d'amélioration continue de la qualité.

Recommandations quant à de nouvelles pistes de recherche

Les résultats de la présente étude suggèrent que les stratégies d'interventions multidisciplinaires, qui valorisent et soutiennent la pratique collaborative interdisciplinaire et la continuité des soins, représentent des facteurs déterminants de l'évolution de l'état de santé et de la satisfaction des clients. À la lumière de ces résultats, l'auteure est d'avis qu'il serait intéressant d'explorer davantage cette avenue. De ce fait, elle suggère que la recherche soit poursuivie en ce sens, afin d'approfondir les connaissances entourant le concept de la synergie interdisciplinaire par l'entremise de la CAP par le personnel soignant. Une meilleure compréhension du concept permettrait de mieux cerner les caractéristiques de la synergie interdisciplinaire et ainsi de mobiliser les ressources appropriées et de mettre en place les moyens assurant une plus grande cohésion au sein du travail d'équipe, une meilleure harmonisation des soins et une orientation unidirectionnelle des efforts collectifs.

Par ailleurs, la relation qui s'établit entre les pratiques complémentaires, le travail en interdisciplinarité et l'évolution de l'état de santé de la clientèle au cours d'un épisode de soins, est loin d'être clairement établie et mérite qu'on s'y attarde davantage. À cet égard, l'auteure de cette étude suggère que la recherche soit maintenue sur cette voie, afin d'explorer l'existence potentielle de relations entre le concept de la synergie interdisciplinaire et ceux de l'efficacité, de l'impact et de l'efficience lors de la mise en place d'un nouveau procédé. En effet, une étude de type descriptive corrélationnelle permettrait une connaissance plus approfondie du lien entre le niveau d'engagement du personnel concerné et l'atteinte de l'efficacité d'un nouveau procédé, au maintien de l'efficacité dans le temps, à son impact sur la perception et l'appréciation de la clientèle, ainsi qu'à son influence sur l'évolution des résultats vers l'efficience. Les résultats générés par ce genre d'étude seraient certes bénéfiques et fort utiles aux décideurs lors de l'établissement des priorités et de la prise de décisions.

En outre, aux dires d'Edick & Whipple (2001), un nouveau procédé de soins peut nécessiter plusieurs cycles d'améliorations pour que les résultats cliniques se stabilisent et que le procédé atteigne son plein potentiel. Malgré l'abondance des écrits sur les approches concertées de soins multidisciplinaires, peu d'études se sont engagées à poursuivre les observations sur une période excédant deux cycles de bonification des performances. À cet égard, l'auteure de la présente étude suggère de prolonger la période d'observation sur plusieurs cycles d'amélioration des résultats, dans le but de documenter l'évolution du nouveau procédé, dont le temps requis pour atteindre son potentiel optimal ainsi que les caractéristiques liées à la maturité et la durée de vie d'un nouveau procédé. D'ailleurs, l'auteure croit qu'une étude prospective longitudinale qui se prolonge sur plus de trois années permettrait, non seulement une meilleure compréhension des déterminants de la qualité à long terme, mais également une planification éclairée des stratégies d'amélioration des performances et une coordination judicieuse des ressources disponibles.

Du point de vue méthodologique, de nouvelles perspectives de recherche sont également proposées. À cet égard, l'auteure considère qu'il serait avantageux de répéter une recherche similaire avec un plus grand nombre de participants. En fait, l'analyse des résultats de la présente recherche suggère qu'un nombre plus élevé de sujets dans chaque cohorte assurerait une plus grande stabilité des résultats, ce qui permettrait possiblement d'atteindre le seuil de signification dans certaines sphères d'activités des soins. De plus, une étude pourrait être entreprise dans le but de démontrer la validité et la fiabilité de l'instrument lié à la PC. En effet, une démarche scientifique plus exhaustive contribuerait d'une part à connaître davantage les propriétés métrologiques de l'instrument PC et d'autre part à sa bonification, si nécessaire.

Finalement, certains auteurs (Gagnon et al., 2004; Pearson et al., 2001; Saint et al., 2003) s'interrogent sur la pertinence des approches concertées de soins dans un environnement compétitif. En effet, les résultats observés dans leur étude respective ont affiché une réduction significative de la DS. Toutefois, une diminution semblable a également été observée dans d'autres hôpitaux avoisinants ne faisant pas l'usage d'approches concertées de soins. De ce fait, l'auteure de l'étude considère qu'il serait certainement pertinent de faire une étude évaluative de la qualité d'une ACO avec des participants provenant d'autres hôpitaux comparables. En effet, une étude expérimentale pourrait se dérouler simultanément sur plusieurs sites; certains établissements vivraient l'ACO, alors que d'autres serviraient de groupes témoins de l'approche classique. Par la même occasion, une telle étude évaluative pourrait également viser à approfondir davantage le concept de l'efficience par une analyse plus détaillée, par exemple, du coût-efficacité, du coût-bénéfice et du coût-utilité, tel que suggéré par certains experts en méthodes d'évaluation économique des programmes de santé (Drummond et al., 1998; Pineault & Daveluy, 1995; Rossi et al., 1999). Ainsi, non seulement une telle recherche permettrait d'obtenir une meilleure généralisation des résultats, mais elle pourrait également vérifier la capacité de l'approche concertée à atteindre des niveaux supérieurs de l'efficacité et l'efficience dans des hôpitaux comparables.

Références

Abenheim, H.A., Dube, D.D., Dufort, J. & Tulandi, T. (2001). Cost analysis of laparoscopic hysterectomy, abdominal hysterectomy and vaginal hysterectomy in a Canadian teaching hospital. *Journal of Obstetrics and Gynaecology Canada, 23*(8), p. 673-76.

Andreoni, V., Bilak, Y., Bukumira, M., Halfer, D., Lynch-Stapleton, P. & Perez, C. (1995). Project management : Putting continuous quality improvement theory into practice. *Journal of Nursing Care Quality. 9*(3), p. 29-37.

Arbour, R. (2003). A continuous quality improvement approach to improving clinical practice in areas of sedation, analgesia and neuromuscular blockade. *Journal of Continuing Education in Nursing, 24*(2), p. 64-72.

Armstrong, P. (1999). Decentralised health care in Canada. *British Medical Journal. 318*(7192), p. 1201-05.

Aruffo, S. & Gardner, C. (2001). Patient education : A collaborative process. *Case Manager, 12*(4), p. 74-7.

Association des infirmières et infirmiers du Canada [AIIC]. (2002). *La contribution unique de l'infirmière*, Ottawa, Canada : AIIC.

Association des infirmières et infirmiers du Nouveau-Brunswick [AIINB]. (1998). *L'avenir des soins de santé au N.-B.*, Frédéricton, Nouveau-Brunswick : AIINB.

Association médicale canadienne (1995). *Care maps and continuous quality improvement.* Ottawa, Canada: Canadian Medical Association.

Bader, M.K., Palmer, S., Stalcup, C. & Shaver, T. (2002). Using a FOCUS-PDCA quality improvement model for applying the severe traumatic brain injury guidelines to practice: Process and outcomes. *Online Journal of Knowledge Synthesis for Nursing*, Doc N 4C, 4 pages.

Barnes, S. (2000). Are You Watching the Clock? Let Criteria Define Discharge Readiness. *Journal of PeriAnesthesia Nursing, 15*(3), p. 174-6.

Bartis, J. & Maljanian, R. (1995). Higher admission lead to new vaginal hysterectomy path. *Hospital Case Management, 3*(10), p. 157-8.

Barrette, J. & Carrière, J. (2003). La performance organisationnelle et la complémentarité des pratiques de gestion des ressources humaines. *Relations industrielles-Industrial Relations*, 58*(3)*, p. 427-53.

Baz, N.E, Middel, B., Van Dijk, J.P., Oosterhof, A., Boonstra, P.W. & Reijneveld, S.A. (2007). Are the outcomes of clinical pathways evidence-based? A critical appraisal of clinical pathway evaluation research. *Journal of Evaluation in Clinical Practice*, 13(6), p. 920-29.

Beauregard, L., Pomp, A. & Choinière, M. (1998). Severity and impact of pain after day-surgery. *Canadian Journal of Anesthesia*, 45(4), p. 304-11.

Bellemare D. et Besner, G. (2002). L'infirmière au coeur de la tourmente et de la solution. *L'infirmière du Québec, 10*(2), p. 37-47.

Berger, D., Messenger, F. & Roth, S. (1999). Self-Administered Medication Packet for Patients Experiencing a Vaginal Birth. *Journal of Nursing Care Quality*. 13(4), p. 47-59.

Bickman, L. (1996). The evaluation of a children's mental health managed care demonstration. *Journal of Mental Health Administration*, 23(1), p. 7-15.

Boissonnault, W.G. (1999). Prevalence of comorbid conditions, surgeries, and medication use in a physical therapy outpatient population : a multicentered study. *Journal of Orthopeadic and Sports Physical Therapy*, 29(9), p. 506-25.

Boisvert, C. & Fossé, É. (1999). Utiliser la "Gestion Prévisionnelle des Soins" pour optimiser la prise en charge. *Soins, 637*, p. 20 -3.

Boivin, M., Alain, M. et Pelletier, L. (2000). Les plans de recherche quasi expérimentaux, dans Vallerand, R. J. et Hess, U. (dir.). *Méthodes de recherche en psychologie*, chapitre 6. Montréal, Canada : Gaëtan Morin Éditeur ltée.

Bookbinder, M., Blank, A., Arney, E., Woolner, D., Lesage, P., McHugh, M., Indelicato, R.-A., Harding, S. (2005). Improving end-of-Life care: Development and pilot-test of a clinical pathway. *Journal of Pain and Symptom Management*, 29(6), p. 529-43.

Bouchard, C. & Plante, J. (2000). La qualité : sa définition et sa mesure. *Revue service social*, 47(no.1 -2), p. 27-62.

Bouchard, C. & Plante, J. (2002). La qualité : mieux la définir pour mieux la mesurer. *Cahiers du Service de Pédagogie expérimentale - Université de Liège*, no.11-12, p. 219-36.

Bouchard, F. (1997). Clinique de préadmission : évaluation médicale. *Le médecin du Québec*, mars, p. 49-54.

Boudreaux, E.D. & O'Hea E.L. (2004). Patient satisfaction in the emergency department : a review of the literature and implications for practice. *Journal of Emergency Medicine, 26*(1), p. 13-26.

Brazil, K., McLean, L, Abbey, D. & Musselman, C. (1997). The influence of health education on family management of childhood asthma. *Patient Education and Counseling, 30*(2), p. 107-18.

Broder, M.S. (1998). Early experiences with a clinical pathway for hysterectomy and myomectomy. *Journal of gynecologic techniques, 4*(2), p. 55-9.

Broder, M.S. & Bovone, S. (2002). Improving treatment outcomes with a clinical pathway for hysterectomy and myomectomy. *Journal of reproductive medicine, 47*(12), p. 999-1003.

Brooks-Bruun, J.A., (2000). Risk factors associated with postoperative pulmonary complications following total abdominal hysterectomy. *Clinical Nursing Research, 9*(1), p. 27-46.

Brunelle, Y. & Saucier, A. (1999). *Les indicateurs et le système de soins*, Québec, Ministère de la Santé et des Services sociaux.

Bubela, N., Galloway, S., McCay, E. & McKibbon, A. (1990). The patient learning needs scale : Reliability and Validity. *Journal of Advanced Nursing, 15*, p. 1181-87.

Büla, C.J., Bérod, A.C. & Stuck, A.E. (1999). Effectiveness of preventive in-home geriatric assessment in well functioning, community-dwelling older people. *Journal of the American Geriatrics Society, 47*(4), p. 389-95.

Burroughs, T., Waterman, B.M., Cira, J., Desikan, R. & Dunagan, W.C. (2001). Patient satisfaction measurement strategies: A comparison of phone and mail methods. *Journal of Quality Improvement, 27*(7), p. 349-61.

Campbell, M., Fitzpatrick, R., Haines, A., Kinmonth, A.L., Sandercock, P., Spiegelhalter, D. & Tyler, P. (2000). Framework for design and evaluation of complex interventions to improve health. *British Medical Journal, 324*(7262), p. 694-6.

Campbell, H., Hotchkiss, R., Bradshaw, N. & Porteous, M. (1998). Integrated care pathways. *British Medical Journal. 316*(7125), p. 133-7.

Censullo, J.L., Mokracek, M. & Newmark, M. (2007). Quality improvement: Stroke Plan-Do-Study-Act for primary stroke center certification. *Journal of Nursing Care Quality, 22*(3), p. 279-85.

Chang, C.L., Cheng, B.W. & Luo, C.M. (2006). Knowledge-based quality management and clinical pathways. *Quality Management In Health Care, 15*(1), p. 46-57.

Chang, W.C., Lee, C.C., Wu H.C. & Yeh, L.S. (2003). Laparoscopy-assisted vaginal hysterectomy clinical pathway. A multivariate analyses of impact on costs and quality of care. *Gynicologic and Obstetric Investigation, 55*(4), p. 231-4.

Chang W.C. & Lin, C.C. (2003). A clinical pathway for laparoscopically assisted vaginal hysterectomy. Impact on costs and clinical outcome. *Journal of Reproductive medicine, 48*(4), p. 247-51.

Chelimsky, E. & Sadish, W. (1997), *Evaluation for the 21st Century*, Thousand Oaks, California : Sage Publications, Inc.

Cheung, L.H., Callaghan, P. & Chang, A. (2003). A controlled trial of psycho-educational interventions in preparing Chinese women for elective hysterectomy. *International Journal of Nursing Studies, 40*(2), p. 207-16.

Claridge, T., Parker, D. & Cook, G. (2005). Investigating the attitudes of health-care professionals towards the use of integrated care pathways in a district general hospital: a thematic analysis of focus group discussion, *Journal of Integrated Care Pathways, 9*(2), p. 57-66.

Clark, A. (2003). Protocol-based care: 1. How integrated care pathways work. *Professional Nurse, 18*(2), p. 694-7.

Clark, P.A., Drain, M. & Malone, M.P. (2003). Addressing patients' emotional and spiritual needs. *Joint Commission Journal on Quality and Safety, 29*(12), p. 659-70.

Combret, D. (2003). Relation de soin, autonomie du patient et éducation thérapeutique. *Soins, 680*, p. 44-46.

Comité consultatif fédéral-provincial-territorial sur la santé des populations. (1999). *Pour un avenir en santé : deuxième rapport sur la santé de la population canadienne.* Ottawa, Canada : Santé Canada.

Comité spécial des soins de santé [CSSS]. (2001). *Stratégie de mieux-être pour le Nouveau-Brunswick : deuxième rapport du Comité spécial des soins de santé.* Frédéricton, Canada : Ministère de la santé et du mieux-être du Nouveau-Brunswick.

Commission sur l'avenir des soins de santé au Canada. (2002). *La viabilité du système de soins de santé au Canada.* Ottawa, Canada : auteur, en ligne : www.fcrss.ca/romanow/index_f.shtml

Conseil canadien d'agrément des services de santé [CCASS]. (2001). *Le programme d'agrément MIRE : mesures implantées pour le renouveau de l'évaluation.* Ottawa, Canada : CCASS.

Conseil du premier ministre en matière de qualité de la santé. (2002). *Renouvellement du système de santé : rapport du conseil.* Frédericton, Canada : Ministère de la santé et du mieux-être du Nouveau-Brunswick.

Cook, S. & Scott, M. (2004). Framework for the implementation of intergrated care pathways : An introduction. *Journal of Integrated Care Pathways, 8*(3), p. 129-32.

Cook, S. & Scott, M. (2005). Framework for the implementation of intergrated care pathways : Part 2. *Journal of Integrated Care Pathways, 9*(1), p. 39-45.

Cook, T. D. & Campbell, D.T. (1979). *Quasi-experimentation. Design and analysis issues for field settings.* Chicago, United States : Rand McNally.

Cookson, S., Heath, A. & Bertrand, L. (2000). The HeartSmart Family Fun Pack : An evaluation of family-based intervention for cardiovascular risk reduction in children. *Canadian Journal of Public Health, 91*(4), p. 256-60.

Cooney, R.N., Bryant, P., Haluck, R., Rodgers, M. & Lowery, M. (2001). The impact of a clinical pathway for gastric bypass surgery on ressource utilization. *Journal of surgical research, 98*(2), p. 97-101.

Coulmont, M., Roy, C. & Fougeyrollas, P. (2003). Revue des modèles d'évaluation économique des programmes de santé et analyse critique de l'estimation des coûts. *Actes du Congrès de l'Atlantic Business School, 33*, p. 24-32.

Counte, M.A. (1998). The emerging role of the client in the delivery of primary care to older Americans. *Health Science Research,* June, en ligne : www.findarticles.com

Coslow, B.F. & Eddy, M.E. (1998). Effects of Preoparative Ambulatory Gynecological Education : Clinical Outcomes and Patient Satisfaction. *Journal of PeriAnesthesia Nursing, 13*(1), p. 4-10.

Cowan, M.J., Shapiro, M., Hays, R.D., Afifi, A., Vazirani, S., Ward, C.R. & Ettner, S. (2006). The effect of a multidisciplinary hospitalist/physician and advanced practice nurse collaboration on hospital cost. *Journal of Nursing Administration, 36*(2), p. 79-85.

Croucher, M. (2005). An evaluation of the quality of integrated care pathway development in the UK National Health Service. *Journal of Integrated Care Pathways, 9*(1), p. 6-12.

Davis H.T.O. (2001). Exploring the pathology of quality failings: measuring the quality is not the problem, changing it is. *Journal of Evaluation in clinical practice, 7*, p. 243-51.

Davis, S.L. & Adams-Greenly, M. (1994). Integrating patient satisfaction with a quality improvement program. *Journal of Nursing Administration. 24*(12), p. 28-31.

Davis, A. & Magos, A. (2001). The hysterectomy lottery. *Journal of Obstetrics and Gynaecology, 21*(2), p. 166-70.

Decker, M. & Villeneuve, M. (2001). Repairing and renewing nursing workplaces, *Hospital Quartely, 5*(1), p. 46-9.

Delaney, C., Zutshi, M, Senagore, A., Remzi, F.H., Hammel, J. & Fazio, V. (2003). Prospective, randomized, controlled trial between a pathway of controlled rehabilitation with early ambulation and diet and traditional postoperative care after laparotomy and intestinal resection. *Diseases of the Colon and the rectum, 46*(7), p. 851-9.

De Luc, K. (2000a). Are different models of care pathways being developped? *International Journal of Health Care Quality Assurance, 13*(2), p. 80-6.

De Luc, K. (2000b). Care pathways: an evaluation of their effectiveness. *Journal of Advanced Nursing, 32*(2), p. 485-96.

Desrosiers, H. (1998). *Cadre de pratique pour l'évaluation des programmes.* Québec, Canada : Ministère de la santé et des services sociaux.

Dickerson, P. & Mansfield, J.A. (2003). Education for effective case management practice. *Journal of Continuing Education in Nursing, 34*(2), p. 54-8.

Dienemann, J., Campbell, J., Wiederborn, N., Laughon, K. & Jordan, E. (2003). A critical pathway for intimate partner violence across the continuum of care. *Journal of Obstetrics, Gynecology and Neonatal Nursing, 32*(5), p. 594-603.

DiLuigi, A., Piepert, J., Weitzen, S. & Jamshidi, R. (2004). Prophylactic antibiotic administration prior to hysterectomy: A quality improvement initiative. *The Journal of Reproductive Medicine, 49*(12), p. 949-54.

Dixon-Woods, M. & Fitzpatrick, R. (2001). Qualitative research in systematic reviews. *British Medical Journal, 323*(7316), p. 765-6.

Dixon-Woods, M., Fitzpatrick, R. & Roberts K. (2001). Including qualitative research in systematic reviews: opportunities and problems. *Journal of Evaluation in Clinical Practice, 7*, p. 125-33.

Docherty, B., McCombe, J. & Simpson, S. (2003). Protocol-based care: 2. Developing pathways with effective teams. *Professional Nurse, 19*(2), p. 97-101.

Donabedian, A. (1980). The definition of quality and approaches to its assessment, dans *Exploration in quality assessment and monitoring*, volume 1, Ann Arbor, Michigan : Health Administration Press.

Donoghue, A.P., Jackson, H.J. & Pagono (2003). Understanding pre- and post-hysterectomy levels of negative affect: a stress moderation model approach. *Journal of Psychosomatic Obstetrics and gynaecology, 24*(2), p. 99-109.

Dorsey, J., Holtz, P., Griffiths, R., McGrath, M. & Steinberg, E. (1996). Costs and charges associated with three alternative techniques of hysterectomy. *New England Journal of Medicine, 335*(7), p. 476-82.

Doucette, R. & Scott, J. (1996). Comparison of laparoscopically assisted vaginal hysterectomy with abdominal and vaginal hysterectomy. *Journal of Reproductive Medicine, 41*(1), p. 1-6.

Drain, M., & Clark, P.A. (2003). *Sensitivity to patients' needs: Opportunities and practices for improvement.* Poster session presented at the Medical Group Management Association Annual Conference, Philadelphia, PA.

Draper, M., Cohen, P. & Buchan, H. (2001). Seeking consumer views: What use are results of hospital patient satisfaction surveys? *International Journal for Quality in Health Care, 13*(6), p. 463-8.

Drummond, M., O'Brien, B., Stoddart, G. & Torrance, G. (1998) *Méthodes d'évaluation économique des programmes de santé.* 2e édition, Paris, France : Économica.

Dumas C. (2000). L'analyse des données de base, dans R.J. Vallerand & U. Hess. *Méthodes de recherche en psychologie.* Montréal, Canada : Gaëtan Morin Éditeur.

Edick,V. & Whipple, T. (2001). Managing patient care with clinical pathways: A practical application. *Journal of Nursing Care Quality, 15*(3), p. 16-31.

Ellström, M., Ferraz-Nunes, J., Hahlin, M., & Olsson, J.H. (1998). A randomized trial with a cost-consequence analysis after laparoscopic and abdominal hysterectomy. *Obstetrics and Gynecology, 91*(1), p. 30-34.

Eriksen, L.R. (1987). Patient satisfaction : An indicator of nursing care quality? *Nursing Management, 18*(7), p. 31-5.

Fagin, C.M. (2001). *When care becomes a burden : Diminishing access to adequate nursing.* New-York, USA : Milbank Memorial Fund.

Falcone, T., Paraiso, M.F.R. & Wascha, E. (1999). Prospective randomized clinical trial of laparoscopically assisted vaginal hysterectomy versus total abdominal hysterectomy. *American Journal of Obstetrics and Gynecology, 180*, p. 955-62.

Fanning, J. & Andrews, S. (2001). Early postoperative feeding after major gynecologic surgery : evidence-based scientific medicine. *American Journal of Obstetrics and Gynecology*, *185*(1), p. 1-4.

Ferri, L., Feldman, L., Stanbridge, D. & Fried, G. (2006). Patient perception of a clinical pathway for laparoscopic foregut surgery. *Journal of Gastrointestinal Surgery*. *10*(6), p. 878-82.

Fetrick, A., Christensen, M. & Mitchell, C. (2003). Does pubic health nurse home visitation make a difference in the health outcomes of pregnant clients and their offspring? *Public Health Nursing*, *20*(3), p. 184-9.

Fondation canadienne de la recherche sur les services de santé [FCRSS]. (2003). *Précis sur le rapport Romanow : services de santé de première ligne*. Ottawa, Canada : auteur, en ligne : www.fcrss.ca/romanow/index_f.shtml

Fortin, M.-F., Côté, J. & Filion, F. (2006). *Fondements et étapes du processus de recherche*. Montréal, Canada : Chenière Éducation.

Forum national sur la santé. (1997). *Points saillants du rapport final : la santé au Canada, un héritage à faire fructifier*. Volume 2, Ottawa, Canada : Santé Canada.

Fox, R., Moran, S. & MacCormick, A. (2003). Guidance for integrated care pathways: A reference document for an acute NHS trust. *Journal of Integrated Care Pathways*, *7*(3), p. 100-6.

Fox, V. (1998). Postoperative education that works. *Association of Operating Room Nurses Journal*, *67*(5), p. 1010-6.

Foy, R., Walker, A., Ramsay, C., Penney, G., Grimshaw, J. & Francis, J. (2005). Theory-based identification of barriers to quality improvement: induced abortion care. *International Journal for Quality In Health Care*, *17*(2), p. 147-55.

Gadacz T.R., Adkins, R.B. & O'Leary, P. (1997). General surgical clinical pathways: An introduction. *The American Surgeon*, *63* (1), p. 107-110.

Gagnon, J., Legendre-Parent, A., Vigneault, B., Marquis, F., Paquet, J., Michaud, D. & Gauvin, M.-C. (2004). Effets de l'implantation d'un suivi systématique de la clientèle d'arthroplastie totale de la hanche et du genou. *Perspective infirmière*, *1*(5), p. 13-21, p. 47-8.

Galimberti, A. & Jain, S. (1999). Gyneacology on the Net: evaluation of the information on hysterectomy contained in health-related web sites. *Journal of Obstetrics and Gyneacology*, *20*(3), p. 297-300.

Ganey, R. (2002). Patient satisfaction and health care today: The trustee perspective. *Trustee Bulletin,* May/June, p. 3-4.

Gervais, M. (1996). *Étude exploratoire des domaines de référence utilisés par différents acteurs lors de l'évaluation de l'efficacité d'un programme.* Thèse de doctorat inédite, Université Laval, Québec.

Ghosh, K., Downs, L.S., Padilla, L., Murray, K., Twiggs, L. Letourneau, C. & Carson, L. (2001). The implementation of critical pathways in gynecologic oncology in a managed care setting : a cost analysis. *Gynecologic oncology, 83*(2), p. 378-82.

Glenn, N. (1977). *Cohort analysis.* Beverly Hills, California, United States : Sage Publications.

Gonzalez-Valentin, A., Padin-Lopez, S. & de Ramon-Garrido, E. (2005). Patient satisfaction with nursing care in a regional university hospital in Southern Spain. *Journal of Nursing Care Quality, 20*(1), p. 63-72.

Gordon, D.B., Jones, H.D., Goshman, L.M., Foley, D. & Bland, S.E. (2000). A quality improvement approach to reducing use of meperidine. *Joint Commission Journal on quality improvement, 26*(12), p. 686-99.

Goulet, C., Lampron, A., Morin, D., & Héon, M. (2004a.). La pratique basée sur les résultats probants partie 1 : origine, définitions, critiques, obstacles, avantages et impact. *Recherche en soins infirmiers, 76,* p. 12-8.

Goulet, C., Lampron, A., Morin, D., & Héon, M. (2004b.). La pratique basée sur les résultats probants partie 2 : les étapes du processus. *Recherche en soins infirmiers, 76,* p. 19-30.

Graesslin, O., Martin-Morille, C., Leguillier-Amour, M.C., Darnaud, T., Gonzales, N., Bancheri, F., Levert, M., Bory, J.P., Harika, G., Gabriel, R. & Quereux, C. (2002). Enquête régionale sur le retentissement psychique et sexuel à court terme de l'hystérectomie. *Gynécologie, Obstétrique & Fertilité, 30,* p. 474-82.

Grant, R., Hall, J. & Pritlove, R. (2005). Is everything in the garden rosy? An integrated care pathway for acute inpatient mental health care, from development to evaluation: Part 2. *Journal of Integrated Care Pathways, 9*(5), p. 101-5.

Gray, J. (2005). Care pathways - are they one thing and is there a right way of doing them? *Journal of Integrated Care Pathways, 9*(1), p. 1-5.

Grenier, R. & Levesque, L. (1982). Développement d'une mesure de rétablissement postopératoire, *Nursing Papers, Perspectives en Nursing, 14*(2), p. 13-36.

278

Guba, E.G. & Lincoln, Y.S. (1989). *Forth Generation Evaluation*. Thousand Oaks, California, USA : Sage Publications.

Guezo, J. (2003). Total abdominal hysterectomy: development of a patient-centered care pathway. *Nursing Standard, 18*(3), p. 38-42.

Gutter, E. & Marinaro, M. (2002). Words ... The most powerful drug. *The Satisfaction Monitor, January/February*, p. 1-3.

Haddad, S., Roberge, D. & Pineault, R. (1997). Comprendre la qualité : en reconnaître la complexité. *Ruptures, revue transdisciplinaire en santé, 4*(1), p. 59-78.

Hall, J., Grant, R. & Pritlove, R. (2005). Is everything in the garden rosy? An integrated care pathway for acute patient mental health care, from development to evaluation: Part 1. *Journal of Integrated Care Pathways, 9*(2), p. 67-73.

Halpin, L.S. & Barnett, S.D. (2005). Preoperative state of mind among patients undergoing CABG: effect on length of stay and postoperative complications. *Journal of Nursing Care Quality, 20*(1), p. 73-80.

Han, C.-H., Connolly, P. & Canbam, D. (2003). Measuring patient satisfaction as on outcome of nursing care at a teaching hospital of Southern Taiwan. *Journal of Nursing Care Quality, 18*(2), p. 143-50.

Hanchett, M. & O'Neal, J. (2001). Improving client education with the patient pathway. *Hospital Case Management, 9*(3), p. 39-42, 48.

Harlow,B. & Barbieri, R. (1999). Influence of education on risk of hysterectomy before age 45 years. *American Journal of Epidemiology, 150*(8), p. 843-7.

Harrigan, M. (2000). *En quête de qualité dans les soins de santé canadiens : Amélioration continue de la qualité*, 2ᵉ édition, Ottawa, Canada : Minister of Public Works and Gouvernment Services Canada.

Harrison, B. & Kaarsemaker, B. (2000). Continuous quality improvement to an electroconvulsive therapy delivery system. *Journal of Psychosocial Nursing and Mental Health Services, 38*(3), p. 27-37.

Hébert, R. (1984). L'évaluation de l'autonomie fonctionnelle de personnes âgées. *Canadian Family Physician, 28*, p. 754-762.

Hempling, M. & Adhikari, A. (2005). Audit of fractured neck of femur integrated care pathway. *Journal of Integrated Care Pathway, 9*(3), p. 106-8.

Henderson, A. & Zernike, W. (2001). A study of the impact of discharge information for surgical patients. *Journal of Advanced Nursing, 35*(3), p. 435-41.

Hinshaw, A.S. & Atwood, J.R. (1982). A Patient Satisfaction Instrument : Precision by Replication. *Nursing Research, 31*(3), p. 170-75, 191.

Hinshaw, A.S., Gerber, R.M., Atwood, J.R. & Allen, J.R. (1983). The use of predictive modeling to test nursing practice outcomes. *Nursing Research, 32*(1), p. 35-42.

Hodgkinson, B., Evans, D. & O'Neill, S. (2000). Knowledge retention from pre-operative patient information. *Best Practice, 4*(6), p. 1-6.

Hoffart, N. & Cobb, A.K. (2002). Assessing clinical pathways use in a community hospital: it depends on what "use" means. *Joint Commission Journal on Quality Improvement, 28*(4), p. 167-79.

Hopkins, K.D. (1998). *Educational and Psychological Measurement and Évaluation.* (8th Ed.), Toronto, Canada : Allyn and Bacon.

Huron Valley Visiting Nurses (1997). Customer Satisfaction rises with new teams. *Homecare Quality Management, 3*(5). p. 55-57.

Hyett, K.L., Podosky, M., Santamaria, N. & Ham, J.C. (2007). Valuing variance: the importance of variance analysis in clinical pathways utilisation. *Australian Health Review, 31*(4), p. 565-70.

Institut canadien de l'information sur la santé / Canadian Institut of Health Informations [ICIS/ CIHI]. (2000-2002). *Statistics Canada Health Reports, 12* (2.2002), Ottawa, Canada : auteur.

Jette, A.M., Davies, A.R., Cleary, P.D. & Calkins, D.R. (1986). The Functional Status Questionnaire : Reliability and Validity when used in primary care. *Journal of General Internal Medecine, 1*, p. 143-49.

Johnson, M. & Maas, M. (2000), *Classification des résultats de soins infirmiers.* Traduction française de *Nursing Outcomes Classification (NOC)* par l'ANFIIDE et l'AFEDI, Paris, France : Masson.

Joint Commission on Accreditation of Health Organisation [JCAHO]. (2003). *2003 Comprehensive Accreditation Manual for Hospitals: The Official Handbook.* Oakbrook Terrace, IL: JCACH.

Joint Commission on Accreditation of Health Organisation [JCAHO]. (1998). Designing and implementing an outcomes-based performance improvement project: Behavioral health care. *Joint Commission Journal on Quality Improvement, 24*(8), p. 435-53.

Jones, J.W., McCullough, L.B. & Richman, B.W. (2003). The ethics of clinical pathways and cost control. *Journal of Vascular Surgery, 37*(6), p. 1341-2.

Joshi, M.S. & Bernard, D.B. (1999). Classic CQI Integrated with Comprehensive Disease Management as a Model for Performance Improvement. *Journal on Quality Improvement. 25*(8), p. 383-95.

Kallenbach, A.M. & Rosenblum, J. (2000). Carotid endarterectomy : Creating the pathway to one day stay. *Critical Care Nurse, 20*(4), p. 23-36.

Katz, J.N., Chang, L.C., Sangha, O., Fossel, A. & Bates, D. (1996). Can comorbidity be measured by questionnaire rather than medical record review? *Medical Care, 34*(1), p. 73-84.

Katz, S., Downs, T.D., Cash, H.R. & Grotz, R.C. (1970). Progress in Development of the Index of ADL. *The Gerontologist, 10*(1), p. 20-30.

Katz, S., Ford, A.B., Moskowitz, R.W., Jackson, B.A. & Jaffe, M.W. (1963). Studies of Illness in the Aged. *JAMA, 185*(12), p. 94-99.

Kimberly, K. & Lee, K. (2001). Symptom experience in women after hysterectomy. *Journal of Obstetrics,Gynecology and Neonatal Nursing, 30*(5), p. 472-80.

Kinsman, L. & James, E.L. (2001). Evidence-based practice needs evidence-based implementation. *Lippincott's Case Management, 6*(5), p. 208-16.

Kinsman, L. (2004). Clinical pathway compliance and quality improvement. *Nursing Standard, 18*(18), p. 33-5.

Kinsman, L., James, E. & Ham, J. (2004). An interdisciplinary, evidence-based process of clinical pathway implementation increases pathway usage. *Lippincott's Case Management, 9*(4), p. 184-96.

Kjerulff, K., Langendberg, P. Rhodes, J, & Guxinski, G. (2000). Effectiveness of hysterectomy. *Obstetric and Gynecology, 95*, p. 319-26.

Klein, R. & Bell, B. (1982). Self-care skills: Behavioral Measurement with Klein-Bell ADL Scale. *Archives of Physical Medecine and Rehabilitation, 63*(7), p. 335-8.

Kleinbeck, S. (2000a). Self-Reported At-Home Postoperative Recovery. *Research in Nursing & Health, 23*(6), p. 461-72.

Kleinbeck, S. (2000b). Challenges of measuring intraoperative patient outcomes. *AORN Journal, 72*(5), p. 845-51.

Kneeshaw, M., Considine, R. & Jennings, J. (1999). Mutuality and Preparedness of Family Caregivers for Elderly Women after Bypass Surgery. *Applied Nursing Research, 12*(3), p. 128-35.

Koval, K.J., Skovron, M.L., Aharonoff, G.B. & Zuckerman, J.D. (1998). Predictors of Functional Recovery after hip fracture in the elderly. *Clinical Orthopaedics and Related Research, 348*, p. 22-8.

Kraus, K. et Fanning, J. (2000). Prospective trial of early feeding and bowel stimulation after radical hysterectomy. *American Journal of Obstetrics and Gynecology, 182*(5), p. 996-8.

Labarère, J. & François, P. (1999). Évaluation de la satisfaction des patients par les établissements de soins. Revue de la littérature. *Revue d'épidémiologie et de santé publique, 47*(2), p. 175-84.

Lam, K.K., Chan, M. Chen, P.P. & Ngan Kee, W.D. (2001). Structured preoperative patient education for patient-controlled analgesia. *Journal of Clinical Anesthesia, 13*(6), p. 465-9.

Lambert, E.W. & Guthrie, P.R. (1996). Clinical outcomes of a children's mental health managed care demonstration. *Journal of Mental Health Administration, 23*(1), p. 51-68.

La Monica, E.L., Oberst, M.T.,, Madea, A.R. et Wolf, R.M. (1986). Development of a patient satisfaction scale. *Research in Nursing and Health, 9*(1), p. 43-50.

Lanser, P. & Gesell, S. (2001). The fifth vital sign. *The Satisfation Monitor, March/April*, p. 1-2, 10, En ligne : www.pressganey.com/products_services/readings_findings/satisfaction_monitor.php

Larrabee, J.H. & Bolden, L.V. (2001). Defining patient-perceived quality of nursing care. *Journal of Nursing Quality, 16*(1), p. 34-60.

Laschinger, H.S., Hall, L., Pedersen, C. & Almost, J. (2005). A psychometric analysis of the patient satisfaction with nursing care quality questionnaire: an actionable approach to measuring patient satisfaction. *Journal of Nursing Care Quality, 20*(3), p. 220-30.

Laughlin, T. & Colwell, P. (2002). Leaving the hospital: Satisfaction with the discharge process. *Satisfaction Monitor*, March/April, p. 8-9.

Lavoie, F. & Ming, Y.S. (1999). Le suivi systématique de clientèles à Singapour. *L'infirmière du Québec. 6*(5), p. 29-32.

Lecomte, Y. (2003). Développer les meilleures pratiques. *Santé mentale au Québec, 28*(1), p. 9-36.

Lefebvre, G., Allaire, C., Jeffrey, J. & Vilos, G. (2002), Hysterectomy. *Journal d'obstétrique et gynécologie du Canada, 24*(1), p. 37-48.

Lefebvre, H., Bouchard, L. & Pelchat, D. (1999). Le suivi systématique de la personne/famille au coeur de la réforme des services de santé au Québec. *L'infirmière du Québec, 6*(5), p. 22-8.

Leprohon, J. (2000). Vers une culture d'amélioration continue. *L'infirmière du Québec. 7*(5), p. 25-41.

Leesing, E.E. & Beech, R.P. (2004). Use of patient and hospital variables in interpreting patient satisfaction data for performance improvement purposes. *The American Journal of Orthopsychiatry, 74*(3), p. 376-82.

Lewis, C.K. (2000). A performance improvement intiative: development of a peripheral vascular pathway. *Journal of Vascular Nursing, 18*(1). p. 13-21.

Lewis, S.M., Heitkemper, M. & Dirksen, S. (2004). Female reproductive problems. in *Medical-Surgical Nursing,* (6th edition), Montréal, Canada : Mosby, p. 1420, 1426-30.

Lipsey, M. & Cordray, D. (2000). Evaluation methods for social intervention. *Annual Review of Psychology, 51*, p. 345-75.

Lithner, M. & Zilling, T. (2000). Pre and postoperative information needs. *Patient Education Consultant, 40*(1), p. 29-37.

Liu, Y. & Wang, G. (2007). Inpatient satisfaction with nursing care and factors influencing satisfaction in a teaching hospital in China. *Journal of Nursing Care Quality, 22*(3), p. 266-71.

Logan, K. (2003). Indwelling catheters: developping an integrated care pathway package. *Nursing Times, 99*(44), p. 49-51.

Lookinland, S. & Pool, M. (1998). Study on Effect of Methods of Preoperative Education in Women. *Association of Operating Room Nurses Journal, 67*(1), p. 203-13.

Luthi, J.C., Dolan, M.S. & Ballard, D.J. (1998). Evidence-based healthcare quality management in obstetrics and gynecology. *Clinical Obstetrics and Gynecology, 41*(2), p. 348-58.

Lyne, P., Allen, D., Martinsen, C. & Satherley, P. (2002). Improving the evidence base for practice: a realistic method for appraising evaluations. *Clinical Effectiveness in Nursing, 6*(2), p. 81-8.

283

Mace, S.E. (2004). Continuous quality improvement for the clinical decision unit. *Journal for Health Care Quality*, *26*(1), p. 29-35.

Madaus, G. & Kellaghan, T. (2000). Models, metaphors and definition in evaluation. (p. 19-31). Dans Stufflebeam, D. Madaus, G. & Kellaghan, T. *Evaluation models*. Boston, États-Unis : Kluwer Academic Publishers.

Malo, J. (2004). Vers la collaboration interprofessionnelle. *Perspective infirmière*, *1*(6), p. 23-7.

Marchisio, S., Ferraccioli, K., Barbieri, A., Porcelli A. & Panella, M. (2006). Care pathways in obstetrics: the effectiveness in reducing the incidence of episiotomy in childbirth. *Journal of Nursing Management, 14*(7), p. 538-43.

McKenzie, C.A. & Grant, K.A. (2000). Hysterectomy - the patient's view : a survey of outcomes of hysterectomy in a district general hospital. *Journal of Obstetrics and Gynaecology*, *20*(4), p. 421-5.

Meikle, S.F., Nugent E.W. & Orleans, M. (1997). Complications and recovery from laparoscopy-assisted vaginal hysterectomy compared with abdominal and vaginal hysterectomy. *Obstetrics and Gynecology*, *89*(02), p. 304-11.

Mensing, C. (2000). National Standards for Diabetes Self-Management Education. *Diabetes Care*, May, en ligne : www.findarticles.com/ patient education.

Mesner, R.L. & Lewis, S. J. (1996). *Increasing patient satisfaction: a guide for nurses*, New-York, N-Y : Springer Publications Co.

Miano, B. & Wood, W. (1998). Implementation of the IV push method of antibiotic administration using the FOCUS/PDCA approach. *Home Healthcare Nurse*, *16*(2), p. 831-7.

Miles, A., Benthley, P., Polychronis, A., Grey, J. & Melchiorri, C. (2001). Recent developments in the evidence-based healthcare debate. *Journal of Évaluation in Clinical Practice*, *7*(2), p. 85-9.

Miles, A., Benthley, P., Polychronis, A., Grey, J. & Price, N. (1999). Advancing the evidence-based healthcare debate. *Journal of Évaluation in Clinical Practice*, *5*(2), p. 97-101.

Miller, L.M. & Nugent, K.P. (2003). Surgical integrated care pathway development: compliance and staff satisfaction. *Journal of Integrated Care Pathways, 7*, p. 36-46.

Ministère de la Santé et du Mieux-être du Nouveau-Brunswick. (2002), *Indicateurs du rendement du système de SANTÉ.* Frédéricton, Canada : Ministère de la Santé et du Mieux-être du Nouveau-Brunswick.

Mittman, B.S. (2004). Improving patient care - creating evidence-base quality improvement collaboratives. *Annals of Internal Medicine*, *140*(11), p. 897-901.

Møller, C., Kehlet, H. Friland, S.G., Schouenborg, L.O., Lund, C. & Ottesen, B. (2001). Fast track hysterectomy. *European Journal of Obstetrics & Gynecology and Reproductive Biology*, *98*, p. 18-22.

Moody, G., Choon, Y.Y. & Greenwood, J. (2001). An action research approach to the development of a clinical pathway for women requiring caesarean sections. *Contemporary Nurse*, *11*(2-3), p. 195-205.

Morahan, S. (1999). Wide application of CQI in home care. *Home Health Care Management & Practice*. *12*(1), p. 6-16.

Moreira, V. (2000). Hysterectomy : Nursing the physical and emotional wounds. *Nursing Times*, *96*(20), p. 41-2.

Morin, D. (1999). Mesure de résultats en soins infirmiers : satisfaction des usagers. *Recherche en soins infirmiers*, *58*, p. 95-102.

Morris, M., Levenback, C., Burke, T., DeJesus, Y., Lucas, K. & Gershenson, D. (1997). An outcomes management program in gynecologic oncology. *Obstetrics and Gynecology*, *89*(4), p. 485-92.

Munro, B. H. (2001). *Statistical Methods for Health Care Research*. (4th Ed.), Philadelphia, United States : J.B. Lippincott Company.

Mynors-Wallis, L., Rastogi, S., Virgo, N., Kosby, N., Howard, A. & Brake, G. (2004). Controlled evaluation of a care pathway for an acute episode of schizophrenia. *Journal of Integrated Care Pathways*, *8*(3), p. 106-13.

Napolitano, L.M. (2005). Standardization of perioperative management: clinical pathways. *The Surgical Clinics of North America*, *85*(6), p. 1321-7.

Nascimento, L.M. & Cousineau, M.R. (2005). An evaluation of independant consumer assistance centers on problem resolution and user satisfaction: the consumer perspective. *Journal of Community Health*, *30*(2), p. 89-106.

Newton, M. (2003). Integrated care pathway: the prevention and management of pressure ulcers. *Journal of Tissue Viability*, *13*(3), p. 126-9.

Niles, N., Tarbox, G., Schults, W., Swartz, W., Wolf, E., Robb, J., Plume, S., Nelson, E. & Nugent, W. (1996). Using qualitative and quantitative patient satisfaction data to improve the quality of cardiac care. *Joint Commission Journal on Quality Improvement*, *22*(5), p. 323-34.

Nowacek, G., O'Malley, P., Anderson, R. & Richards, F. (1990). Testing a model of diabetes self-care management. *Evaluation and the Health Professions, 13*(3), p. 298-314.

Panella, M., Marchisio, S., Di Mario, G., Marani, L. & Di Stanislao, F. (2005). The effectiveness of an integrated care pathway for patient heart failure treatment : results of a trial in a community hospital. *Journal of intergrated care pathways, 9*(1), p. 21-8.

Panella, M., Marchisio, S. & Di Stanislao, F. (2003). Reducing clinical variations with clinical pathways: do pathways work? *International Journal of Quality in Health Care, 15*(6), p. 509-21.

Parikh, J. & Lesseps, A. (2000). Outcome following subtotal hysterectomy. *Journal of Obstetrics and Gynaecology, 20*(1), p. 70-3.

Pasternak, L.R. (2004). Risk assessment in ambulatory surgery: challenges and new trends. *Canadian Journal of Anesthesia, 51*(6), p. R1-R5.

Pearl, M., Valea, F., Fischer, M., Mahler, L. & Chalas, E. (1998). A randomized controlled trial of early postoperative feeding in gynecologic oncology patients undergoing intra-abdominal surgery. *Obstetrics and Gynecology, 92*(1), p. 94-7.

Pearson, S.D., Kleefield, S.F., Soukop, J.R., Cook, E.F. et Lee, T.H. (2001). Critical pathways intervention to reduce length of hospital stay. *American Journal of medicine, 110*(3), p. 175-80.

Perla, L. (2002). Patient compliance and satisfaction with nursing care during recovery. *Journal of Nursing Care Quality, 16*(2), p. 60-6.

Perneger, T.V., Stalder, H., Schaller, P. Raetzo, M.A. & Etter, J.F. (1996). Satisfaction des patients en milieu ambulatoire : Validation d'une échelle et identification de facteurs associés. *Schweizerische medizinische Wochenschrift, 126*(20), p. 864-71.

Pineault, R. & Daveluy, C. (1995). *La planification de la santé : Concepts, méthodes et stratégies*, Montréal, Canada : Éditions Nouvelles.

Pitt, H.A., Murray, K.P., Bowman, H.M., Coleman, J., Gordon, T., Yeo, C., Lillemoe, K. & Cameron, J. (1999). Clinical pathway implementation improves outcomes for complex biliary surgery. *Surgery, 126*, p. 751-8.

Polit, D.F. & Hungler, B.P. (1995). *Nursing Research: Principles and Methods.* (5th Ed.), Philadelphia, United States : J.B. Lippincott Company.

286

Pooler, J., McCrory, F., Steadman, Y., Westwell, H. & Peers, S. (2003). Dying at home: a care pathway for the last days of life in a community setting. *International Journal of Palliative Nursing, 9*(6), p. 258-64.

Posavac, E.J. & Carey, R.G. (2003). *Program evaluation methods and case studies.* (6th Ed.), Toronto, Canada : Prentice Hall.

Pringle, D., Lewitt, C., Horsburgh, M., Wilson, R. & Whittaker, M.-K. (2000). La collaboration interdisciplinaire et la réforme des soins de santé primaires. *Canadian Journal of Public Health, 91*(2), p. 87-8, 97.

Pritts, T.A., Nussbaum, M.S., Flesh, L.V., Fegelman, E., Parikin, A. & Fisher, J. (1999). Implementation of a clinical pathway decreases length of stay and cost for bowel resection. *Annals of surgery,* 230(5), p. 728-33.

Pronovost, P.J., Nolan, T., Zeger, S., Miller M. & Rubin, H. (2004). How can clinicians measure safety and quality in acute care? *The Lancet, 363*(9414), p. 1061-67.

Ragsdale, M.A. & Mueller, J. (2005). Plan, do, study, act model to improve an orientation program. *Journal of Nursing Care Quality, 20*(3), p. 268-73.

Ramsey, C., Ormsby, S. & Marsh, T. (2001). Performance improvement strategies can reduce costs. *Healthcare Financial Management Ressource Guide.* supplément, p. 2-6.

Ranjan. A., Tarigopula, L., Srivastava, R.K., Obasanjo, O.O. & Obah, E. (2003). Effectiveness of the clinical pathway in the management of congestive heart failure. *Southern Medical Journal, 96*(7), p. 661-3.

Ransom, S.B., Studdert, D.M., Dombrowski, M.P., Mello, M.M. & Brennan, T.A. (2003). Reduced medicolegal risk by compliance with obstetric clinical pathways: a case control study. *Obstetrics and Gynecology, 101*(4), p. 751-5.

Reed, J.A., Lesiuk, N. & MacQuarrie, V. (1997). Managing postoperative gas pain. *Canadian Nurse, 93*(8), p. 43-5.

Reed, T., Veith, F.J., Gargiulo, N.J., Timaran, C.H., Ohki, T., Lipsitz, E.C. et al. (2004). System to decrease length of stay for vascular surgery. *Journal of Vascular Surgery, 39*(2), p. 395-9.

Rhodes, J., Kjerulff, K., Langenberg, P & Guzinski, G. (1999). Hysterectomy and sexual functionning. *Journal of the American Medical Association, 282*(20), p. 1934-41.

Risser, N.L. (1975). Development of an Instrument to Measure Patient Satisfaction With Nurses and Nursing Care in Primary Care Setting. *Nursing Research, 24*(1), p. 45-52.

Rogers, P.J. (2000). Program theory: Not whether programs work but how they work. Dans Stufflebeam, D., Madaus, G. & Kellaghan, T. (Dir.), *Evaluation models* (p. 209-32), Boston, État-Unis : Kluwer Academic Publishers.

Rogers A.S., Miller, S., Murphy, D.A., Tanney, M. & Fortune, T. (2001). The TREAT program: theory and preliminary results. *Journal of Adolescent Health*, *29*(3S), p. 30-8.

Rossi, P. H., Freeman, H. & Lipsey, M. (1999). *Evaluation, a Systematic Approach.* Thousand Oaks, California, USA : Sage Publications.

Rouse, A.D., Tripp, B.L., Shipley S., Pories, W., Cunningham, P. et MacDonald, K. (1998). Meeting the challenge of managed care through clinical pathways for bariatric surgery. *Obesity Surgery*, *8*, p. 530-4.

Roy, D. & Sylvain, H. (2004). La pratique infirmière en GMF et son contexte d'interdisciplinarité. *Perspective infirmière, 2*(1), p. 17-26.

Saint, S., Hofer, T.P., Rose, J.S., Kaufman, S.R. & McMahon, L.F. Jr. (2003). Use of critical pathways to improve efficiency: a cautionary tale. *American Journal of Managed Care*, *9*(11), p. 758-65.

Salmon, P., Hall, G., Peerbhoy, D., Shenkin, A. & Parker, C. (2001). Recovery from hip and knee arthroplasty : patients' perspective on pain, function, quality of life and well-being up to 6 Months Postoperatively. *Archives of Physical Medicine and Rehabilitation*, *82*(3), p. 360-66.

Santamaria, N., Houghton, L., Kimmell, L. & Graham, A. (2003). Clinical pathways for fractured neck of femur: a cohort study of health related quality of life, patient satisfaction and clinical outcome. *Australian Journal of Advanced Nursing*, *20*(3), p. 24-9.

Santé Canada. (2002). *Sondage sur les soins de santé au Canada 2002 : sommaire.* Ottawa, Canada : auteur, en ligne : www.mediresource.com, extrait le 26-06 2002.

Saucier, A. & Brunelle, Y. (1995). *Les indicateurs et la gestion par résultats*, Québec, Canada : Ministère de la Santé et des Services Sociaux.

Schifalacqua, M. (1999). Implementing outcome facilitation teams in an integrated system. *Journal of Nursing Care Quality*, *13*(3), p. 71-4.

Schilder, J., Hurteau, J., Look, K., Moore, D., Raff, G., Stehman, F. et Sutton, G. (1997). A prospective controlled trial of early postoperative oral intake following major abdominal gynecologic surgery. *Gynecologae Oncology*, *67*, p. 235-40.

Scott, M. & Cook, S. (2005). Framework for the implementation of integrated care pathways: Part 3. *Journal of Integrated Care Pathways, 9*(2), p. 86-91.

Scriven, A. & Tucker, C. (1997). The quality and management of written information presented to women undergoing hysterectomy. *Journal of Clinical Nursing, 6*(2), p. 107-13.

Sharts-Hopko, N.C. (2001). Hysterectomy for nonmalignant conditions, *American Journal of Nursing, 101*(9), p. 32-40.

Sierchio, G.P. (2003). A multidisciplinary approach for improving outcomes. *Journal of Infusion Nursing, 26*(1), p. 34-43.

Skinner, H.A. (2002). *Promoting Health Through Organizational Change*. Toronto, Canada : Benjamin Cummings.

Société des obstétriciens et gynécologues du Canada [SOGC]. (2002). Directives cliniques de la SOGC : Hystérectomie. *Journal of Obstetrics and Gynecology Canada, 24*(1), p. 49-61.

Soria, V., Pellicer, E., Flores, B. Carrasco, M., Candel, M. & Aguayo, J. (2005). Evaluation of the clinical pathway for laparoscopic cholecystectomy. *The American Surgeon, 71*(1), p. 40-5.

Spooner, S. (2003). Survey response rates and overall patient satisfaction scores: What do they mean? *Journal of Nursing Care Quality, 18*(3), p. 162-74.

Stain, H.J., Kisley, S., Miller, K., Trait, A. & Bostwick, R. (2003). Pathways to care for psychological problems in primary care. *Australian Family Physician, 32*(11), p. 955-6, 960.

Staniszewska, S. & Laila, S. (1999). The concepts of expectation and satisfaction: do they capture the way patients evaluate their care? *Journal of Advanced Nursing, 29*(2), p. 364-72.

Stephen A.E. & Berger, D.L. (2003). Shortened length of stay and hospital cost reduction with implementation of an accelerated clinical care pathway after elective colon resection. *Surgery, 133*(3), p. 277-82.

Stringer, E. & Genat, W.J. (2004). *Action research in health*. Ohio, États-Unis : Pearson Merrill Prentice Hall.

Stufflebeam, D,. (2000). Foundational models for 21st century program evaluation. (p. 33-82). Dans Stufflebeam, D. Madaus, G. & Kellaghan, T. *Evaluation models*. Boston, États-Unis : Kluwer Academic Publishers.

Stufflebeam, D., Madaus, G. et Kellaghan, T. (2000). *Evaluation models.* Boston, État-Unis : Kluwer Academic Publishers.

Summitt, R.L., Stovall, T.G., Steege, J.F. & Lipscomb, G.H. (1998). A multicenter randomized comparaison of laparoscopically assisted vaginal hysterectomy and abdominal hysterectomy in abdominal hysterectomy candidates. *Obstetrics and Gynecology, 92*(3), p. 321-26.

Sutherland, B. & Jensen, L. (2000). Living with change : elderly women's perceptions of having a myocardial infarction. *Qualitative Health Research, 10*(5), p. 661-76.

Tappen, R.M. & Hall, R.F. (2001). Impact of comprehensive nurse-managed transitional care. *Clinical Nursing Research, 10*(3). p. 295-313.

Taylor, G., Herrick, T. & Mah, M. (1998). Wound infections after hysterectomy : Opportunities for practice improvement. *American Journal of Infection Control, 26,* p. 254-7.

Taylor, W., Wong, A., Siegert, R.J. & McNaughton, H.K. (2006). Effectiveness of a clinical pathway for acute stroke care in a district general hospital: An audit. *BMC Health Services Research, 6*(16), p. 1-7.

Thomas, V.S., Rockwood, K. & McDowell, I. (1998). Multidimensionality in instrumental and basic activities of daily living. *Journal of Clinical Epidemiology, 51*(4), p. 315-21.

Triolo, P.K., Hansen, P., Kazzaz, Y, Chung, H. & Dobbs, S. (2002). Improving patient satisfaction through multidisciplinary performance improvement teams. *Journal of Nursing Administration, 32*(9), p. 448-54.

Tudor-Locke, C., Myers, A.M. & Rodger, N. (2001). Development of a theory-based daily activity intervention for individuals with type 2 diabetes. *Diabetes Educator, 27*(1), p. 85-93.

Tzeng, H.-M, & Ketefian, S. (2002). The relationship between nurses' job satisfaction and inpatient satisfaction: An exploratory study in a Taiwan teaching hospital. *Journal of Nursing Quality, 16*(2), p. 39-49.

Upshur, R.E.C., VanDenkerkhof, E.G. & Goel, V. (2001). Meaning and measurement: an inclusive model of evidence in health care. *Journal of Evaluation in Clinical Practice, 7,* p. 91-6.

Uzun, O. (2001). Patient satisfaction with nursing care at a university hospital in Turkey. *Journal of Nursing Care Quality, 16*(1), p. 24-33.

Vallerand, R.J. & Hess, U. (2000). *Méthodes de recherche en psychologie*. Montréal, Canada : Gaëtan Morin Éditeur.

Vandamme, K., Opdebeeck, H. & Naert, I. (2006). Pathways in multidisciplinary oral health care as a tool to improve clinical performance. *The International Journal of Prosthodontics, 19*(3), p. 227-35.

Van Den Eeden, S., Glasser, M., Mathias, S., Colwell, M., Pasta, D. & Kunz K. (1998). Quality of life, health care utilization, and costs among women undergoing hysterectomy in a managed-care setting. *American Journal of Obstetrics and Gynecology, 178*, p. 91-100.

Van Doren, E.S., Bowman, J., Landstrom, G.L. & Graves, S.Y. (2004). Structure and process variables affecting outcomes for heart failure clients. *Lippincott's Case Management, 9*(1), p. 21-26.

Van Herck, P., Vanhaecht, K. & Sermeus, W. (2004). Effects of clinical pathways: do they work? *Journal of Integrated Care Pathways, 8*(3), p. 95-105.

Veltman, R. & Loppnow, N. (1999). Improving care for patients having abdominal hysterectomy, *Hospital Case Management, 7*(8), p. 139-42.

Voyer, P. (2000). L'interdisciplinarité, un défi à relever. *L'infirmière canadienne, 96*(5), p. 39-44.

Wade, J., Pletsch, P.K., Morgan, S.W. et Menting, S.A. (2000). Hysterectomy : what do women need and want to know? *Journal of Obstetric, GYnecologic and Neonatal Nursing, 29*(1). p. 33-42.

Walker, J., Brooksby, A., McInerny, J. & Taylor, A. (1998). Patients perceptions of hospital care : Building confidence, faith and trust. *Journal of Nursing Management, 6*(4), p. 193-200.

Walling, A. (2001). Antibiotic prophylaxis for gynecologic procedures. *Obstetric and Gynecology, 23*, p. 1-9.

Walsgrove, H. (2001). Hysterectomy. *Nursing Standard, 15*(29), p. 47-55.

Ward, J.E. (1992). The MOS 36-item short form health survey : Conceptual Framework and Item Selection. *MedCare, 30*(6), p. 473-83.

Ware, J.E. (1978). The Measurement and Meaning of Patient Satisfaction. *Health and Medical Care Services Review, 1*, p. 75-83.

Weber, A., Walters, M., Schover, L., Church, J. & Piedmonte, M. (1999). Functional outcomes and satisfaction after abdominal hysterectomy. *American Journal of Obstetrics and Gynecology, 181*, p. 530-5.

Whittle, C. & Hewison, A. (2007). Integrated care pathways: pathways to change in health care? *Journal of Health Organisation and Management, 21*(3), p. 297-306.

Wilmore D.W. (2001). Management of patients in fast track surgery. *British Medical Journal, 322*, p. 473-6.

Wolfer, J.A. & Davis, C.E. (1970). Assessment of surgical patients' preoparative emotional condition and postoperative recovery. *Nursing Research, 19*(5), p. 402-14.

Wood, M.J. (2000). Influencing health policy through research. *Clinical Nursing Research, 9*(3), p. 213-16.

Woodward, D. (2005). Developping a pain management program through continuous improvement strategies. *Journal of Nursing Care Quality, 20*(3), p. 261-68.

Yellen, E. & Davis, G. (2001). Patient Satisfaction in Ambulatory Surgery. *AORN Journal, 74*(4), p. 483-98.

Young, R., de Guzman, C.P., Matis, M.S. & McClure, K. (1994). Effect of preadmission brochures on surgical patients' behavioral outcomes. *AORN Journal, 60*(2), p. 232-6, p. 239-41.

Youngblut, J.M. & Casper, G.R. (1993). Single-item indicators in nursing research. *Research in Nursing and Health, 16*, p. 459-65.

ANNEXE A : Lexique

Il importe de donner un premier aperçu des définitions des principaux termes et expressions particulières utilisées dans le cadre de la présente étude. Ces termes et expressions sont détaillés dans la revue de la littérature présentée au second chapitre.

Amélioration continue de la qualité : En absence d'une définition tangible et exclusive, l'auteure de la présente étude décrit comme étant *les retombées favorables d'un ajustement apporté au programme, démontrées par l'obtention de meilleurs résultats dans le temps, qui témoignent d'une performance toujours plus grande.* Cette définition retient les connaissances retrouvées dans les écrits, selon lesquelles *les retombées favorables* signifient que les effets actuellement surpassent les résultats précédents et que la situation observée progresse pour le mieux (Arbour, 2003; Davis, 2001; Gordon, Jones, Goshman, Foley & Bland, 2000; Leprohon, 2000; Ramsey, Ormsby & Marsh, 2001). Comme le rapporte Harrigan (2000), le surpassement d'un résultat s'interprète toujours en fonction de l'effet optimal recherché, ce qui implique que ce dernier peut être positif ou négatif. Dans cet énoncé, *un ajustement apporté au programme* consiste en la mise en oeuvre de stratégies jugées prioritaires, dans le but de faire évoluer favorablement la situation. Ainsi, on peut dire que *l'obtention de meilleurs résultats dans le temps* réfère à des résultats d'un niveau constamment plus élevé, ce qui implique que les résultats actuels, qu'ils soient isolés ou combinés, surpassent continuellement ceux obtenus antérieurement. Par conséquent, plus l'écart entre les résultats est grand, plus l'amélioration est jugée substantielle. Cette définition sous-entend également que la qualité peut être globale et regrouper simultanément l'ensemble des résultats obtenus (cliniques, de production ou de perceptions), ou spécifique, et être associée à l'une ou l'autre de ses dimensions (efficacité, impact, efficience ou synergie). C'est pourquoi l'on considère cette facette du phénomène comme le baromètre de la qualité pratique, celle qui est sensible aux variations et qui progresse au gré des succès remportés avec le temps.

Approche concertée de soins multidisciplinaires (ACO) : représente la nouvelle approche de soins proposées dans le cadre de la présente étude. *Il s'agit d'une démarche multidisciplinaire et intersectorielle structurée et planifiée d'activités cliniques et d'interventions de soins harmonisés, qui sont prévues tout au long du continuum de soins, de la préhospitalisation à la posthospitalisation, dans le but de répondre aux besoins spécifiques d'une clientèle type qui vit une condition médicale particulière.* La version structurée réfère à une ACO, dont les assises reposent sur les meilleures pratiques de soins de santé connues à ce jour et nouvellement développées par un ensemble d'acteurs (gestionnaires, intervenants et usagers) directement impliqués dans le procédé. La version structurée cible non seulement la phase de l'hospitalisation, mais également la période qui précède et celle qui succède l'hospitalisation. Les principales distinctions entre ces deux modalités sont relevées et discutées en détail à la section méthodologique.

Approche de soins et de services de santé : *une démarche planifiée de soins justifiée par les besoins de la clientèle cible, composée d'objectifs et de moyens pour lesquels sont consenties des ressources, visant les résultats spécifiques tout au long du continuum de soins.* Cet énoncé comporte les éléments jugés pertinents, qui rejoignent l'opinion des nombreux experts dans le secteur de l'évaluation de programme (Bouchard & Plante, 2000; Pineault & Daveluy, 1995; Rossi et al., 1999; Saucier & Brunelle, 1995; Stufflebeam, Madaus & Kellaghan, 2000). L'expression *une démarche planifiée de soins* sous-entend que les différentes composantes du régime thérapeutique (les tests diagnostiques, l'enseignement, les interventions, etc.) sont prévues à chaque étape du parcours clinique, de la visite de préadmission jusqu'au retour à la maison. Les *besoins de la clientèle* sont ceux des personnes devant subir une chirurgie. Il faut se rappeler que les *objectifs* réfèrent à l'ensemble des visées organisationnelles, opérationnelles et cliniques, alors que les *moyens* comprennent les politiques et les stratégies organisationnelles, les outils, les actions, les comportements et les interventions venues soutenir l'atteinte des finalités escomptées. Quant aux *ressources consenties,* Leprohon (2000) explique qu'elles sont directement liées au fonctionnement et sont de nature humaine, matérielle et financière. Cette définition précise également que le but ultime vise l'obtention de *résultats spécifiques.* Ils représentent les finalités recherchées d'origine interne et externe, alors que l'expression *tout au long du continuum de soins* réfère aux différentes étapes du processus lié à l'expérience périopératoire et comprend les activités avant, pendant et après la chirurgie. Le terme périopératoire réfère à l'ensemble des soins et services engendrés par le type d'intervention chirurgicale, qui sont dispensés par une équipe multidisciplinaire d'intervenants issus de divers secteurs d'activités.

Approche classique de soins (ACL) : constitue la démarche de soins utilisée jusqu'à ce jour dans la plupart des centres hospitaliers de la province du Nouveau-Brunswick. Cette version se concentre principalement sur les activités de soins qui prennent place durant l'épisode de soins en milieu hospitalier, elle s'attarde donc aux activités de soins périopératoires concentrées durant l'hospitalisation.

Conformité aux protocoles du personnel soignant : prend place lorsque *les membres de l'équipe d'intervenants impliqués agissent en conformité avec le régime thérapeutique dicté par l'ACO, démontré par le pourcentage des protocoles de soins préopératoires et postopératoires complétés par l'équipe d'intervenants durant le continuum de soins* (Hoffart & Cobb, 2002; Kinsman & James, 2001; Kinsman, 2004; Kinsman, James & Ham, 2004; Ransom, Studdert, Dombrowski, Mello & Brennan, 2003). Dans cet énoncé, *l'équipe d'intervenants* comprend les membres du personnel médical et paramédical qui interviennent directement auprès de la clientèle ciblée durant l'expérience périopératoire. Il s'agit, entre autres, du chirurgien, de l'anesthésiste, des infirmières et infirmières auxiliaires, du thérapeute respiratoire, du psychologue et du travailleur social, ce qui exclut le personnel assigné à des services connexes, tels la pharmacie, le laboratoire ou l'imagerie médicale. *Agir en conformité* sous-entend que les gestes posés, les actions effectuées, les comportements adoptés et les interventions effectuées par le personnel soignant désigné, témoignent de leur engagement à se conformer aux politiques préétablies et à appliquer les procédures telles qu'énoncées dans l'ACO nouvellement instaurée. *Le régime thérapeutique* comprend les différentes composantes de l'approche concertée, dont le respect du parcours clinique, l'application des protocoles de soins multidisciplinaires préopératoires et postopératoires, l'enseignement à la clientèle ciblée et l'utilisation des différents outils développés (enseignement, ordonnances préimprimées et rapports de variation). Comme l'expliquent Hoffart & Cobb (2002), la conformité du personnel soignant surpasse la simple exécution des tâches à accomplir, puisqu'elle interpelle le jugement critique, la pratique en collaboration et le travail en complémentarité de tous les intervenants dans l'exécution de la démarche en un milieu clinique ouvert. Aux dires de Kinsman et ses collègues (2004), ce phénomène s'observe principalement par l'usage documenté des protocoles d'interventions multidisciplinaires retrouvés dans le dossier clinique permanent de la personne soignée.

Efficacité : implique *l'atteinte du niveau le plus élevé des objectifs cliniques prédéterminés de santé bien-être pour la clientèle ciblée.* Cette dimension met en évidence la relation entre les manifestations de l'évolution de l'état de santé bien-être de la personne soignée et les objectifs cliniques prédéterminés (Leprohon, 2000; Saucier & Brunelle, 1995). Dans le cas présent, les *objectifs cliniques* auxquels s'intéresse cette étude découlent des besoins spécifiques imposés par la situation de soin, donc directement liés au rétablissement postopératoire de la clientèle. À sa forme la plus simple, le besoin constitue un manque considéré comme essentiel à la personne pour poursuivre son existence, par opposition au désir, qui relève davantage de la fantaisie. L'expression de *santé bien-être* englobe à la fois les objectifs de santé, dont les manifestations sont observables (par exemple, la cicatrisation), et les objectifs de bien-être, dont les manifestations sont difficilement observables (par exemple, la douleur). Cette dimension se penche sur les visées communes prédéterminées par les acteurs impliqués. On y réfère souvent comme étant la raison d'être du programme.

Efficience : liée aux manifestations de l'amélioration continue de la qualité, l'efficience consiste à *l'obtention de meilleurs résultats en conservant les mêmes investissements (ressources humaines, matérielles et financières).*

Évaluation : par *l'entremise d'une démarche systématique, l'évaluation consiste à déterminer la valeur et le mérite de l'objet à l'étude, dans le but de porter un jugement.* Cet énoncé précise que l'évaluation s'inscrit dans une *démarche systématique,* ce qui sous-entend qu'elle est formelle, c'est-à-dire planifiée, structurée, organisée, dirigée et documentée, ce qui élimine toute démarche dite informelle. Ainsi définie, *déterminer la valeur* d'un objet réfère aux qualités destinées à l'atteinte d'un but (Guba & Lincoln, 1989). Il s'agit de la valeur extrinsèque de l'objet examiné, soit celle reliée au contexte, alors que *le mérite* d'un objet est démontré par ses qualités intrinsèques (Madaus & Kellaghan, 2000). Il correspond au degré de conformité entre les diverses composantes de l'objet à l'étude. *Porter un jugement* sur la qualité intrinsèque et extrinsèque du programme représente l'ultime visée de l'évaluation.

Évaluation de la qualité d'un programme en santé : consiste à *porter un jugement sur la valeur et le mérite d'un programme en santé par l'entremise de l'une ou de plusieurs dimensions de la qualité sélectionnées préalablement.*

Impact : représente *les résultats obtenus qui sont non attendus et non explicitement prévus par le programme.* Il s'agit de retombées sociétales non prévues originairement par le programme.

Rétablissement postopératoire de la clientèle hystérectomisée : signifie le retour graduel à l'état de santé avant l'apparition du problème médical pour lequel la personne subit une intervention chirurgicale (Grenier & Levesque, 1982). Ainsi, en considérant les particularités de la clientèle hystérectomisée ciblée par l'étude, la chercheuse principale définit de façon empirique le rétablissement postopératoire comme étant *le nombre de femmes hystérectomisées qui reçoivent leur congé la troisième journée postopératoire, dont le recouvrement de l'état de santé à la suite de la chirurgie ne nécessite aucune consultation à l'unité d'urgence, ni réadmission, dans les trente jours suivant le congé de l'hôpital.*

Satisfaction de la clientèle : Dans sa forme la plus simple, Mesner & Lewis (1996), tout comme Yellen & Davis (2001), définissent la satisfaction de la clientèle comme étant *le niveau de congruence entre les attentes inhérentes à la situation de soins et la perception par la clientèle de ce qui a été obtenu, dont l'insatisfaction représente le niveau minimal de congruence.* Staniszewska & Laila (1999) précisent qu'il s'agit d'une réponse cognitive et d'une réaction émotive à un processus évaluatif des interactions entre l'environnement, le processus et les résultats de l'expérience vécue. Dans le cas présent, *la congruence* représente une relation d'équivalence entre ce qui est attendu et ce qui est perçu, dont l'insatisfaction réfère à un minimum de congruence. Elle oppose les attentes de la clientèle à l'égard aux soins et aux services réellement dispensés par l'équipe d'intervenants. C'est à la jonction critique des attentes à l'intérieur du continuum de soins, plus précisément au moment où la personne soignée se sent la plus vulnérable, que se moulerait *sa perception* en rapport à ce qu'elle vit et ressent. *Les attentes* représentent les expectatives par rapport à ce qui est recherché pour satisfaire les besoins spécifiques de la clientèle. C'est pourquoi l'on associe la satisfaction à l'assouvissement d'un besoin, ce qui la distingue du contentement qui s'associe à un désir comblé, alors que le mécontentement est l'état d'une personne qui n'a pas ce qu'elle désire.

Synergie interdisciplinaire : force centripède qui survient lorsque *les membres de l'équipe d'intervenants impliqués intègrent les agissements en conformité avec le régime thérapeutique dicté par l'ACO, démontrée par le nombre de sections des protocoles* *préopératoires et postopératoires complétées par ceux-ci durant le continuum de soins.* Cette dimension de la qualité considère les liens qui unissent les résultats de production aux conditions particulières instaurées (structure et ressources) et aux moyens déployés (processus) du programme en place. Elle s'intéresse à la logistique et au fonctionnement du programme, c'est-à-dire qui fait quoi, où, quand et comment, et ce, à toutes les étapes du continuum de soins. Cette dimension de la qualité revêt une grande importance, étant donné son rôle de soutien pour les différents acteurs désireux d'atteindre les buts communs visés.

Qualité d'une approche de soins : se définie comme étant *l'atteinte des meilleurs résultats possibles de soins, de santé bien-être et de satisfaction de la clientèle soignée, compte tenu des spécificités, du contexte dans lequel elle évolue, des ressources déployées et des moyens utilisés.*

ANNEXE B : Outil de validation de l'échelle de la
prédisposition

Edmundston, le 12 novembre 2002

Bonjour Madame / Monsieur,

Je me nomme France Chassé. Je suis une infirmière inscrite au doctorat de l'Université Laval, à Québec, sous la direction de M. François Dupuis, Ph.D. Par la présente, je sollicite votre collaboration afin de valider un instrument de mesure qui sera utilisé dans le cadre de mon projet de recherche.

Cet instrument intitulé *Prédisposition face au congé (PC)*, réfère à la perception que la personne a de sa capacité à assumer l'ensemble des soins associés à sa condition, au moment de son retour à domicile. Cet instrument comporte huit énoncés, dont quatre réfèrent à l'information et l'enseignement reçus en préparation au congé, alors que les quatre suivants traitent de la satisfaction de la personne à l'égard de son rétablissement postopératoire. Lorsque la validation de l'instrument sera complétée, ce dernier sera intégré au *Questionnaire du congé*, destiné à être remis et complété par la clientèle hystérectomisée avant son départ de l'hôpital.

Pourriez-vous lire attentivement les énoncés et critiquer la pertinence et la compréhension, tout en vous servant de l'outil de validation ci-joint. Vous pourrez répondre par un **oui** ou un **non** à chaque énoncé et, lorsque nécessaire, inscrire vos commentaires ou suggestions dans l'espace réservé à cet effet. De plus, je vous demande de m'indiquer si l'échelle des réponses aux énoncés est appropriée pour la clientèle à l'étude.

Lorsque vous aurez terminé, je vous prie de bien vouloir m'en aviser, afin que je puisse prendre les dispositions nécessaires pour récupérer le document. Je vous remercie très sincèrement du temps accordé à ma requête.

France Chassé,
Téléphone : 737-5145, Télécopieur : 737-5373

ÉCHELLE DE LA PRÉDISPOSITION DE LA CLIENTÈLE FACE AU CONGÉ

A. **Définition** :   La prédisposition face au congé réfère à la perception que la personne possède de sa capacité à assumer l'ensemble des soins associés à sa condition favorisant une convalescence optimale, au moment de son retour à domicile. Cette perception repose sur deux principaux aspects de la prise en charge de la convalescence, soit les connaissances des soins associés et la capacité physique de la personne à assumer ses soins.

B. **Population cible** :   Les femmes qui ont subi une hystérectomie abdominale totale.

C. **But du questionnaire**:   Évaluer le niveau de perception de la clientèle à l'égard de l'évolution de sa condition de santé physique, la reprise des Activités de vie quotidiennes fondamentales et la préparation au congé.

D. **Méthodologie** :   Un questionnaire comprenant huit énoncés, à être complété par la clientèle cible, au moment du congé et remis avant le départ du centre hospitalier. La personne est invitée à indiquer le chiffre qui correspond le mieux à l'état actuel de ses connaissances et de son état de santé. Le choix des réponses se situe sur une échelle de type Likert comprenant six niveaux, s'étalant entre le chiffre (1) *Fortement en désaccord,* au chiffre (6) *Totalement en accord.*

E. **Validation du questionnaire** :   Veuillez lire attentivement chacun des énoncés suivants et vous prononcer quant à la pertinence, la clarté et la précision de sa formulation. Vous aurez à répondre **oui** ou **non** en utilisant la grille à votre disposition et lorsque nécessaire, inscrire vos commentaires ou suggestions dans l'espace réservé à cet effet. Également, je vous demande de bien vouloir indiquer si le choix de réponses proposées est adéquat.

301

Énoncé	L'item est-il pertinent?		L'item est-il compréhensible (précis et clairement exprimé)?		Commentaires et suggestions
Je suis / Je	Oui	Non	Oui	Non	
1. Capable d'effectuer les soins de l'incision (laver, rincer et éponger)					
2. Comprends les consignes liées à la convalescence (médication, restriction des activités, suivi médical,...)					
3. Capable d'énumérer les signes et symptômes de complications (frissons, écoulement vaginal rouge clair, douleur s'intensifie,...)					
4. Connais la procédure à suivre en cas de complications (contacter personnes ressources, se présenter à l'urgence)					
5. Satisfaite de l'évolution de ma condition physique (appétit, digestion, élimination, force, ...)					
6. Satisfaite de la reprise de mes activités de vie quotidienne (s'alimenter, se mobiliser, se laver, ...)					
7. Satisfaite du contrôle de la douleur					
8. Me sens prête et confiante pour le retour à domicile					

Le choix des réponses attribuées aux énoncés de cet instrument de mesure est-il adéquat?

Échelle à six niveaux : (*Fortement en désaccord*) **1 2 3 4 5 6** (*Totalement en accord*)

Oui _____ Non _____ Commentaires : _____

ANNEXE C : Lettre d'introduction et formulaire de consentement

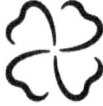

LETTRE D'INTRODUCTION

Bonjour madame,

Je me nomme France Chassé. Je suis une infirmière d'expérience, professeure au secteur science infirmière de l'Université de Moncton - Campus d'Edmundston et présentement inscrite au doctorat de l'Université Laval, à Québec. Par la présente, je désire vous inviter à participer à une étude qui s'intitule *Évaluation de la qualité des soins et services reçus sur le rétablissement postopératoire de la clientèle hystérectomisée de l'HRE*. Le but par celle-ci est d'évaluer l'effet des soins et des services que vous recevrez lors de votre chirurgie, sur votre rétablissement postopératoire et votre préparation au congé. Cette étude permettra de recueillir des informations importantes qui aideront le personnel soignant à mieux comprendre ce qui caractérise le rétablissement post-hystérectomie. Ces informations permettront, entre autres, d'améliorer l'efficacité et la qualité des soins et des services offerts par la RRS4.

Pour mener à terme cette étude, j'ai besoin de votre permission pour recueillir des renseignements à votre sujet et dans votre dossier médical, pendant de la durée de l'étude. L'étude débutera lors de votre visite à la clinique de préanesthésie et prendra fin à votre congé. Les informations recherchées sont liées à la prise de médicaments pour la douleur, votre rétablissement physiologique, la reprise de vos activités quotidiennes, votre préparation au congé et votre satisfaction à l'égard des soins et des services reçus. Suite à la signature du consentement, une assistante de recherche vous remettra un questionnaire dans lequel on vous demandera des informations générales à votre sujet ainsi que certaines caractéristiques de votre état de santé actuel (pré-hospitalisation). Ce questionnaire prendra environ 7 à 8 minutes à compléter et devra être remis avant de quitter la clinique de préanesthésie.

Durant votre séjour, l'assistante de recherche vous rendra visite à tous les jours en début de soirée, afin de compléter un autre questionnaire qui prendra environ 2 à 3 minutes de votre temps. Elle consultera également votre dossier clinique à la recherche d'informations liées à la prise d'analgésique et aux résultats de soins. Au moment de votre congé, on vous demandera de compléter à un troisième questionnaire concernant votre rétablissement postopératoire, votre préparation au congé, ainsi que votre appréciation des soins et services reçus. Ce questionnaire prendra environ 15 minutes de votre temps et devra être remis avant votre départ de l'hôpital.

Votre opinion et vos commentaires sont très importants pour nous. Seul le numéro de votre dossier apparaîtra sur les questionnaires utilisés et servira à retracer l'information tout au long de cette étude. Les renseignements recueillis à votre sujet seront tenus confidentiels et serviront strictement aux fins de la présente étude. Les données recueillies seront conservées pendant trois ans, puis elles seront détruites. Uniquement les résultats de l'étude pourront faire l'objet de communications ou de publications scientifiques. Même si vous ne recevez aucun bénéfice direct, votre participation n'entraîne aucun coût supplémentaire de votre part. Si vous avez des questions ou des commentaires à émettre, sentez-vous à l'aise de communiquer avec moi par téléphone au (506) 737-5145.

Vous êtes entièrement libre d'accepter ou de refuser d'y participer. Soyez assurée que votre participation à cette étude n'entraîne aucun risque pour votre santé et que votre décision n'entraînera aucune répercussion sur la qualité des soins à laquelle vous avez droit. Vous pouvez vous retirer de l'étude à tout moment. Si vous désirez plus d'informations quant à vos droits, vous pouvez communiquer avec Madame Pierrette Fortin, présidente du Comité d'éthique de la RRS4. Votre contribution est essentielle à la compréhension de l'expérience vécue par la clientèle hystérectomisée et sera bénéfique aux professionnels de la santé.

Si vous êtes disposée à partager votre expérience avec nous, je vous invite à signer le formulaire de consentement qui suit et à le remettre à l'assistante de recherche. Je vous remercie du temps accordé à cette requête.

Sincèrement vôtre,

France Chassé BSN, MSN, Professeure
Secteur science infirmière
Université de Moncton - Campus d'Edmundston
165 boulevard Hébert, Edmundston, N.-B. E3V 2S8
Téléphone : (506) 737-5145
Télécopieur : (506) 737-5373   Courriel : fchasse@umce.ca

Régie régionale
de la **santé**
quatre
Regional **Health**
Authority
Four

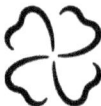

FORMULAIRE DE CONSENTEMENT

Évaluation de la qualité des soins et services reçus sur le rétablissement postopératoire de la clientèle hystérectomisée de l'Hôpital régional d'Edmundston

INTRODUCTION

Je comprends qu'en tant que personne qui subira bientôt une chirurgie gynécologique, je suis invitée à participer à une étude dont l'information recueillie permettra aux infirmières et aux médecins à mieux comprendre ce qui influence mon rétablissement postopératoire, afin d'améliorer continuellement la qualité des soins et des services offerts. Cette étude, qui s'inscrit dans le cadre d'une thèse de doctorat, est menée par France Chassé, BSN, MSN, sous la direction de François Dupuis PhD., professeur au Département de mesure et évaluation de l'Université Laval, Québec.

PROCÉDURE

1. J'ai pris connaissance du contenu de la lettre d'introduction et j'ai été informée du but de l'étude, de son déroulement, de la durée, des bénéfices, des coûts et mes questions ont été répondues.
2. J'autorise la chercheure responsable et son assistante de recherche à recueillir des renseignements sur moi et ceux contenus dans mon dossier médical tout au long de la durée de l'étude.
3. Je comprends que ma participation à cette étude implique que je dois compléter trois questionnaires. Le premier me demandera des informations générales sur mon état de santé *avant ma chirurgie* et prendra environ 10 minutes et sera complété lors de ma visite à la clinique de préanesthésie. Le second me sera remis à *tous les jours* en début soirée et prendra environ 2 à 3 minutes. Le troisième me sera remis le *jour de mon congé*. Ce dernier prendra environ 15 minutes à compléter et devra être remis avant mon départ de l'unité gynécologique.
4. On m'a assuré que seul mon numéro de dossier figurerait sur les questionnaires et que tous les renseignements recueillis seront maintenus confidentiels et traités de façon anonyme.
5. Je comprends que mon acceptation de participer à cette étude n'entraîne aucun risque particulier pour ma santé. Ma décision de ne pas participer ou de me retirer de l'étude à n'importe quel moment n'influencera en rien la qualité des soins et des services auxquels j'ai droit.
6. J'accepte que les résultats obtenus par cette étude puissent être utilisés pour fins de communications scientifiques et de publication.

Ayant pris connaissance du contenu du présent document et à la lumière de l'information reçue, je (nom) _____, autorise la chercheure principale et son assistante de recherche à consulter mon dossier médical (no. de dossier) _____ et je consens à participer à l'étude préalablement décrite.

_____   _____
date   signature de la cliente ou du tuteur légal

_____   _____
date   signature du témoin

Régie régionale
de la **santé**
quatre
Regional **Health**
Authority
Four

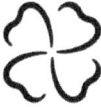

LETTER OF INTRODUCTION

Dear Madam:

My name is France Chassé. I am an experienced nurse and a nursing professor at the Université de Moncton - Campus d'Edmundston, and I am currently working on my doctorate at Université Laval in Quebec. I would like to invite you to participate in a study entitled *Evaluation of the quality of care and services received by hysterectomised customers during postoperative recovery at the Edmundston Regional Hospital.* This study is designed to evaluate the effects of the care and services you receive when you have surgery, during your postoperative recovery and while your are being prepared for your discharge. This study will allow the health-care personnel to collect important information, which will help them to better understand the basic characteristics of recovery after hysterectomy. This information will help the Regional Health Authority Four to improve the efficiency and quality of its care and services.

To carry out this study, I need your permission to collect information about you and to have access to your medical record for the duration of the study. The study will begin when you visit the pre-anesthetic clinic and will end upon your discharge from the hospital. The information needed concerns the medication you will be taking for pain, your physiological recovery, the resuming of your daily activities, the preparations for your discharge and your satisfaction with the care and services you received. After you have signed the consent form, a research assistant will give you a questionnaire in which you will be asked general information about yourself and certain characteristics about your current health condition (pre-hospitalization). You will need about 7 to 8 minutes to fill out this questionnaire, which you will leave at the pre-anesthetic clinic.

During your stay at the hospital, the research assistant will visit you early every evening in order to fill out another questionnaire, which will take about 2 to 3 minutes of your time. She will also consult your medical record to look for information related to the analgesics you are taking and daily clinical results. When you are discharged, you will be asked to complete a third questionnaire regarding your post-operative recovery, your preparation for discharge, as well as your appreciation of the care and services received. This questionnaire will take about 15 minutes to fill out and will be left at the hospital.

Your opinion and comments are very important to us. Only your medical record number will appear on the questionnaires and will be used to keep track of the information during the course of this study. The information collected about your case will remain confidential and will serve strictly for the current study. Only the results of the study could be used for communication purposes or for scientific publications. The information will be kept for three years and destroyed. There may be no direct advantages for you, but your participation does not cost you anything. If you have any questions or comments, please feel free to contact me by phone at (506) 737-5145.

You are entirely free to accept or refuse to participate in this study. Be assured that your participation in this study poses no risk to your health and that your decision will have no repercussion on the quality of care to which you are entitled. You may withdraw from the program at any time. You may communicate with Mrs Pierrette Fortin, Chairperson of the Regional Health Authority Four Ethical Committee if more information is needed. Your contribution is essential to the comprehension of what is experienced by hysterectomised customers and will be beneficial to health care professionals.

If you wish to share your experience with us, please sign the following consent form and give it to the research assistant.

Yours truly,

France Chassé BSN, MSN
Professor, Nursing Sector
Université de Moncton – Edmundston Campus
165 Hébert Boulevard
Edmundston, N.B. E3V 2S8
Telephone: (506) 737-5145
Fax: (506) 737-5373   E-mail: fchasse@umce.ca

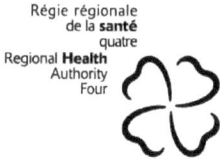

CONSENT FORM

Evaluation of the quality of care and services received by hysterectomised customers during postoperative recovery at the Edmundston Regional Hospital

INTRODUCTION

I understand that, as a person who will soon undergo gynecological surgery, I am invited to participate in a study. I am aware that the information collected from this study will help nurses and doctors to better understand the factors that influence my postoperative recovery, so that they may continually improve the quality of care and services provided. This study is conducted by France Chassé, BSN, MSN, under the supervison of François Dupuis, Ph.D., professor at the Assessment and Evaluation Department of Université Laval in Quebec.

PROCEDURE

1. I have read the letter of introduction and I have been informed of the objective, the sequence, the duration, the advantages and the costs of this study, and my questions have been answered.
2. I authorize the responsible researcher and her research assistant to collect information from me and my medical record during the course of this study.
3. I understand that my participation in this study means that I will have to fill out three questionnaires. The first one, which will take about 10 minutes, will ask general information on my health condition *before my surgery* and will be filled out when I visit the pre-anesthetic clinic. The second questionnaire will be given to me *early every evening*, will take about 2 to 3 minutes to fill out. The third one will be given to me on the *day of my discharge* from the hospital. This last one will take about 15 minutes to complete and will have to be handed over before I leave the gynecology unit.
4. I have been assured that only my medical record number will appear on the questionnaires and that all information collected will be kept confidential and treated anonymously.
5. I understand that there will be no particular risk to my health if I accept to participate in this study. My decision to participate or withdraw from the study at any time will not influence in any way the quality of care and services to which I am entitled.
6. I accept that the results of this study may be used for scientific communications and publications.

Having read the content of the present document and in light of the information provided, I (name) _____, authorize the main researcher and her research assistant to have access to my medical record (record no.) _____ and I agree to participate in the study previously described.

_____   _____
date   customer or legal tutor signature

_____   _____
date   witness signature

ANNEXE D : Questionnaire préopératoire

NUMÉRO DE DOSSIER DE LA PATIENTE : _____

Je vous remercie d'avoir accepté de participer à l'étude permettant de mieux comprendre les facteurs qui influencent votre rétablissement postopératoire. Dans les pages qui vont suivre, se retrouvent une série de questions et d'énoncés permettant de recueillir de l'information liée à votre expérience personnelle. Il n'y a pas de bonne ou de mauvaise réponse. Cet exercice prendra environ 5 à 10 minutes. Veuillez compléter ce questionnaire et le remettre à l'assistante de recherche avant de quitter la clinique.

SECTION 1 **: Renseignements liés à la chirurgie.   Documentation reçue : ☐ Oui ☐ Non**

1.   La date d'aujourd'hui est _____ .

2.   Mon problème de santé est
        _____
___   (décrire votre problème de santé)

3.   Ma chirurgie est prévue le _____
                                      (date).

4.   L'opération que je m'apprête à subir est

        _____   Chirurgien : _____
              (nom de la chirurgie)

SECTION 2 : **Renseignements socio-démographiques**

5.   Combien d'accouchement avez-vous eu?
        _____ Aucun
        _____ Un
        _____ Deux
        _____ Trois et plus

6.   Avez-vous déjà subi une chirurgie gynécologique auparavant? (césarienne, réparation d'une
        fistule vaginale ou anale, urétropexie, colporraphie, ovarectomie, ligature tubulaire, ...)
        _____ Non
        _____ Oui, laquelle? _____ en quelle année?
_____

7.   Quel est votre état civil actuel ?
        _____ Célibataire
        _____ Mariée/Union libre
        _____ Séparée/Divorcée
        _____ Veuve
        _____ Famille reconstituée

8.   Quel est votre âge? _____

9. Combien de personnes habitent avec vous?
    _____ Aucune
    _____ Une personne,
    _____ Deux personnes;
    _____ Trois personnes et plus;

10. Quel est le plus haut niveau d'études que vous avez terminé?
    _____ élémentaire (maternelle à la 8ième année)
    _____ secondaire (9ième à la 12ième année)
    _____ collégial (Collège communautaire, CÉGEP)
    _____ universitaire

11. Souffrez-vous d'autres problèmes de santé?
    _____ Non
    _____ Oui, lesquels _____

SECTION 3 : Fonctions physiologiques et psychologiques

Cette section réfère à certaines caractéristiques liées à votre état de santé physique et psychologique. Encerclez le numéro qui correspond le mieux à votre état de santé *actuel*.

	N/A	Faible	Passable	Moyen.ne	Bien	Très bien	Excellent.e
12. Mon appétit est ...	0	1	2	3	4	5	6
13. Ma digestion est ... (nausée, vomissement, brûlement, ...)	0	1	2	3	4	5	6
14. Ma condition intestinale est ...(gaz, ballonnement, diarrhée, constipation)	0	1	2	3	4	5	6
15. Ma condition urinaire est ...	0	1	2	3	4	5	6
16. Ma force physique et mon énergie sont ...	0	1	2	3	4	5	6
17. Ma capacité à me mobiliser est ...	0	1	2	3	4	5	6
18. Ma capacité à faire des choses pour moi est ...	0	1	2	3	4	5	6
19. Mon intérêt pour ce qui m'entoure est ...	0	1	2	3	4	5	6

SECTION 4 : **Gestion de la douleur**

Cette section réfère à vos habitudes en gestion de la douleur. Encerclez le numéro qui correspond le mieux à votre situation *actuelle*.

20.   À quel niveau d'intensité se situe la plus forte douleur ressentie **aujourd'hui**?

Aucune									**Extrême**
1	2	3	4	5	6	7	8	9	10

21.   Lorsque vous ressentez de la douleur, est-ce que vous utilisez des moyens pour la soulager?
(Ex. la signaler et/ou recourir à des moyens médicamenteux ou non-médicamenteux)

Jamais **ou presque**									**Toujours** **ou presque**
1	2	3	4	5	6	7	8	9	10

22.   À quel degré de soulagement les moyens utilisés contrôlent-ils votre douleur?

Aucun **Totalement**									
1	2	3	4	5	6	7	8	9	10

SECTION 5: **Niveau d'indépendance dans les Activités de vie quotidiennes fondamentales**

Cette section nous informe de vos capacités à accomplir certaines tâches liées aux activités de la vie quotidienne. Encerclez le numéro qui correspond le mieux à vos capacités *actuelles*.

		N/A	Totalement dépendant	Besoin d'aide d'une personne et d'aides techniques	Besoin d'aide d'une personne	Besoin d'aides techniques	Complètement autonome
23.	S'alimenter (boire, manger)	0	1	2	3	4	5
24.	S'habiller (changer de vêtements)	0	1	2	3	4	5
25.	Faire soins d'hygiène (se laver, se peigner, se brosser les dents)	0	1	2	3	4	5
26.	Se mobiliser (hors du lit, dans le corridor)	0	1	2	3	4	5
27.	Utiliser les toilettes (inclut s'asseoir, s'essuyer, se relever s'habiller)	0	1	2	3	4	5
28.	Uriner et déféquer		Incontinent		À l'occasion		Continent
		0	1		3		5

313

ANNEXE E : Questionnaire postopératoire

NUMÉRO DE DOSSIER DE LA PATIENTE : _____

DATE : _____

SECTION 1 : Fonctions physiologiques et psychologiques

Cette section réfère à certaines caractéristiques liées à votre état de santé physique et psychologique. Encerclez le numéro qui correspond le mieux à votre état de santé ***actuel***.

		N/A	Faible	Passable	Moyen.ne	Bien	Très bien	Excellent.e
1.	Mon appétit est ...	0	1	2	3	4	5	6
2	Ma digestion est ... (nausée, vomissement, brûlement, ...)	0	1	2	3	4	5	6
3	Ma condition intestinale est ...(gaz, ballonnement, diarrhée, constipation)	0	1	2	3	4	5	6
4	Ma condition urinaire est ...	0	1	2	3	4	5	6
5	Ma force physique et mon énergie sont ...	0	1	2	3	4	5	6
6	Ma capacité à me mobiliser est ...	0	1	2	3	4	5	6
7	Ma capacité à faire des choses pour moi est ...	0	1	2	3	4	5	6
8	Mon intérêt pour ce qui m'entoure est ...	0	1	2	3	4	5	6

SECTION 2 : Gestion de la douleur

Cette section réfère à vos habitudes en gestion de la douleur. Encerclez le numéro qui correspond le mieux à votre situation ***actuelle***.

9.   À quel niveau d'intensité de la plus forte douleur ressentie aujourd'hui?

Aucune   **Extrême**
          1   2   3   4   5   6   7   8   9   10

315

10. Lorsque vous ressentez de la douleur, est-ce que vous utilisez des moyens pour la soulager? (Ex. la signaler et/ou recourir à des moyens médicamenteux ou non-médicamenteux)

Jamais　　　　　　　　　　　　　　　　　　　　　　　　　**Toujours**
ou presque　　　　　　　　　　　　　　　　　　　　　　　　**ou presque**
　　　1　　2　　3　　4　　5　　6　　7　　8　　9　　10

11. Quelle est la quantité d'analgésique consommée dans le dernier 24 heures? (vérifier au dossier)

　　　Quantité : _____ mg　　Type d'analgésique : _____

12. À quel degré de soulagement les moyens utilisés contrôlent-ils la douleur?

Aucun　　　　　　　　　　　　　　　　　　　　　　　　　　**Totalement**
　　　1　　2　　3　　4　　5　　6　　7　　8　　9　　10

SECTION 3: **Niveau d'indépendance dans les Activités de vie quotidiennes fondamentales**

Cette section nous informe de vos capacités à accomplir certaines tâches liées aux activités de la vie quotidienne. Encerclez le numéro qui correspond le mieux à vos capacités *actuelles*.

	N/A	Totalement dépendant	Besoin d'aide d'une personne et d'aides techniques	Besoin d'aide d'une personne	Besoin d'aides techniques	Complètement autonome
13. S'alimenter (boire, manger)	0	1	2	3	4	5
14. S'habiller (changer de vêtements)	0	1	2	3	4	5
15. Faire soins d'hygiène (se laver, se peigner, se brosser les dents)	0	1	2	3	4	5
16. Se mobiliser (hors du lit, dans le corridor)	0	1	2	3	4	5
17. Utiliser les toilettes (inclut s'asseoir, s'essuyer, se relever s'habiller)	0	1	2	3	4	5
18. Uriner et déféquer.	0	Incontinent 1		À l'occasion 3		Continent 5

NUMÉRO DE DOSSIER DE LA PATIENTE : _____

DATE : _____

SECTION 1 : Fonctions physiologiques et psychologiques

Cette section réfère à certaines caractéristiques liées à votre état de santé physique et psychologique. Encerclez le numéro qui correspond le mieux à votre état de santé *actuel*.

	N/A	Faible	Passable	Moyen.ne	Bien	Très bien	Excellent.e
1. Mon appétit est ...	0	1	2	3	4	5	6
2. Ma digestion est ... (nausée, vomissement, brûlement, ...)	0	1	2	3	4	5	6
3. Ma condition intestinale est ...(gaz, ballonnement, diarrhée, constipation)	0	1	2	3	4	5	6
4. Ma condition urinaire est ...	0	1	2	3	4	5	6
5. Ma force physique et mon énergie sont ...	0	1	2	3	4	5	6
6. Ma capacité à me mobiliser est ...	0	1	2	3	4	5	6
7. Ma capacité à faire des choses pour moi est ...	0	1	2	3	4	5	6
8. Mon intérêt pour ce qui m'entoure est ...	0	1	2	3	4	5	6

SECTION 2 : Gestion de la douleur

Cette section réfère à vos habitudes en gestion de la douleur. Encerclez le numéro qui correspond le mieux à votre situation *actuelle*.

9.   À quel niveau d'intensité de la plus forte douleur ressentie <u>aujourd'hui</u>?

Aucune   **Extrême**
         1   2   3   4   5   6   7   8   9   10

10. Lorsque vous ressentez de la douleur, est-ce que vous utilisez des moyens pour la soulager? (Ex. la signaler et/ou recourir à des moyens médicamenteux ou non-médicamenteux)

Jamais   **Toujours**
ou presque   **ou presque**
    1   2   3   4   5   6   7   8   9   10

11. Quelle est la quantité d'analgésique consommée dans le dernier 24 heures? (vérifier au dossier)

Quantité : _____ mg   Type d'analgésique : _____

12. À quel degré de soulagement les moyens utilisés contrôlent-ils la douleur?

Aucun   **Totalement**
    1   2   3   4   5   6   7   8   9   10

SECTION 3: **Niveau d'indépendance dans les Activités de vie quotidiennes fondamentales**

Cette section nous informe de vos capacités à accomplir certaines tâches liées aux activités de la vie quotidienne. Encerclez le numéro qui correspond le mieux à vos capacités *actuelles*.

	N/A	Totalement dépendant	Besoin d'aide d'une personne et d'aides techniques	Besoin d'aide d'une personne	Besoin d'aides techniques	Complètement autonome
13. S'alimenter (boire, manger)	0	1	2	3	4	5
14. S'habiller (changer de vêtements)	0	1	2	3	4	5
15. Faire soins d'hygiène (se laver, se peigner, se brosser les dents)	0	1	2	3	4	5
16. Se mobiliser (hors du lit, dans le corridor)	0	1	2	3	4	5
17. Utiliser les toilettes (inclut s'asseoir, s'essuyer, se relever s'habiller)	0	1	2	3	4	5
18. Uriner et déféquer.	0	Incontinent 1		À l'occasion 3		Continent 5

NUMÉRO DE DOSSIER DE LA PATIENTE : _____

DATE : _____

SECTION 1 **: Fonctions physiologiques et psychologiques**

Cette section réfère à certaines caractéristiques liées à votre état de santé physique et psychologique. Encerclez le numéro qui correspond le mieux à votre état de santé ***actuel***.

	N/A	Faible	Passable	Moyen.ne	Bien	Très bien	Excellent.e
1. Mon appétit est ...	0	1	2	3	4	5	6
2. Ma digestion est ... (nausée, vomissement, brûlement, ...)	0	1	2	3	4	5	6
3. Ma condition intestinale est ...(gaz, ballonnement, diarrhée, constipation)	0	1	2	3	4	5	6
4. Ma condition urinaire est ...	0	1	2	3	4	5	6
5. Ma force physique et mon énergie sont ...	0	1	2	3	4	5	6
6. Ma capacité à me mobiliser est ...	0	1	2	3	4	5	6
7. Ma capacité à faire des choses pour moi est ...	0	1	2	3	4	5	6
8. Mon intérêt pour ce qui m'entoure est ...	0	1	2	3	4	5	6

SECTION 2 **: Gestion de la douleur**

Cette section réfère à vos habitudes en gestion de la douleur. Encerclez le numéro qui correspond le mieux à votre situation ***actuelle***.

9.   À quel niveau d'intensité de la plus forte douleur ressentie <u>aujourd'hui</u>?

Aucune   **Extrême**
         1   2   3   4   5   6   7   8   9   10

319

10. Lorsque vous ressentez de la douleur, est-ce que vous utilisez des moyens pour la soulager? (Ex. la signaler et/ou recourir à des moyens médicamenteux ou non-médicamenteux)

Jamais
ou presque

| 1 | 2 | 3 | 4 | 5 | 6 | 7 | 8 | 9 | **Toujours** **ou presque** 10 |

11. Quelle est la quantité d'analgésique consommée dans le dernier 24 heures? (vérifier au dossier)

Quantité : _____ mg   Type d'analgésique : _____

12. À quel degré de soulagement les moyens utilisés contrôlent-ils la douleur?

Aucun

| 1 | 2 | 3 | 4 | 5 | 6 | 7 | 8 | 9 | **Totalement** 10 |

SECTION 3: **Niveau d'indépendance dans les Activités de vie quotidiennes fondamentales**

Cette section nous informe de vos capacités à accomplir certaines tâches liées aux activités de la vie quotidienne. Encerclez le numéro qui correspond le mieux à vos capacités *actuelles*.

		N/A	Totalement dépendant	Besoin d'aide d'une personne et d'aides techniques	Besoin d'aide d'une personne	Besoin d'aides techniques	Complètement autonome
13.	S'alimenter (boire, manger)	0	1	2	3	4	5
14.	S'habiller (changer de vêtements)	0	1	2	3	4	5
15.	Faire soins d'hygiène (se laver, se peigner, se brosser les dents)	0	1	2	3	4	5
16.	Se mobiliser (hors du lit, dans le corridor)	0	1	2	3	4	5
17.	Utiliser les toilettes (inclut s'asseoir, s'essuyer, se relever s'habiller)	0	1	2	3	4	5
18.	Uriner et déféquer.	0	Incontinent 1		À l'occasion 3		Continent 5

NUMÉRO DE DOSSIER DE LA PATIENTE : _____

DATE : _____

SECTION 1 : **Fonctions physiologiques et psychologiques**

Cette section réfère à certaines caractéristiques liées à votre état de santé physique et psychologique. Encerclez le numéro qui correspond le mieux à votre état de santé *actuel*.

	N/A	Faible	Passable	Moyen.ne	Bien	Très bien	Excellent.e
1. Mon appétit est ...	0	1	2	3	4	5	6
2. Ma digestion est ... (nausée, vomissement, brûlement, ...)	0	1	2	3	4	5	6
3. Ma condition intestinale est ...(gaz, ballonnement, diarrhée, constipation)	0	1	2	3	4	5	6
4. Ma condition urinaire est ...	0	1	2	3	4	5	6
5. Ma force physique et mon énergie sont ...	0	1	2	3	4	5	6
6. Ma capacité à me mobiliser est ...	0	1	2	3	4	5	6
7. Ma capacité à faire des choses pour moi est ...	0	1	2	3	4	5	6
8. Mon intérêt pour ce qui m'entoure est ...	0	1	2	3	4	5	6

SECTION 2 : **Gestion de la douleur**

Cette section réfère à vos habitudes en gestion de la douleur. Encerclez le numéro qui correspond le mieux à votre situation *actuelle*.

9. À quel niveau d'intensité de la plus forte douleur ressentie aujourd'hui?

Aucune										**Extrême**
1	2	3	4	5	6	7	8	9	10

10. Lorsque vous ressentez de la douleur, est-ce que vous utilisez des moyens pour la soulager? (Ex. la signaler et/ou recourir à des moyens médicamenteux ou non-médicamenteux)

Jamais
ou presque
      1   2   3   4   5   6   7   8   9

Toujours
ou presque
10

11. Quelle est la quantité d'analgésique consommée dans le dernier 24 heures? (vérifier au dossier)

Quantité : _____ mg   Type d'analgésique : _____

12. À quel degré de soulagement les moyens utilisés contrôlent-ils la douleur?

Aucun
      1   2   3   4   5   6   7   8   9

Totalement
10

SECTION 3: **Niveau d'indépendance dans les Activités de vie quotidiennes fondamentales**

Cette section nous informe de vos capacités à accomplir certaines tâches liées aux activités de la vie quotidienne. Encerclez le numéro qui correspond le mieux à vos capacités *actuelles*.

		N/A	Totalement dépendant	Besoin d'aide d'une personne et d'aides techniques	Besoin d'aide d'une personne	Besoin d'aides techniques	Complètement autonome
13.	S'alimenter (boire, manger)	0	1	2	3	4	5
14.	S'habiller (changer de vêtements)	0	1	2	3	4	5
15.	Faire soins d'hygiène (se laver, se peigner, se brosser les dents)	0	1	2	3	4	5
16.	Se mobiliser (hors du lit, dans le corridor)	0	1	2	3	4	5
17.	Utiliser les toilettes (inclut s'asseoir, s'essuyer, se relever s'habiller)	0	1	2	3	4	5
18.	Uriner et déféquer.	0	Incontinent 1		À l'occasion 3		Continent 5

ANNEXE F : Questionnaire du congé

JOUR DU CONGÉ (JC)

NUMÉRO DE DOSSIER DE LA PATIENTE : _____

DATE : _____

SECTION 1 : **Fonctions physiologiques et psychologiques**

Cette section réfère à certaines caractéristiques liées à votre état de santé physique et psychologique. Encerclez le numéro qui correspond le mieux à votre état de santé *actuel*.

	N/A	Faible	Passable	Moyen.ne	Bien	Très bien	Excellent.e
1. Mon appétit est ...	0	1	2	3	4	5	6
2. Ma digestion est ... (nausée, vomissement, brûlement, ...)	0	1	2	3	4	5	6
3. Ma condition intestinale est ...(gaz, ballonnement, diarrhée, constipation)	0	1	2	3	4	5	6
4. Ma condition urinaire est ...	0	1	2	3	4	5	6
5. Ma force physique et mon énergie sont ...	0	1	2	3	4	5	6
6. Ma capacité à me mobiliser est ...	0	1	2	3	4	5	6
7. Ma capacité à faire des choses pour moi est ...	0	1	2	3	4	5	6
8. Mon intérêt pour ce qui m'entoure est ...	0	1	2	3	4	5	6

SECTION 2 : **Gestion de la douleur**

Cette section réfère à vos habitudes en gestion de la douleur. Encerclez le numéro qui correspond le mieux à votre situation *actuelle*.

9.   À quel niveau d'intensité de la plus forte douleur ressentie aujourd'hui?

Aucune									**Extrême**
1	2	3	4	5	6	7	8	9	10

324

10. Lorsque vous ressentez de la douleur, est-ce que vous utilisez des moyens pour la soulager? (Ex. la signaler et/ou recourir à des moyens médicamenteux ou non-médicamenteux)

Jamais
ou presque   **Toujours**
                                                     ou presque

1   2   3   4   5   6   7   8   9   10

11. Quelle est la quantité d'analgésique consommée dans le dernier 24 heures? (vérifier au dossier)

Quantité : _____ mg   Type d'analgésique : _____

12. À quel degré de soulagement les moyens utilisés contrôlent-ils la douleur?

Aucun
Totalement

1   2   3   4   5   6   7   8   9   10

SECTION 3: **Niveau d'indépendance dans les Activités de vie quotidiennes fondamentales**

Cette section nous informe de vos capacités à accomplir certaines tâches liées aux activités de la vie quotidienne. Encerclez le numéro qui correspond le mieux à vos capacités *actuelles*.

		N/A	Totalement dépendant	Besoin d'aide d'une personne et d'aides techniques	Besoin d'aide d'une personne	Besoin d'aides techniques	Complètement autonome
13.	S'alimenter (boire, manger)	0	1	2	3	4	5
14.	S'habiller (changer de vêtements)	0	1	2	3	4	5
15.	Faire soins d'hygiène (se laver, se peigner, se brosser les dents)	0	1	2	3	4	5
16.	Se mobiliser (hors du lit, dans le corridor)	0	1	2	3	4	5
17.	Utiliser les toilettes (inclut s'asseoir, s'essuyer, se relever s'habiller)	0	1	2	3	4	5
18.	Uriner et déféquer.		Incontinent		À l'occasion		Continent
		0	1		3		5

325

SECTION 4 : Prédisposition face au congé

Cette section réfère à vos connaissances et à la perception de vos capacités à assumer l'ensemble des soins associés à votre condition postopératoire en vue du retour à domicile. Veuillez encercler le nombre qui décrit le mieux à votre état actuel.

N/A	Fortement en désaccord	Moyennement en désaccord	Légèrement en désaccord	Légèrement d'accord	Moyennement d'accord	Totalement d'accord
0	1	2	3	4	5	6

	0	1	2	3	4	5	6
19. Je suis capable d'effectuer les soins de l'incision (nettoyer, rincer, éponger et ne pas frotter).	0	1	2	3	4	5	6
20. Je comprend les recommandations liées à ma convalescence (médication, limite des activités, suivi médical, relations sexuelles, ...).	0	1	2	3	4	5	6
21. Je suis capable d'énumérer les signes et les symptômes de complications (frissons, écoulement vaginal rouge clair, ...).	0	1	2	3	4	5	6
22. Je connais la procédure à suivre en cas de complications (qui rejoindre, où me présenter, les ressources disponibles, ...)	0	1	2	3	4	5	6
23. Je suis satisfaite de l'évolution de mon état de santé physique (appétit, digestion, élimination, force et énergie, ...).	0	1	2	3	4	5	6
24. Je suis satisfaite de la reprise de mes activités de vie fondamentales (s'alimenter, se mobiliser, se laver, ...).	0	1	2	3	4	5	6
25. Je suis satisfaite du contrôle de la douleur (ma douleur est tolérable).	0	1	2	3	4	5	6
26. Je me sens prête et confiante pour le retour à domicile.	0	1	2	3	4	5	6

SECTION 5 : Échelle de satisfaction de la clientèle

Cette section réfère à votre appréciation des soins et des services reçus pendant la durée de votre séjour en milieu hospitalier. Veuillez encercler le chiffre qui correspond le mieux à votre niveau de satisfaction.

N/A	Fortement en désaccord	Moyennement en désaccord	Légèrement en désaccord	Légèrement d'accord	Moyennement d'accord	Totalement d'accord
0	1	2	3	4	5	6

HABILETÉS PROFESSIONNELLES

27. L'infirmière est habile lorsqu'elle exécute les techniques demandées par le médecin. — 0 1 2 3 4 5 6

28. L'infirmière connaît bien ce dont elle parle. — 0 1 2 3 4 5 6

29. L'infirmière manque de précision dans l'exécution de son travail. — 0 1 2 3 4 5 6

30. L'infirmière s'assure de me montrer comment respecter les ordonnances du médecin. — 0 1 2 3 4 5 6

31. L'infirmière est trop lente pour faire des choses pour moi. — 0 1 2 3 4 5 6

32. L'infirmière est désorganisée (manque d'organisation). — 0 1 2 3 4 5 6

33. L'infirmière donne de bons conseils. — 0 1 2 3 4 5 6

HABILETÉS EN ENSEIGNEMENT

34. L'infirmière donne des directives à un rythme approprié. — 0 1 2 3 4 5 6

35. L'infirmière pose des questions, mais ne fait rien lorsqu'elle obtient les réponses. — 0 1 2 3 4 5 6

36. Je souhaite que l'infirmière me parle davantage des résultats de mes tests. — 0 1 2 3 4 5 6

37. L'infirmière explique les choses dans un langage simple. — 0 1 2 3 4 5 6

38. Il est toujours facile de comprendre ce que l'infirmière dit. — 0 1 2 3 4 5 6

39. L'infirmière ne me donne pas d'explication, car elle croit que je ne comprends pas les termes médicaux de ma condition. — 0 1 2 3 4 5 6

40. L'infirmière m'explique la raison des tests qui sont prescrits. — 0 1 2 3 4 5 6

327

N/A	Fortement en désaccord	Moyennement en désaccord	Légèrement en désaccord	Légèrement d'accord	Moyennement d'accord	Totalement d'accord
0	1	2	3	4	5	6

HABILETÉS EN RELATION D'AIDE

41. L'infirmière est compréhensive dans l'écoute de mes problèmes.	0 1 2 3 4 5 6
42. L'infirmière est inattentive ou indifférente.	0 1 2 3 4 5 6
43. L'infirmière est impatiente.	0 1 2 3 4 5 6
44. Je peux m'adresser à l'infirmière, lorsque j'ai besoin de parler de mes problèmes à quelqu'un.	0 1 2 3 4 5 6
45. L'infirmière est trop occupée pour passer du temps à parler avec moi.	0 1 2 3 4 5 6
46. L'infirmière est agréable.	0 1 2 3 4 5 6
47. L'infirmière me parle sur un ton de supériorité.	0 1 2 3 4 5 6
48. L'infirmière comprend ce que je ressens.	0 1 2 3 4 5 6
49. Une personne se sent libre de poser des questions à l'infirmière.	0 1 2 3 4 5 6
50. L'infirmière est antipathique ou hostile (n'est pas amicale).	0 1 2 3 4 5 6
51. Je me sens mieux juste à parler avec l'infirmière.	0 1 2 3 4 5 6

Commentaires additionnels ou suggestions :

_____
_____
_____
_____
_____
_____
_____

RÉSERVÉ À L'ASSISTANTE DE RECHERCHE

Congé reçu **Jour** _____   Date : _____

Particularités :

_____
_____
_____
_____

52. **Taux d'hémoglobine :**

    AVANT LA CHIRURGIE : _____

                    JOUR 1 : _____

                    JOUR __ : _____

                    JOUR __ : _____

53. **Taux d'hématocrite :**

    AVANT LA CHIRURGIE : _____

                    JOUR 1 : _____

                    JOUR __ : _____

                    JOUR __ : _____

54. **Signes vitaux :**

               AVANT LA CHIRURGIE :   Pls : _____   R : _____

                                    T/A : _____   T° : _____

    ***Faire une copie de la feuille graphique pour les jours 0, 1, 2, 3, ...

55. **Saignement vaginal :**

Relais	Jour 0		Jour 1		Jour 2		Jour 3		Congé	
	Qté	Coul	Qté	Coul	Qté	Coul	Qté	Coul	Qté	Coul
Nuit										
Jour										
Soirée										

ANNEXE G : Grille de vérification du dossier clinique (GVDC)

**Grille de vérification du dossier clinique
de la clientèle hystérectomisée impliquée dans le SSCH**

Date:_____   Date de la chirurgie:_____

dossier:_____   Date du congé:_____

Type de chirurgie:_____

Durée du séjour:_____

ITEMS	complet	incomplet mineur	incomplet majeur	non applicable	COMMENTAIRES
POLITIQUE ET PROCÉDURE					
1. Consentement signé au bureau de chirurgien					
2. Documentation expédiée					
DOSSIER CLINIQUE					
3. Ordonnances pré-opératoires					
4. Ordonnances post-opératoires					
5. Ordonnances méthode conventionnelle					
6. Interventions pré-opératoires					
INTERVENTIONS POST-OPÉRATOIRES (JOUR 0)					
7. Prélèvements					
8. Alimentation/ Hydratation					
9. Élimination					
10. Sommeil/Repos					
11. Activités					

331

ITEMS	complet	incomplet mineur	incomplet majeur	non applicable	COMMENTAIRES
12. Traitements et soins					
13. Enseignement/ Planification du congé					
14. Résultats attendus					
15. Mesures du sécurité					
16. Intervenants					
17. Signatures					
18. Notes cliniques					
INTERVENTIONS POST-OPÉRATOIRES (JOUR 1)					
19. Prélèvements					
20. Alimentation/ Hydratation					
21. Élimination					
22. Sommeil/Repos					
23. Activités					
24. Traitements et soins					
25. Enseignement/ Planification du congé					
26. Résultats attendus					
27. Mesures de sécurité					
28. Intervenants					
29. Signatures					
30. Notes cliniques					
INTERVENTIONS POST-OPÉRATOIRES (JOUR 2)					
31. Prélèvements					
32. Alimentation/ Hydratation					
33. Élimination					

ITEMS	complet	incomplet mineur	incomplet majeur	non applicable	COMMENTAIRES
34. Sommeil/Repos					
35. Activités					
36. Traitements et soins					
37. Enseignement/ Planification du congé					
38. Résultats attendus					
39. Mesures de sécurité					
40. Intervenants					
41. Signatures					
42. Notes cliniques					
INTERVENTIONS POST-OPÉRATOIRES (JOUR du CONGÉ)					
43. Prélèvements					
44. Alimentation/ Hydratation					
45. Élimination					
46. Sommeil/Repos					
47. Activités					
48. Traitements et soins					
49. Enseignement/ Planification du congé					
50. Résultats attendus					
51. Mesures de sécurité					
52. Intervenants					
53. Signatures					
54. Notes cliniques					

ANNEXE H : Résultats associés à la GVDC

Niveaux de sections complétées selon le temps d'observation et les étapes du parcours clinique. (suite ...)

Étapes de la démarche	Sections	TEMPS 1 n = 21 dossiers			TEMPS 2 n = 18 dossiers		
		Complet (%)	Incomplet mineur (%)	Incomplet majeur (%)	Complet (%)	Incomplet mineur (%)	Incomplet majeur (%)
Politique et procédures	1. Signature du consentement	2 (9.5 %)	19 (90.5 %)		1 (6 %)	17 (94 %)	
	2. Documentation remise	20 (95 %)	1 (5 %)		17 (94 %)	1 (6 %)	
	% moyen de cette étape	**22/44 (52 %)**	**20/44 (48 %)**		**18/36 (50 %)**	**18/36 (50 %)**	
Interventions préopératoires	3. Ordonnances préopératoires	8 (38 %)	13 (62 %)		7 (39 %)	11 (61 %)	
	4. Ordonnances postopératoires	14 (67 %)	7 (33 %)		9 (50 %)	9 (50 %)	
	5. Ord. méthode conventionnelle	14 (67 %)	5 (23.5 %)	2 (9.5 %)	9 (50 %)	9 (50 %)	
	6. Interventions préopératoires	15 (71 %)	6 (29 %)		13 (72 %)	4 (22 %)	1 (6 %)
	% moyen de cette étape	**51/84 (61 %)**	**31/84 (37 %)**	**2/84 (2 %)**	**38/72 (53 %)**	**33/72 (46 %)**	**1/72 (0,01 %)**
Interventions postopératoires Jour 0	7. Prélèvements	21 (100 %)			18 (100 %)		
	8. Alimentation / hydratation	20 (95 %)	1 (5 %)		17 (94 %)	1 (6 %)	
	9. Élimination	21 (100 %)			18 (100 %)		
	10. Sommeil / repos	20 (95 %)	1 (5 %)		18 (100 %)		
	11. Activités	12 (57 %)	9 (43 %)		14 (78 %)	4 (22 %)	
	12. Traitements et soins	8 (38 %)	13 (62 %)		1 (6 %)	17 (94 %)	
	13. Enseignement / plan	20 (95 %)	1 (5 %)		16 (88.8 %)	1 (5.6 %)	1 (5.6 %)
	14. Résultats attendus	17 (81 %)	4 (19 %)		15 (83 %)	3 (17 %)	
	15. Mesures de sécurité	19 (90.5 %)	2 (9.5 %)		17 (94 %)	1 (6 %)	
	16. Intervenants	18 (86 %)	3 (14 %)		18 (100 %)		
	17. Signatures	20 (95 %)	1 (5 %)		18 (100 %)		
	18. Notes cliniques	10 (48 %)	11 (52 %)		10 (56 %)	8 (44 %)	
	% moyen de cette étape	**206/252 (82 %)**	**44/252 (18 %)**		**180/216 (83 %)**	**35/216 (16 %)**	**1/216 (0,5 %)**
Interventions postopératoires Jour 1	19. Prélèvements	14 (67 %)	7 (33 %)		16 (89 %)	2 (11 %)	
	20. Alimentation / hydratation	19 (90.5 %)	2 (9.5 %)		18 (100 %)		
	21. Élimination	6 (29 %)	15 (71 %)		11 (61 %)	7 (39 %)	
	22. Sommeil / repos	21 (100 %)			18 (100 %)		
	23. Activités	3 (14 %)	18 (86 %)		1 (6 %)	17 (94 %)	
	24. Traitements et soins		21 (100 %)		1 (6 %)	17 (94 %)	

Niveaux de sections complétées selon le temps d'observation et les étapes du parcours clinique.   *(suite …)*

Étapes de la démarche	Sections	TEMPS 1 n = 21 dossiers			TEMPS 2 n = 18 dossiers		
		Complet (%)	Incomplet mineur (%)	Incomplet majeur (%)	Complet (%)	Incomplet mineur (%)	Incomplet majeur (%)
	25. Enseignement / plan.	19 (90 %)	1 (5 %)	1 (5 %)	18 (100 %)		
	26. Résultats attendus	18 (86 %)	3 (14 %)		17 (94 %)	1 (6 %)	
	27. Mesures de sécurité	18 (86 %)	3 (14 %)		16 (89 %)	2 (11 %)	
	28. Intervenants	16 (76 %)	5 (24 %)		18 (100 %)		
	29. Signatures	21 (100 %)			17 (94 %)	1 (6 %)	
	30. Notes cliniques	7 (33 %)	12 (57 %)	2 (10 %)	8 (44 %)	10 (56 %)	
	% moyen de cette étape	162/252 (**64 %**)	86/252 (**34 %**)	3/252 (**1,2 %**)	159/216 (**74 %**)	57/216 (**26 %**)	
Interventions postopératoires Jour 2	31. Prélèvements	17 (81 %)	4 (19 %)		18 (100 %)		
	32. Alimentation / hydratation	21 (100 %)			18 (100 %)		
	33. Élimination	18 (86 %)	3 (14 %)		16 (89 %)	2 (11 %)	
	34. Sommeil / repos	20 (95 %)	1 (5 %)		18 (100 %)		
	35. Activités	21 (100 %)			18 (100 %)		
	36. Traitements et soins	4 (19 %)	17 (81 %)		3 (17 %)	15 (83 %)	
	37. Enseignement / plan. du congé	17 (81 %)	2 (9.5 %)	2 (9.5 %)	17 (94 %)	1 (6 %)	
	38. Résultats attendus	18 (86 %)	3 (14 %)		17 (94 %)	1 (6 %)	
	39. Mesures de sécurité	16 (76 %)	5 (24 %)		18 (100 %)		
	40. Intervenants	21 (100 %)			18 (100 %)		
	41. Signatures	21 (100 %)			18 (100 %)		
	42. Notes cliniques	12 (57 %)	9 (43 %)		7 (39 %)	11 (61 %)	
	% moyen de cette étape	206/252 (**82 %**)	44/252 (**17 %**)	2/252 (**0,8 %**)	186/216 (**86 %**)	30/216 (**14 %**)	
Interventions postopératoires Jour du congé	43. Prélèvements	21 (100 %)			18 (100 %)		
	44. Alimentation / hydratation	19 (90.5 %)	2 (9.5 %)		18 (100 %)		
	45. Élimination	16 (76 %)	5 (24 %)		16 (89 %)	2 (11 %)	
	46. Sommeil / repos	21 (100 %)			17 (94 %)	1 (6 %)	
	47. Activités	20 (95 %)	1 (5 %)		18 (100 %)		
	48. Traitements et soins	2 (9.5 %)	19 (90.5 %)			18 (100 %)	
	49. Enseignement / plan. du congé	13 (62 %)	5 (24 %)	3 (14 %)	13 (72 %)	5 (28 %)	
	50. Résultats attendus	13 (62 %)	5 (24 %)	3 (14 %)	18 (100 %)		

336

Niveaux de sections complétées selon le temps d'observation et les étapes du parcours clinique.   (*suite ...*)

Étapes de la démarche	Sections	TEMPS 1 n = 21 dossiers			TEMPS 2 n = 18 dossiers		
		Complet (%)	Incomplet mineur (%)	Incomplet majeur (%)	Complet (%)	Incomplet mineur (%)	Incomplet majeur (%)
	51. Mesures de sécurité	17 (81 %)	4 (19 %)		17 (94 %)	1 (6 %)	
	52. Intervenants	21 (100 %)			18 (100 %)		
	53. Signatures	19 (90.5 %)	2 (9.5 %)		17 (94 %)	1 (6 %)	
	54. Notes cliniques	10 (47.6 %)	10 (47.6 %)	1 (4.8 %)	11 (61 %)	7 (39 %)	
	% moyen de cette étape	192/252 (**76 %**)	53/252 (**21 %**)	7/252 (**3 %**)	181/216 (**84 %**)	35/216 (**16 %**)	
Instrument global	TOTAL 54 sections (% moyen)	839/1134 (**73,9 %**)	280/1134 (**24,7 %**)	14/1134 (**1,4 %**)	762/972 (**78,4 %**)	208/972 (**21,4 %**)	2/972 (**0,2 %**)

337

ANNEXE I : Résultats associés à l'Échelle de satisfaction de la clientèle (ÉSC)

ÉCHELLE DE SATISFACTION DE LA CLIENTÈLE	Cohorte 1 (n = 36) $\overline{X}$ (S)	Cohorte 2 (n = 46) $\overline{X}$ (S)	Cohorte 3 (n = 43) $\overline{X}$ (S)	TOTAL (n = 125) $\overline{X}$ (S)
Habiletés professionnelles				
• L'infirmière est habile lorsqu'elle exécute les techniques.	5,97 (,167)	5,93 (,442)	5,93 (,338)	5,94 (,343)
• L'infirmière connaît bien ce dont elle parle.	5,97 (,167)	5,94 (,247)	5,86 (,467)	5,92 (,325)
• L'infirmière est trop lente pour faire des choses pour moi. *	5,66 (1,056)	5,62 (1,134)	5,49 (1,121)	5,58 (1,101)
• L'infirmière manque d'organisation. *	5,78 (,760)	5,87 (,741)	5,86 (,560)	5,84 (,686)
• L'infirmière donne de bons conseils.	5,89 (,323)	5,96 (,204)	5,93 (,258)	5,93 (,260)
Somme partielle de cette sous-dimension (/30)	**29,26 (1,92)**	**29,27 (2,14)**	**29,07 (1,99)**	**29,20 (2,02)**
% des participantes ayant indiqué la valeur 5 ou 6	**97,8 %**	**98,7 %**	**97,2 %**	**97,9 %**
Habiletés en enseignement				
• L'infirmière donne des directives à un rythme approprié.	5,89 (,398)	5,96 (,204)	5,95 (,213)	5,94 (,276)
• L'infirmière pose des questions, mais ne fait rien lorsqu'elle obtient les réponses. *	5,71 (,957)	5,89 (,737)	5,86 (,560)	5,83 (,751)
• L'infirmière explique les choses dans un langage simple.	5,83 (,560)	5,96 (,204)	5,81 (,824)	5,87 (,579)
• Il est toujours facile de comprendre ce que l'infirmière dit.	5,94 (,333)	5,91 (,282)	5,91 (,366)	5,92 (,325)
• L'infirmière ne me donne pas d'explication, car elle croit que je ne comprends pas les termes médicaux. *	5,94 (,232)	6,00 (,000)	5,93 (,457)	5,96 (,295)
• L'infirmière m'explique la raison des tests prescrits.	5,45 (1,183)	5,66 (1,048)	5,81 (,880)	5,66 (1,027)
Somme partielle de cette sous-dimension (/36)	**34,86 (2,71)**	**35,33 (1,70)**	**35,28 (2,26)**	**35,18 (2,21)**
% des participantes ayant indiqué la valeur 5 ou 6	**95,2 %**	**98,9 %**	**96,9 %**	**97,2 %**

Habiletés en relation d'aide

• L'infirmière est compréhensive dans l'écoute de mes problèmes.	5,74 (,657)	5,85 (,751)	5,74 (,819)	5,78 (,747)
• L'infirmière est indifférente. *	5,91 (,373)	5,79 (,931)	5,67 (1,085)	5,78 (,876)
• L'infirmière est impatiente. *	5,89 (,523)	5,74 (1,021)	5,81 (,588)	5,81 (,759)
• Je peux m'adresser à l'infirmière lorsque j'ai besoin de parler de mes problèmes à quelqu'un.	5,67 (,676)	5,57 (,950)	5,58 (1,074)	5,60 (,922)
• L'infirmière est trop occupée pour passer du temps à parler avec moi. *	5,38 (1,349)	5,06 (1,538)	5,14 (1,627)	5,18 (1,514)
• L'infirmière est agréable.	5,94 (,232)	5,89 (,375)	5,91 (,294)	5,91 (,310)
• L'infirmière me parle d'un ton de supériorité. *	5,92 (,368)	5,89 (,598)	6,00 (,000)	5,94 (,416)
• L'infirmière comprend ce que je ressens.	5,78 (,591)	5,70 (,858)	5,74 (,875)	5,74 (,792)
• Une personne se sent libre de poser des questions.	5,86 (,424)	5,98 (,146)	5,98 (,152)	5,94 (,262)
• L'infirmière est antipathique. *	6,00 (,000)	5,91 (,351)	5,77 (,922)	5,89 (,583)
• Je me sens mieux juste à parler avec l'infirmière.	5,50 (,737)	5,66 (,841)	5,77 (,718)	5,65 (,773)
Somme partielle de cette sous-dimension (/66)	**63,61 (3,91)**	**63,04 (6,50)**	**63,09 (6,33)**	**63,22 (5,78)**
% des participantes ayant indiqué la valeur 5 ou 6	94,6 %	94,2 %	93,9 %	94,2 %
SOMME TOTALE (valeur maximale est 132)	**127,69 (7,91)**	**127,66 (9,68)**	**127,44 (9,26)**	**127,59 (8,99)**
% des participantes ayant indiqué la valeur 5 ou 6	**95,5 %**	**96,5 %**	**95,4 %**	**95,9 %**

* Énoncés inversés

340

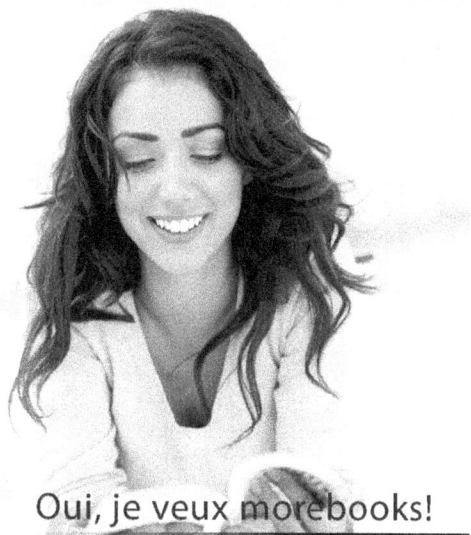

www.ingramcontent.com/pod-product-compliance
Lightning Source LLC
Chambersburg PA
CBHW021028210326
41598CB00016B/947